O CÓDIGO DA
OBESIDADE

Copyright © 2016 by Jason Fung. Licença exclusiva para publicação em português brasileiro cedida à nVersos Editora. Todos os direitos reservados. Publicado originalmente na língua inglesa sob o título *The Obesity Code: Unlocking the secrets of weight loss* publicado pela Editora Creystone Books.

Diretor Editorial e de Arte: Julio César Batista

Produção Editorial: Carlos Renato

Preparação: Sueli Capellossa

Revisão: Studio Lizu, Maria Dolores Delfina Sierra Mata e Rafaella de A. Vasconcellos

Editoração Eletrônica: Equipe nVersos

Dados Internacionais de Catalogação na Publicação (CIP)
(Câmara Brasileira do Livro, SP, Brasil)

Fung, Jason
O código da obesidade: decifrando os segredos da prevenção e cura da obesidade / Jason Fung;
  tradução Richard Sanches. - São Paulo: nVersos, 2018.
  Título original: *The obesity code: unlocking the secrets of weight loss.*
  ISBN 978-85-54862-04-6
  1. Dietas para emagrecer 2. Emagrecimento 3. Nutrição 4. Obesidade - Fatores de risco 5. Obesidade - Prevenção 6. Obesidade - Tratamento I. Título.

CDD-616.398   18-13297   NLM-WD 210

Índices para catálogo sistemático:

1. Obesidade : Prevenção : Medicina 616.398

1ª edição – 2018
2ª edição – 2019
3ª edição – 2023
Esta obra contempla o Acordo Ortográfico da Língua Portuguesa.
Impresso no Brasil – *Printed in Brazil*
nVersos Editora: Rua Cabo Eduardo Alegre, 36 – CEP: 01257060 – São Paulo – SP
Tel.: 11 3995-5617
www.nversoseditora.com
editora@nversos.com.br

Jason Fung
O CÓDIGO DA
OBESIDADE

**DECIFRANDO OS SEGREDOS
DA PREVENÇÃO E CURA
DA OBESIDADE**

Tradução: Richard Sanches

3ª Edição

nVersos

SUMÁRIO

Prefácio, 7
Introdução, 11

(PARTE 1) A EPIDEMIA, 15

    (1) Como a obesidade se tornou uma epidemia, 17

    (2) Herdando a obesidade, 27

(PARTE 2) A FRAUDE DAS CALORIAS, 33

    (3) O erro da redução de calorias, 35

    (4) O mito do exercício físico, 51

    (5) O paradoxo da sobrealimentação, 59

(PARTE 3) UM NOVO MODELO DE OBESIDADE, 67

    (6) Uma nova esperança, 69

    (7) Insulina, 77

    (8) O cortisol, 87

    (9) A investida do dr. Atkins, 94

    (10) Resistência à insulina: a personagem principal, 103

(PARTE 4) O FENÔMENO SOCIAL DA OBESIDADE, 117

    (11) *Big food*, mais comida e a nova ciência da diabesidade, 119

    (12) Pobreza e obesidade, 127

    (13) Obesidade infantil, 134

(PARTE 5) O QUE HÁ DE ERRADO COM NOSSA DIETA?, 143

    (14) Os efeitos mortais da frutose, 145

    (15) A ilusão dos refrigerantes dietéticos, 155

    (16) Os carboidratos e a fibra protetora, 161

    (17) Proteína, 173

    (18) Gordurafobia, 185

(PARTE 6) A SOLUÇÃO, 197

    (19) O que comer, 199

    (20) Quando comer, 217

    Apêndice A, 233

    Apêndice B, 235

    Apêndice C, 243

    Indíce remissivo, 247

PREFÁCIO

O dr. Jason Fung é um médico de Toronto especializado no atendimento de pacientes com doenças renais. Sua principal responsabilidade é supervisionar o gerenciamento complexo de pacientes com doença renal em fase terminal que requerem diálise.

Suas credenciais obviamente não explicam por que ele deveria escrever um livro intitulado *O Código da Obesidade*, ou por que ele escreve em seu *blog* sobre o manejo de dietas intensivas contra a obesidade e a diabetes tipo 2. Para compreender essa aparente anomalia, precisamos inicialmente considerar quem é esse homem e o que o torna tão incomum.

Ao tratar pacientes com doença renal em estágio final, o dr. Fung aprendeu duas lições importantes: primeiro, a diabetes tipo 2 é a única causa comum de insuficiência renal. Em segundo lugar, que a diálise renal, por mais sofisticada que seja, prolongando a vida, trata apenas os sintomas finais de uma doença subjacente que esteve presente por 20, 30, 40 ou talvez até 50 anos. Aos poucos, o dr. Fung foi percebendo que estava exercendo a medicina exatamente como ele a havia aprendido: tratando de forma reativa os sintomas de doenças complexas sem primeiro tentar entender ou corrigir suas causas.

Ele notou que, para fazer diferença aos seus pacientes, teria que começar por reconhecer uma verdade amarga: que nossa venerada profissão não está mais interessada em abordar as causas das doenças. Em vez disso, desperdiça a maior parte do tempo e muitos dos seus recursos tentando tratar os sintomas.

Ele decidiu fazer uma diferença real para seus pacientes (e sua profissão), esforçando-se para entender as verdadeiras causas que subjazem à doença.

Antes de dezembro de 2014, eu não sabia da existência do dr. Jason Fung. Então, um dia, encontrei no YouTube suas duas palestras – "As duas grandes mentiras sobre a diabetes tipo 2" e "Como reverter a diabetes tipo 2 naturalmente". Como alguém com um interesse especial na diabetes tipo 2, tanto porque tenho eu mesmo essa condição, fiquei naturalmente intrigado. Pensei: quem é esse jovem brilhante? O que lhe dá a certeza de que a diabetes tipo 2 pode ser revertida "naturalmente"? E como ele pode ser corajoso o bastante para acusar sua nobre profissão de mentir? Ele vai ter de apresentar um bom argumento, pensei.

Levou apenas alguns minutos para eu perceber que o dr. Fung não é apenas legítimo, mas também mais do que capaz de cuidar de si mesmo em qualquer embate médico. O argumento que ele apresentou estava há pelo menos três anos zanzando em minha mente sem ser resolvido. Mas eu nunca tinha conseguido vê-lo com tal clareza ou explicá-lo com a mesma simplicidade enfática que o dr. Fung. Ao fim de suas duas palestras, eu sabia que tinha assistido a um jovem mestre em ação. Finalmente, entendi o que estava faltando.

O que o dr Fung conseguiu nessas duas palestras foi destruir por completo o modelo atualmente popular para o tratamento médico da diabetes tipo 2 – o modelo exigido por todas as diferentes associações de diabetes no mundo todo. Pior, ele explicou por que esse modelo equivocado de tratamento acaba inevitavelmente prejudicando a saúde de todos os pacientes desafortunados o bastante para recebê-lo.

Segundo o dr. Fung, a primeira grande mentira no controle da diabetes tipo 2 é a afirmação de que ela é uma doença cronicamente progressiva que simplesmente piora com o tempo, mesmo naqueles em que se adotam os melhores tratamentos oferecidos pela medicina moderna. No entanto, argumenta o dr. Fung, isso simplesmente não é verdade. Cinquenta por cento dos pacientes no programa de Administração de Dietas Intensivas (ADI) do dr. Fung, que combinam uma dieta com restrição de carboidratos e o jejum, conseguem parar de usar insulina após alguns meses.

Então por que somos incapazes de reconhecer a verdade? A resposta do dr. Fung é simples: nós, médicos, mentimos para nós mesmos. Embora a diabetes tipo 2 seja uma doença curável, mas todos os nossos pacientes estão piorando com os tratamentos que prescrevemos, então, como médicos, não estamos sabendo lidar de forma correta com a doença. E como não estudamos por tanto tempo, com tão alto custo, para nos tornarmos médicos incapacitados, esse fracasso não pode ser culpa nossa. Em vez disso, devemos acreditar que estamos fazendo o melhor para nossos pacientes, que infelizmente sofrem de uma doença cronicamente progressiva e incurável. Não é uma mentira deliberada, conclui o dr. Fung, mas de uma dissonância cognitiva – a incapacidade de aceitar uma verdade flagrante porque aceitá-la seria por demais devastador emocionalmente.

A segunda mentira, de acordo com o dr. Fung, é nossa convicção de que a diabetes tipo 2 é uma doença de níveis anormais de glicose no sangue, para a qual o único tratamento correto é aumentar progressivamente as doses de insulina. Ele argumenta, no entanto, que a diabetes tipo 2 é uma doença de resistência à insulina, com secreção excessiva de insulina – em contraste com a diabetes tipo 1, uma condição de verdadeira falta de insulina. Tratar ambas as condições da mesma maneira – injetando insulina – não faz sentido. Por que tratar uma condição de excesso de insulina com mais insulina, ele pergunta? Esse é o equivalente a prescrever álcool para o tratamento do alcoolismo.

A novidade da contribuição do dr. Fung é sua visão de que o tratamento da diabetes tipo 2 se concentra no sintoma da doença – uma concentração elevada de glicose no sangue – em vez da sua causa radicular: resistência à insulina. E o tratamento inicial para a resistência à insulina é limitar a ingestão de carboidratos. Compreender essa biologia simples explica por que essa doença pode ser reversível em alguns casos e, inversamente, por que o tratamento moderno da diabetes tipo 2, que não limita a ingestão de carboidratos, piora o quadro final.

Mas como o dr. Fung chegou a essas conclusões devastadoras? E como elas levaram à publicação deste livro?

Além da sua percepção, descrita anteriormente, da natureza de longa duração da doença e do ilógico tratamento de seus sintomas em vez de atacar sua causa, ele também, quase que por acaso, no início dos anos 2000, tomou conhecimento da crescente literatura sobre os benefícios das dietas de baixos carboidratos em indivíduos com obesidade e outras condições de resistência à insulina. Ensinado a acreditar que uma dieta restritiva de carboidratos e com alto teor de gordura mata, ele ficou chocado ao descobrir o contrário: essa escolha dietética produz uma série de resultados metabólicos altamente benéficos, especialmente para aqueles com pior resistência à insulina.

E, por fim, veio a cereja do bolo – um grande volume de estudos inéditos mostrando que, para a redução do peso corporal em pessoas com obesidade (e resistência à insulina), essa dieta rica em gordura é pelo menos tão ou mais efetiva que outras dietas mais convencionais.

Eventualmente, ele não podia mais suportar essa situação. Embora todos saibam (mas não admitam) que a dieta de baixo teor de gordura e de restrição de calorias é totalmente ineficaz no controle do peso corporal ou no tratamento da obesidade, certamente é hora de dizer a verdade: a melhor esperança para tratar e prevenir a obesidade, uma doença de resistência à insulina e de produção excessiva de insulina, certamente deve ser a mesma dieta pobre em carboidratos e com alto teor de gordura usada para o tratamento da doença cabal da insulina, a diabetes tipo 2. Daí nasceu esta obra.

Com *O Código da Obesidade*, o dr. Fung produziu talvez o livro mais importante e acessível já publicado sobre este tema da obesidade.

Os pontos fortes do livro baseiam-se em uma biologia irrefutável, cuja evidência é cuidadosamente apresentada; e foi redigido com a destreza e a confiança de um mestre comunicador em uma sequência acessível e bem preparada para que seus capítulos consecutivos desenvolvam sistematicamente, camada por camada, um modelo biológico de obesidade, baseado em evidências, que faz sentido na sua simplicidade lógica. Vale-se do linguajar científico apenas o suficiente para convencer o cientista cético, mas não tanto que confunda aqueles que não têm formação em biologia. Essa façanha em si é uma conquista impressionante que poucos escritores científicos obtiveram.

Ao final do livro, o leitor cuidadoso entenderá exatamente as causas da epidemia de obesidade, por que nossas tentativas de prevenir tanto a obesidade quanto as epidemias de diabetes não podem ser bem-sucedidas e, o que é mais importante, quais são os passos simples que aqueles com problema de peso precisam seguir para reverter sua obesidade.

A solução necessária é aquilo que o dr. Fung já forneceu: "A obesidade é... uma doença multifatorial. O que precisamos é de uma armação, uma estrutura, uma teoria coerente para entender como todos os seus fatores se encaixam. Em geral, nosso modelo atual de obesidade pressupõe que existe apenas uma única causa verdadeira, e que todas as outras são pretendentes ao trono. Seguem-se infinitos debates... Todos estão parcialmente corretos."

Ao fornecer um quadro tão coerente que pode explicar a maior parte do que conhecemos atualmente sobre as causas reais da obesidade, o dr. Fung ofereceu muito, muito mais.

Ele forneceu um plano para a reversão das maiores epidemias médicas enfrentadas pela sociedade moderna – epidemias que, como ele mostra, são totalmente evitáveis e potencialmente reversíveis, mas apenas se realmente entendemos suas causas biológicas – não apenas seus sintomas.

A verdade que ele expressa será um dia reconhecida como evidente.

Quanto antes chegar esse dia, melhor para todos nós.

Timothy Noakes
Médico e Professor Emérito da Universidade de Cape Town,
Cape Town, África do Sul

INTRODUÇÃO

A arte da medicina é bem peculiar. De vez em quando, tratamentos médicos que na verdade não funcionam acabam se consolidando. Por pura inércia, esses tratamentos são transmitidos de uma geração de médicos para a seguinte e sobrevivem por um tempo surpreendentemente longo, apesar de não serem eficazes. Tome como exemplo o uso medicinal de sanguessugas (sangramento) ou mesmo uma amigdalectomia de rotina.

Infelizmente, o tratamento da obesidade também é um desses exemplos. A obesidade é definida em termos do índice de massa corporal de uma pessoa, que é calculado a partir do peso de uma pessoa, em quilogramas, dividido por sua altura em metros elevada ao quadrado. Um índice de massa corporal acima de 30 é considerado como obeso. Por mais de 30 anos, os médicos recomendaram uma dieta com baixo teor de gordura e calorias como tratamento para combater a obesidade. No entanto, a epidemia de obesidade se expande. De 1985 a 2011, a prevalência de obesidade no Canadá triplicou, de 6% para 18%[1]. Esse fenômeno não é exclusivo da América do Norte; pelo contrário: envolve a maioria das nações do mundo.

Praticamente todas as pessoas que se valeram da redução calórica para perder peso falharam. E, cá entre nós, quem nunca tentou esse método? Por qualquer critério objetivo, essa forma de tratamento é completa e totalmente ineficaz. E, ainda assim, segue como a primeira escolha de tratamento, defendido vigorosamente pelas autoridades nutricionais.

Como nefrologista, sou especializado em doenças renais, cuja causa mais comum é a diabetes tipo 2 associada com a obesidade. Muitas vezes, vi pacientes que começaram o tratamento com insulina para a diabetes, sabendo que a maioria ganhará peso. Os pacientes ficam preocupados, e com razão. "Doutor", eles dizem, "você sempre me recomendou perder peso, mas a insulina que você me deu me faz engordar muito. Como isso pode me ajudar?" Durante muito tempo não tive uma boa resposta para lhes dar.

Esse embaraçoso desconforto só crescia. Como muitos médicos, eu acreditava que o aumento de peso era um desequilíbrio calórico – comer demais e mover-se muito pouco. Mas, se era mesmo isso, por que a medicação que prescrevi – insulina – causava um aumento de peso tão severo?

Todos, profissionais de saúde e pacientes, entendiam que a principal causa da diabetes tipo 2 residia no ganho de peso. Houve casos raros de pacientes altamente motivados que conseguiram perder muitos quilos. Sua diabetes tipo 2 também reverteria o curso. Logicamente, uma vez que o peso era o problema subjacente, mereceu significativa atenção. Ainda assim, parecia que os profissionais de saúde não estavam sequer interessados em tratá-lo, inclusive eu. Apesar de ter trabalhado por mais de 20 anos na medicina, descobri que meu próprio conhecimento nutricional era, na melhor das hipóteses, rudimentar.

---

1. CBC News [Internet]. 2014 Mar 3. Canada's obesity rates triple in less than 30 years. Available from: http://www.cbc.ca/news/health/canada-s-obesity-rates-triple-inless-than-30-years-1.2558365 Accesso 2015 Jul 27.

O tratamento dessa terrível doença – a obesidade – foi deixado para grandes corporações, como os Vigilantes do Peso, bem como vários vigaristas e charlatões interessados, principalmente, em vender o mais recente "milagre" para a perda de peso. Os médicos não estavam sequer remotamente interessados em nutrição. Em vez disso, a profissão médica parecia obcecada por encontrar e prescrever a próxima droga da moda:

Você tem diabetes tipo 2? Aqui, tome esta pílula.

Você tem pressão alta? Aqui, experimente esta pílula.

Você tem colesterol alto? Aqui, deixe-me lhe dar uma pílula.

Você tem uma doença renal? Espere, vou lhe receitar uma pílula.

Mas o tempo todo o que precisávamos era tratar a obesidade. Estávamos tentando tratar os problemas causados pela obesidade em vez da própria obesidade. Ao tentar entender a causa subjacente ao excesso de peso, acabei por criar a Clínica de Administração de Dietas Intensivas em Toronto, no Canadá.

A interpretação convencional da obesidade como desequilíbrio calórico não faz sentido. A redução de calorias foi prescrita nos últimos 50 anos com alarmante ineficácia.

Ler livros sobre nutrição não me ajudou. Foi mais uma brincadeira de "disse me disse", com muitas referências a médicos "autoritários". Por exemplo, o dr. Dean Ornish diz que a gordura na dieta é algo ruim, enquanto os carboidratos são bons. Ele é um médico respeitado, então deveríamos ouvi-lo. Mas o dr. Robert Atkins disse que a gordura na dieta é boa, enquanto os carboidratos são ruins. Ele também era um médico respeitado, então deveríamos ouvi-lo. Quem está certo? Quem está errado? Na ciência da nutrição, raramente há consenso sobre qualquer coisa:

- A gordura na dieta é ruim. Não, a gordura é boa. Existem gorduras boas e gorduras ruins;
- Os carboidratos são ruins. Não, os carboidratos são bons. Existem carboidratos bons e carboidratos ruins;
- Você deve comer mais refeições por dia. Não, você deve comer menos refeições por dia;
- Conte suas calorias. Não, não se contam calorias;
- O leite é bom para você. Não, o leite é ruim para você;
- A carne faz bem. Não, a carne faz mal.

Para descobrir as respostas, precisamos recorrer a uma medicina baseada em evidências e não a uma opinião vaga.

Literalmente milhares de livros são dedicados a dietas e à perda de peso, em geral escritos por médicos, nutricionistas, *personal trainers* e outros "especialistas em saúde". No entanto, com algumas exceções, raramente se resumem a mais do que um pensamento superficial que acaba sempre relegando as causas reais da obesidade. O que nos faz ganhar peso? Por que ficamos gordos?

O principal problema é a total ausência de um quadro teórico para a compreensão da obesidade. As teorias atuais são ridiculamente simplistas; levam em conta apenas um único fator:

- Calorias em excesso causam obesidade;
- Carboidratos em excesso causam obesidade;
- O consumo de carne em excesso causa obesidade;
- O excesso de gordura na dieta causa obesidade;
- Fazer pouco exercício causa obesidade.

No entanto, todas as doenças crônicas são multifatoriais, e esses fatores não são mutuamente excludentes. Todos podem contribuir em graus variados. Por exemplo, a doença cardíaca tem numerosos fatores contribuintes – histórico familiar, gênero, tabagismo, diabetes, colesterol alto, pressão alta e falta de atividade física, para citar apenas alguns – e esse fato é bem-aceito. Mas não é o caso da pesquisa sobre obesidade.

A outra grande barreira à compreensão da obesidade é o foco em estudos em curto prazo. A obesidade geralmente leva décadas para se desenvolver por completo. Ainda assim, muitas vezes contamos com informações sobre ela provenientes de estudos desenvolvidos em poucas semanas. Ao estudarmos como a ferrugem se desenvolve, precisamos observar o metal durante um período que vai de semanas a meses, e não em questão de horas. A obesidade, da mesma forma, é uma doença de longo prazo. Estudos em curto prazo podem não trazer informações assertivas.

Embora eu entenda que pesquisas nem sempre sejam conclusivas, espero que este livro – que se baseia naquilo que aprendi ao longo de 20 anos enquanto ajudava pacientes com diabetes tipo 2 a perder peso permanentemente para controlar sua doença –, crie um alicerce sobre o qual se poderá construir algo.

Uma medicina baseada em evidências não significa tomar qualquer prova de baixa qualidade como uma verdade. Muitas vezes, leio declarações como "foi comprovado que dietas com baixo teor de gordura revertem completamente a doença cardíaca", e a referência é um estudo com cinco ratos. Isso não se define como evidência. Farei referência apenas a estudos realizados com seres humanos, e principalmente àqueles que foram publicados em revistas respeitadas e revisadas por cientistas sérios. Nenhum estudo com animais será discutido neste livro. O motivo dessa decisão pode ser ilustrado com "a parábola da vaca":

Duas vacas discutiam a última pesquisa nutricional, que havia sido feita com leões. Uma vaca diz para a outra: "Você ouviu que estivemos erradas nos últimos 200 anos? Uma pesquisa recente mostra que comer grama faz mal, e comer carne faz bem!". Então as duas vacas começaram a comer carne. Pouco depois, elas ficaram doentes e morreram.

Um ano mais tarde, dois leões estavam discutindo a mais nova pesquisa nutricional, feita com vacas. Um leão disse ao outro que a pesquisa mostrava que comer carne mata, e que o bom era comer grama. Assim, os dois leões começaram a pastar, e, então, morreram.

Qual é a moral da história? Não somos camundongos. Não somos ratos. Não somos chimpanzés ou macacos-aranha. Somos seres humanos e, portanto, devemos considerar apenas estudos com humanos. Eu me interesso por obesidade em seres humanos, não por obesidade em camundongos. Tanto quanto possível, tento concentrar-me em fatores causais em vez de estudos de associação. É perigoso presumir que, porque dois fatores estão associados, um é a causa do outro. Veja o desastre da terapia de reposição hormonal em mulheres pós-menopáusicas. A terapia de reposição hormonal foi associada à doença cardíaca inferior, mas não significava que ela era a causa dessa doença. No entanto, na pesquisa nutricional, nem sempre é possível evitar estudos de associação, pois muitas vezes são as melhores evidências disponíveis.

A Parte 1 deste livro, "A epidemia", explora a linha do tempo da epidemia de obesidade e a contribuição da história familiar do paciente, e mostra como ambas lançam luz sobre as causas subjacentes dessa doença.

A Parte 2, "A fraude das calorias", analisa a atual teoria calórica em profundidade, incluindo estudos sobre exercícios e superalimentação. As deficiências da compreensão atual da obesidade são aqui destacadas.

A Parte 3, "Um novo modelo de obesidade", apresenta a teoria da obesidade hormonal, uma explicação robusta que a trata como um problema médico. Esses capítulos explicam o papel central da insulina na regulação do peso corporal e descrevem o papel de vital importância da resistência à insulina.

A Parte 4, "O fenômeno social da obesidade", considera como a teoria da obesidade hormonal explica algumas das associações da obesidade. Por que a obesidade está associada à pobreza? O que podemos fazer com relação à obesidade infantil?

A Parte 5, "O que há de errado com nossa dieta?", explora o papel da gordura, da proteína e dos carboidratos, os três macronutrientes, no ganho de peso. Além disso, examinamos um dos principais culpados pela obesidade – frutose – e os efeitos dos adoçantes artificiais.

A Parte 6, "A solução", fornece diretrizes para o tratamento duradouro da obesidade, abordando o desequilíbrio hormonal causado pela alta da insulina no sangue. As diretrizes dietéticas para reduzir os níveis de insulina incluem a redução do açúcar e de grãos refinados, mantendo o consumo de proteína moderado e acrescentando gorduras e fibras saudáveis. O jejum intermitente é uma forma eficaz de tratar a resistência à insulina sem incorrer nos efeitos negativos das dietas de redução de calorias. O controle do estresse e a melhora do sono podem reduzir os níveis de cortisol e controlar a insulina.

O Código da Obesidade estabelecerá um quadro para a compreensão da condição da obesidade humana. Embora a obesidade compartilhe muitas semelhanças e diferenças importantes com a diabetes tipo 2, este é, acima de tudo, um livro sobre obesidade.

O processo de desafiar o dogma nutricional atual é, por vezes, inquietante, mas as consequências para a saúde são muito importantes para serem ignoradas. O que realmente causa ganho de peso e o que podemos fazer a respeito? Essa questão é o tema central deste livro. Uma nova estrutura para a compreensão e o tratamento da obesidade representa uma nova esperança para um futuro mais saudável.

Jason Fung

(Parte 1)
A EPIDEMIA

(1)
COMO A OBESIDADE SE TORNOU UMA EPIDEMIA

De todos os parasitas que afetam a humanidade, eu não conheço, nem posso imaginar, algum mais angustiante que a da Obesidade.
William Banting

Esta é a pergunta que sempre me incomodou: por que existem médicos gordos? Aceitos como autoridades em fisiologia humana, os médicos devem ser verdadeiros especialistas nas causas e tratamentos da obesidade. A maioria dos médicos também é muito dedicada e autodisciplinada. Uma vez que ninguém quer ser gordo, os médicos, em particular, devem possuir tanto o conhecimento quanto a dedicação para ficarem magros e saudáveis.

Então, por que existem médicos gordos?

A receita padrão para perda de peso é "coma menos, mova-se mais". Parece perfeitamente razoável. Mas por que não funciona? Talvez as pessoas que desejam perder peso não estejam seguindo esse conselho. A mente está disposta, mas a carne é fraca. No entanto, considere a autodisciplina e a dedicação necessárias para completar um curso de graduação, a faculdade de Medicina, o estágio, a residência e a iniciação científica. Não é concebível que os médicos com excesso de peso não tenham a força de vontade para seguir seus próprios conselhos.

Isso sugere que a recomendação convencional é simplesmente inapropriada. E se ela o é, então toda a nossa compreensão da obesidade está fundamentalmente errada. Dada a atual epidemia de obesidade, acredito que esse é o cenário mais provável. Portanto, precisamos começar pelo início, com uma compreensão profunda da doença que é a obesidade humana.

Devemos começar com a pergunta mais importante no que se refere à obesidade, ou a qualquer doença: "Quais são as causas?". Nós não dedicamos tempo algum para considerar essa questão crucial porque achamos que já sabemos a resposta. Parece tão óbvio: é uma questão de "consumo de calorias" *versus* "queima de calorias".

Uma caloria é uma unidade da energia alimentar utilizada pelo organismo para várias funções corporais, como a respiração, a estruturação de músculos e ossos, o bombeamento de sangue e outras tarefas metabólicas. Uma parte dessa energia alimentar acaba armazenada como gordura. "Consumo de calorias" é a energia alimentar que ingerimos. "Queima de calorias" é a energia gasta para realizarmos essas várias funções metabólicas.

Quando o número de calorias que ingerimos ultrapassa a quantidade de calorias que queimamos, o resultado é, como se diz, o ganho de peso. Comer demais e exercitar de menos causa, como se diz, o ganho de peso. Comer muitas calorias, como se diz, causa ganho de peso. Essas "verdades" parecem tão evidentes que não nos perguntamos se elas são realmente verdadeiras. Mas será que são?

Causas imediatas *versus* causas últimas

O excesso de calorias pode certamente ser a causa imediata do ganho de peso, mas não a causa última.

Qual a diferença entre a imediata e a última? A causa imediata, como diz o nome, é imediatamente responsável, enquanto a causa última é o que iniciou a cadeia de eventos.

Considere o alcoolismo. O que causa alcoolismo? A causa imediata é "beber muito álcool" – o que é inegavelmente verdadeiro, mas não particularmente útil. A questão e a causa aqui são uma e a mesma, já que o alcoolismo significa "beber muito álcool". O tratamento recomendado dirigido à causa imediata – "Pare de beber muito álcool!" – não ajuda em nada.

A questão crucial, aquela que de fato nos interessa, é: qual é a principal causa por que o alcoolismo ocorre? A causa última inclui:

- O caráter aditivo do álcool;
- Algum histórico familiar de alcoolismo;
- Excesso de estresse em casa;
- Uma personalidade propensa ao vício.

Aí temos a doença de verdade, e o tratamento deve ser dirigido não à causa imediata, mas à última. Compreendê-la leva a tratamentos eficazes, tais como, neste caso, redes de reabilitação e apoio social.

Vamos dar outro exemplo. Por que um avião cai? A causa imediata é "não houve elevação suficiente para superar a gravidade" – mais uma vez, a verdade em absoluto, mas de forma alguma útil. A causa última pode ser:

- Erro humano;
- Falha mecânica e/ou problemas climáticos.

Compreender a causa final leva a soluções eficazes, como melhor treinamento para pilotos ou manutenções mais frequentes para a aeronave. Aconselhar "produza mais elevação do que a gravidade" (asas maiores, motores mais potentes) não reduzirá o número de acidentes aéreos.

Essa lógica se aplica a tudo. Por exemplo, por que esta sala está tão quente?

Causa imediata: a energia térmica que entra é maior que a energia térmica que sai.
Solução: ligue os ventiladores para aumentar a quantidade de calor que sai.
Causa última: o termostato está em um valor muito alto.
Solução: desligue o termostato.
Por que o barco afunda?
Causa imediata: a gravidade é mais forte do que a flutuabilidade.
Solução: reduza a ação da gravidade deixando o barco mais leve.
Causa última: há um grande buraco no casco do barco.
Solução: tampe o buraco.

Em cada caso, a solução para a causa imediata do problema não é nem duradoura nem significativa. Em contrapartida, o tratamento da causa última é muito mais bem-sucedido.

O mesmo se aplica à obesidade: o que causa o ganho de peso?

Causa imediata: consumir mais calorias do que queimar.

Quando a causa imediata for o fato de haver mais consumo de calorias do que sua queima, a resposta não pronunciada a essa última pergunta é que a causa última é "escolha pessoal". Nós escolhemos comer batatas fritas em vez de brócolis. Escolhemos assistir televisão em vez de fazer exercícios físicos. Por esse raciocínio, a obesidade, de uma doença que precisa ser investigada e entendida, é transformada em uma questão de opção pessoal, em uma falha de caráter. Em vez de procurar a causa última da obesidade, transformamos o problema em:

• Comer demais (gula) e/ou exercitar-se muito pouco (preguiça).

A gula e a preguiça são dois dos sete pecados capitais. Então dizemos sobre os obesos que eles "buscaram isso para si mesmos". Eles "relaxaram". Isso nos dá a reconfortante ilusão de que entendemos a causa última do problema. Em uma pesquisa *on-line* de 2012[1], 61% dos adultos dos EUA acreditavam que "escolhas pessoais com relação a comer e exercitar-se" eram responsáveis pela epidemia de obesidade. Sendo assim, discriminamos os obesos. Sentimos piedade por eles assim como os desprezamos.

No entanto, refletindo só um pouco, percebemos que essa noção não pode ser verdadeira. Antes da puberdade, meninos e meninas têm a mesma porcentagem de gordura corporal. Após a puberdade, as mulheres, em média, carregam cerca de 50% mais gordura corporal do que os homens. Essa mudança ocorre apesar do fato de os homens consumirem em média mais calorias do que as mulheres. Mas por que isso acontece?

Qual é a causa última? Não tem nada a ver com escolhas pessoais. Não é uma falha de caráter. As mulheres não são mais gulosas ou mais preguiçosas que os

---

1. Begkey S. *America's hatred of fat hurts obesity fight* [*O ódio da América aos gordos atrapalha a luta contra a obesidade*]. Reuters [Internet]. 11 maio 2012. Disponível em: https://www.reuters.com/article/us-obesity-stigma-idUS-BRE84A0PA20120511 Acesso em: 14 set. 2023.

homens. O coquetel hormonal que diferencia homens e mulheres deve tornar mais provável que as mulheres acumulem excesso de calorias em forma de gorduras em vez de queimá-las.

A gravidez também induz a um ganho significativo de peso. Qual é a causa última? Mais uma vez, obviamente, as mudanças hormonais decorrentes da gravidez – não as escolhas pessoais – favorecem o ganho de peso.

Tendo errado na compreensão das causas imediatas e últimas, acreditamos que a solução para a obesidade é comer menos calorias.

As "autoridades" concordam. As diretrizes dietéticas para os norte-americanos, do Departamento de Agricultura dos EUA, atualizadas em 2010, proclamam com veemência sua recomendação-chave: "Controle a ingestão de calorias totais para controlar o peso corporal." Os Centros para Controle de Doenças exortam os pacientes a balancear suas calorias[2]. A recomendação do panfleto dos Institutos Nacionais de Saúde, que têm como "Objetivo um Peso Saudável", é "diminuir o número de calorias... que se obtém por meio de alimentos e bebidas e aumentar a atividade física"[3].

Todos esses conselhos constituem a famosa estratégia "coma menos, movimente-se mais", tão adorada por "especialistas" em obesidade. Mas aqui surge uma questão peculiar: se já entendemos o que causa obesidade e como tratá-la, e gastamos milhões de dólares em campanhas de conscientização sobre a obesidade, por que estamos ficando mais gordos?

Anatomia de uma epidemia

Nós não fomos sempre tão obcecados com calorias. Durante a maior parte da história da humanidade, a obesidade era algo raro. Indivíduos nas sociedades tradicionais, alimentando-se de dietas tradicionais, raramente se tornavam obesos, mesmo em tempos de abundância de alimentos. À medida que as civilizações se desenvolveram, seguiu-se a obesidade. Especulando sobre a causa, muitos a identificaram nos carboidratos refinados de açúcar e amidos. Considerado por alguns o pai da dieta com baixo teor de carboidratos, Jean Anthelme Brillat-Savarin (1755-1826) escreveu o influente livro *A Fisiologia do Gosto*, em 1825. Lá, dizia: "A segunda das principais causas da obesidade são as substâncias farináceas e amiláceas das quais o homem faz os principais ingredientes de sua alimentação diária. Como já dissemos, todos os animais que vivem de alimentos farináceos se tornam gordos; e o homem não é uma exceção a essa lei universal"[4].

2. Centers for Disease Control and Prevention [Internet]. *Healthy weight: it's a diet, not a lifestyle!* [*Peso saudável: é uma dieta, não um estilo de vida!*]. Publicado em 21 jan. 2014. Disponível em: http://www.cdc.gov/healthyweight/calories/index.html. Acesso em: 26 jul 2023..
3. National Heart, Lung, and Blood Institute [Internet]. Maintaining a healthy weight on the go. 2010 Apr. Available from: http://www.nhlbi.nih.gov/health/public/ heart/obesity/aim_hwt.pdf Acesso 2015 Apr 8.
4. Brillat Savarin JA. *The Physiology of Taste*. Londres: Penguin Books, 1970. p. 208-9.

Todos os alimentos podem ser divididos em três grupos diferentes de macronutrientes: gorduras, proteínas e carboidratos. O "macro" de "macronutrientes" refere-se ao fato de que a maior parte dos alimentos que comemos é constituída por esses três grupos. Os micronutrientes, que constituem uma proporção muito pequena dos alimentos, incluem vitaminas e minerais, como vitaminas A, B, C, D, E e K, bem como minerais como o ferro e o cálcio. Os alimentos amiláceos e os açúcares são todos carboidratos.

Várias décadas depois, William Banting (1796-1878), um empresário inglês, redescobriu as propriedades de engorda dos carboidratos refinados. Em 1863, ele publicou o livreto *Letter on Corpulence, Addressed to the Public* [*Carta aberta sobre a corpulência*], que é frequentemente considerado o primeiro livro de dieta do mundo. Sua história é muito insignificante. Ele não era uma criança obesa, nem tinha histórico familiar de obesidade. Em seus 30 e poucos anos, no entanto, ele começou a ganhar peso. Não muito; talvez meio quilo ou um quilo por ano. Com 62 anos, ele media 1,65 metro e pesava 92 quilos. Talvez não seja muito impressionante para os padrões modernos, mas naquele tempo ele era considerado bem rechonchudo. Angustiado, ele foi buscar conselhos de seus médicos sobre perda de peso.

Primeiro, ele tentou comer menos, mas isso só o deixou com fome. Pior ainda, não conseguiu perder peso. Segundo, aumentou a prática de exercícios, remando ao longo do rio Tâmisa, perto de sua casa em Londres. Ao passo que sua resistência física melhorava, ele desenvolvia um "apetite prodigioso, ao qual eu me via obrigado a me entregar"[5]. Ainda assim, ele não conseguiu emagrecer.

Finalmente, seguindo o conselho de seu cirurgião, Banting tentou uma nova abordagem. Acreditando que os alimentos açucarados e amiláceos o estavam engordando, ele evitou vigorosamente todos os pães, leite, cerveja, doces e batatas que até então constituíam boa parte de sua dieta. (Hoje, chamaríamos essa dieta de "dieta de baixos carboidratos refinados".) William Banting não só perdeu o peso e manteve-se magro, mas também sentiu-se tão bem que se viu compelido a escrever seu famoso livreto. O ganho de peso, ele acreditava, resultava de comer muitos "carboidratos de engorda".

Durante a maior parte do século seguinte, as dietas baixas em carboidratos refinados foram aceitas como o tratamento padrão para a obesidade. Na década de 1950, era uma recomendação muito comum. Caso você perguntasse a seus avós o que causava obesidade, eles não falariam sobre calorias. Em vez disso, eles lhe diriam para parar de comer alimentos açucarados e amiláceos. O senso comum e a observação empírica serviram para confirmar a verdade. Não foram necessários "especialistas" em nutrição ou indicações governamentais.

A contagem de calorias surgiu no início dos anos 1900 com o livro *Eat Your Way to Health* [*Coma para ser saudável*], escrito pelo dr. Robert Hugh Rose e que propunha um "sistema científico de controle de peso". Esse livro foi seguido,

---

5. William Banting. Letter on corpulence, addressed to the public. Available from: http://www.proteinpower.com/banting/index.php?page=1 Acesso 2015 Apr 12.

em 1918, pelo *best-seller Diet and Health, with Key to the Calories* [*Dieta e saúde, com a chave para as calorias*], escrito pelo dr. Lulu Hunt Peters, um médico norte-americano e colunista de jornal. Herbert Hoover, então chefe da Administração de Alimentos dos Estados Unidos, passou a adotar a contagem de calorias. O dr. Peters recomendava aos pacientes começar com um jejum, de um a dois dias, abstendo-se de qualquer tipo de alimento e, em seguida restringirem-se a uma dieta de 1.200 calorias por dia. Enquanto as recomendações de jejum foram rapidamente ignoradas, os modernos diagramas de contagem de calorias não são muito diferentes daqueles de outrora.

Na década de 1950, uma "grande epidemia" de problemas cardíacos se tornava motivo de preocupação pública. Os norte-americanos, aparentemente saudáveis, estavam tendo ataques cardíacos com uma regularidade cada vez maior. Em retrospectiva, parece óbvio que de fato não houve tal epidemia.

A descoberta de vacinas e antibióticos, combinada com a expansão do saneamento público, remodelou a paisagem médica. Infecções até então letais, como pneumonia, tuberculose e algumas gastrointestinais, tornaram-se curáveis. As doenças cardíacas e o câncer agora causavam uma porcentagem relativamente maior de óbitos, dando origem a certa percepção pública errônea de uma epidemia (ver figura 1.1)[6].

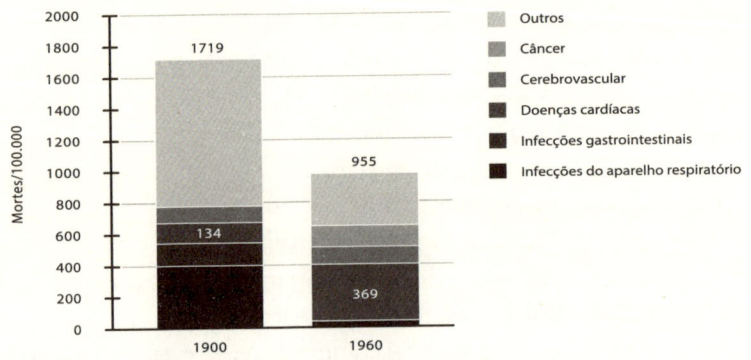

Figura 1.1: Causas de óbito nos EUA, 1900/1960.

O aumento da expectativa de vida, entre 1900 e 1950, reforçou a percepção de uma epidemia de doença coronariana. Para um homem branco, a expectativa de vida em 1900 era de 50 anos[7]. Em 1950, ela chegou a 66 anos e, em 1970, a quase 68 anos. Caso não morressem de tuberculose, as pessoas viveriam tempo suficiente para ter um infarto. Atualmente, a idade média para um primeiro ataque cardíaco é de 66 anos[8]. O risco de infarto em um homem de

---

6. Os dados do gráfico da figura 1.1 foram obtidos em: Jones DS, Podolsky SH, Greene JA. *The burden of disease and the changing task of medicine* [*O ônus da doença e a mudança de tarefa da medicina*]. N. Engl. J. Med. 2012 jun 2; 366(25):2333-8.
7. Arias E. *Centers for Disease Control and Prevention* [Internet]. *National Vital Statistics Reports* [*Relatórios nacionais de estatísticas vitais*]. *United States life tables 2009* [*Tabelas de dados vitais dos EUA de 2009*]. 6 jan. 2014. Disponível em: http://www.cdc.gov/nchs/data/nvsr/nvsr62/nvsr62_07.pdf Acesso em: 26 jul 2023.
8. *Heart attack* [*Ataque cardíaco*]. *New York Times* [Internet]. (Revisado em 30 jun. 2014.) Disponível em: http://www.nytimes.com/health/guides/disease/heart-attack/risk-factors.html Acesso em: 8 abr. 2015.

50 anos é substancialmente menor do que em um homem de 68 anos. Portanto, a consequência natural de uma expectativa de vida mais longa é o aumento do número de ocorrências de doença coronariana.

Mas todas as boas histórias precisam de um vilão, e a dieta à base de gordura foi alçada a esse papel. Essa dieta foi considerada a causa do aumento de colesterol, uma substância gordurosa, presente no sangue, que se acredita contribuir para os problemas cardíacos. Em seguida, os médicos começaram a advogar por dietas com baixo teor de gordura. Com um grande entusiasmo e uma ciência vacilante, a demonização da ingestão de gordura se estabeleceu fervorosamente.

Havia, no entanto, um problema, mesmo que não o tenhamos notado naquele momento. Os três macronutrientes são gorduras, proteínas e carboidratos, portanto, reduzir a ingestão de gordura significou substituí-la por proteína ou carboidratos. Uma vez que muitos alimentos ricos em proteínas, como a carne e os produtos lácteos, também são ricos em gordura, é difícil reduzir a gordura na dieta sem também reduzir a ingestão de proteína.

Assim, se alguém restringisse a ingestão de gorduras, seria preciso aumentar a ingestão de carboidratos, e vice-versa. No mundo desenvolvido, esses carboidratos tendem a ser altamente refinados.

Redução do consumo de gordura = aumento do consumo de carboidratos.

Esse dilema criou uma significativa dissonância cognitiva. Os carboidratos refinados não podem ser ao mesmo tempo bons (porque têm baixo índice de gordura) e ruins (porque engordam!). A solução adotada pela maioria dos especialistas em nutrição foi sugerir que os carboidratos não mais engordavam. Em vez disso, o que engordava eram as calorias. Sem evidências ou precedentes históricos, foi arbitrariamente decidido que o excesso de calorias causava ganho de peso, e não alimentos específicos. A gordura, como vilã da dieta, era agora considerada como motivo de engorda – um conceito anteriormente desconhecido. O modelo "ingestão de calorias/queima de calorias" começou a deslocar o modelo predominante de "carboidratos engordam".

Mas nem todos compraram essa história. Um dos dissidentes mais famosos foi o proeminente nutricionista britânico John Yudkin (1910-1995). Estudando dieta e doenças cardíacas, ele não encontrou relação entre uma dieta rica em gordura e o desenvolvimento de doenças cardíacas. Ele acreditava que o principal culpado pela obesidade e pelos problemas do coração era o açúcar[9],[10]. Seu livro de 1972, *Pure, White and Deadly: How Sugar Is Killing Us* [*Puro, branco e mortal: como o açúcar está nos matando*], é assustadoramente pressagiador (e certamente devia ganhar o prêmio de melhor título de livro já publicado). O debate científico explodiu de um lado e de outro sobre se o culpado era a ingestão de gordura ou de açúcar.

---

9. Yudkin J. *Diet and Coronary Thrombosis Hypothesis and Fact* [*Dieta e trombose coronária: hipóteses e fato*]. Lancet, 27 jul. 1957, 273(6987):155-62; Id. *The Causes and Cure of Obesity* [*As causas e a cura da obesidade*]. Lancet. 1959 dez 19; 274(7112):1135-8.

10. Yudkin J. *The causes and cure of obesity*. Lancet. 19 Dec 1959; 274(7112):1135–8.

As diretrizes dietéticas

A questão foi finalmente resolvida em 1977, não por meio de debate e descobertas científicas, mas por decreto governamental. George McGovern, então presidente do Comitê do Senado dos Estados Unidos sobre Nutrição e Necessidades Humanas, convocou um tribunal e, após vários dias de deliberação, decidiu que, doravante, a gordura dietética era declarada culpada das acusações. Não apenas culpada por causar doenças cardíacas, mas também pela obesidade, uma vez que a gordura é caloricamente densa.

A declaração resultante tornou-se as Metas Dietéticas para os Estados Unidos. Uma nação inteira, e em breve o mundo inteiro, agora seguiria a recomendação nutricional de um político. Essa foi uma notável ruptura com a tradição. Pela primeira vez, uma instituição governamental entrou nas cozinhas da América. Mamãe costumava nos dizer o que devíamos e o que não devíamos comer. Mas, a partir de então, quem nos diria isso seria o Grande Irmão. E ele disse: "Coma menos gordura e mais carboidratos".

Várias metas dietéticas específicas foram estabelecidas. Elas incluíram:

• Aumentar o consumo de carboidratos até constituírem de 55% a 60% de calorias;
• Diminuir o consumo de gordura de aproximadamente 40% de calorias para 30%, dos quais não mais do que um terço devia vir de gorduras saturadas.

Sem evidências científicas, o antigo carboidrato "de engorda" causou uma transformação assombrosa. Enquanto as diretrizes ainda reconheciam os males do açúcar, grãos refinados não eram a causa desse mal, seus valores nutricionais permaneceram e foram batizados como grãos integrais saudáveis.

Havia alguma evidência para isso? Não importava. As metas agora eram a ortodoxia nutricional. Todo o resto era paganismo. Caso você não tivesse cruzado a linha, era ridicularizado. As Diretrizes Dietéticas para os Norte-Americanos, um relatório publicado em 1980 para divulgação pública generalizada, seguiram de perto as recomendações do relatório McGovern. A paisagem nutricional do mundo foi então mudada para sempre.

As Diretrizes Dietéticas para os Norte-Americanos, agora atualizadas a cada cinco anos, geraram a infame pirâmide alimentar em toda a sua glória contrafactual. Os alimentos que formaram a base da pirâmide – aqueles que deveríamos comer todos os dias – eram pães, massas e batatas. Esses eram exatamente os alimentos que antes prejudicavam o emagrecimento. Por exemplo, o folheto de 1995 da Associação Norte-Americana do Coração (American Heart Association – AHA), A dieta da Associação Norte-Americana do Coração: um plano de alimentação para americanos saudáveis, declarou que devíamos comer seis ou mais porções de "pães, cereais, macarrão e legumes amiláceos [que] têm baixos índices de gordura e colesterol". Para beber, "Escolha... sucos de frutas, refrigerantes carbonatados". Ahhh. Pão branco e refrigerantes gaseificados – o jantar dos campeões. Obrigado, Associação Norte-Americana do Coração.

Adentrando esse admirável mundo novo, os norte-americanos tentaram obedecer às ordens do dia das autoridades nutricionais e fizeram um esforço consciente para comer menos gordura, menos carne vermelha, menos ovos e mais carboidratos. Quando os médicos aconselharam as pessoas a parar de fumar, as taxas caíram de 33% em 1979 para 25% em 1994. Quando os médicos disseram para controlar a pressão arterial e o colesterol, houve queda de 40% nos casos de pressão arterial elevada e de 28% nos de colesterol alto. Quando a AHA nos disse para comer mais pão e beber mais suco, passamos a comer mais pão e a beber mais suco.

Inevitavelmente, o consumo de açúcar aumentou. De 1820 a 1920, as novas plantações de cana-de-açúcar no Caribe e na América do Sul aumentaram a oferta de açúcar nos EUA. A ingestão de açúcar estabilizou-se entre 1920 e 1977. Apesar de "evitar excesso de açúcar" ser uma das metas das Diretrizes Dietéticas para os Norte-Americanos de 1977, o consumo só aumentou até o ano 2000. Com toda a nossa atenção voltada para a gordura, tiramos os olhos da bola. Tudo tinha "baixo teor de gordura" ou "baixo nível de colesterol", e ninguém prestou atenção ao açúcar. Os fabricantes de alimentos, ao descobrirem isso, aumentaram os níveis de açúcar adicionados em alimentos processados apenas pelo sabor.

O consumo de grãos refinados aumentou quase 45%. Uma vez que os carboidratos, na América do Norte, tendem a ser refinados, comemos mais e mais pão e macarrão com baixo teor de gordura, e não couve-flor e couve[11].

Sucesso! De 1976 a 1996, a ingestão média de gordura diminuiu de 45% das calorias para 35%. O consumo de manteiga caiu 38%. A proteína animal foi reduzida em 13%. O consumo de ovos baixou 18%. O de grãos e açúcares aumentou.

Até então, a adoção generalizada da dieta com baixo teor de gordura não havia sido completamente testada. Não tínhamos ideia do efeito que teria sobre a saúde humana. Mas tínhamos a fatal presunção de que de alguma forma seríamos mais inteligentes que uma Mãe Natureza de 200 mil anos. Então, afastando-nos das gorduras naturais, abraçamos os carboidratos refinados com baixo teor de gordura, como pão e macarrão. Ironicamente, a Associação Norte-Americana do Coração, recentemente, já no ano 2000, considerou que as dietas com baixo teor de carboidratos eram modas perigosas, apesar de essas dietas terem sido usadas quase continuamente desde 1863.

---

11. *Profiling food consumption in America* [*Um perfil do consumo alimentar dos EUA*]. USDA Factbook [Compêndio de dados do Departamento de Agricultura dos EUA]. Disponível em: https://motherjones.com/files/usdafactbook-chapter2.pdf Acesso em: 14 set. 2023.

Qual foi o resultado? A incidência de doenças cardíacas certamente não diminuiu conforme o esperado, mas definitivamente houve uma consequência dessa manipulação dietética — uma não intencional. As taxas de obesidade, definidas como tendo um índice de massa corporal superior a 30, aumentaram drasticamente, começando quase exatamente em 1977, conforme ilustrado na figura 1.2[12].

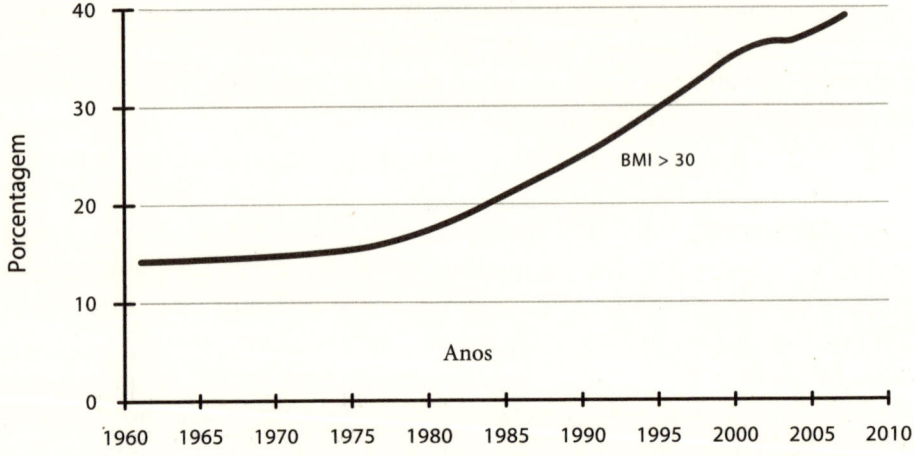

Figura 1.2: Aumento de obesos e extremamente obesos entre adultos de 20 a 74 anos nos Estados Unidos.

O aumento abrupto da obesidade começou exatamente com o movimento, oficialmente sancionado, por uma dieta com baixo teor de gordura e alto teor de carboidratos. Seria mera coincidência? Talvez a culpa esteja em nossa composição genética.

---

12. Os dados do gráfico da figura 1.2 foram obtidos em: *Centers for Disease Control* [Internet], *NCHS Health E-Stat. Prevalence of overweight, obesity, and extreme obesity among adults: United States, trends 1960-1962 through 2007-2008* [Prevalência de excesso de peso, obesidade e obesidade extrema entre adultos: Estados Unidos, tendências de 1960-1962 a 2007-2008]. Atualizado em: 6 jun. 2011. Disponível em: https://www.cdc.gov/nchs/data/hestat/obesity_adult_07_08/obesity_adult_07_08.pdfl Acesso em: 14 set. 2023.

(2)
HERDANDO A OBESIDADE

É bastante óbvio que a obesidade se desenvolve no interior das famílias[1]. Crianças obesas frequentemente têm irmãos obesos, e tornam-se adultos obesos[2]. E adultos obesos passam a ter filhos obesos, a obesidade infantil está associada a um risco aumentado de obesidade adulta de 200% a 400%. Esse é um fato inegável. A controvérsia gira em torno de se essa tendência é um problema genético ou ambiental – a natureza clássica *versus* o debate sobre a cultura nutricional.

As famílias compartilham características genéticas que podem levar à obesidade. No entanto, a obesidade tornou-se desenfreada apenas a partir da década de 1970. Nossos genes não poderiam ter mudado dentro de tão pouco tempo. A genética pode explicar grande parte do risco interindividual de obesidade, mas não por que populações inteiras se tornam obesas.

No entanto, as famílias vivem no mesmo ambiente, comem alimentos similares em momentos semelhantes e têm atitudes parecidas. As famílias geralmente compartilham carros, vivem no mesmo espaço físico e estão expostas aos mesmos produtos químicos que podem causar obesidade – os chamados obesogênicos químicos. Por essas razões, muitos consideram o atual ambiente a principal causa da obesidade.

As teorias convencionais da obesidade, baseadas em cálculos de calorias, põem a culpa diretamente nesse ambiente "tóxico" que incentiva o comer e desencoraja o esforço físico. Os hábitos alimentares e de estilo de vida mudaram consideravelmente desde a década de 1970, incluindo:

• A adoção de uma dieta com baixo teor de gordura e alto teor de carboidratos;
• Um número maior de oportunidades para alimentação por dia;
• Mais refeições fora de casa;
• Mais restaurantes de *fast-food*;
• Mais tempo gasto em carros e veículos;
• Aumento da popularidade dos *vídeogames*;
• Aumento do uso de computadores;
• Maior uso do açúcar nas dietas;
• Maior uso de xarope de milho com alto teor de frutose e aumento do tamanho das porções.

---

1. Bouchard C. *Obesity in adulthood: the importance of childhood and parental obesity* [Obesidade na idade adulta: a importância da obesidade infantil e parental]. N. Engl. J. Med. 1997 set 25; 337(13):926-7.
2. Guo SS, Roche AF, Chumlea WC et al. *The predictive value of childhood body mass index values for overweight at age 35.* [O valor preditivo dos valores do índice de massa corporal na infância para sobrepeso aos 35 anos]. Am. J. Clin. Nutr. 1994 abr; 59(4):810-9.

Qualquer um desses ou todos esses fatores podem contribuir para o ambiente obesogênico. Portanto, a maioria das teorias modernas de obesidade descontaram a importância dos fatores genéticos, acreditando que o consumo de calorias em excesso leva à obesidade. Comer e exercitar-se são comportamentos voluntários, afinal, com pouca interferência da genética.

Então... exatamente qual papel desempenha a genética na obesidade humana?

Natureza *versus* cultura

O método clássico para determinar o impacto relativo dos fatores genéticos em contraposição aos fatores ambientais é estudar famílias adotivas, tirando assim a genética da equação. Comparando os filhos adotados com seus pais biológicos e adotivos, a contribuição relativa das influências ambientais pode ser isolada. O dr. Albert J. Stunkard realizou alguns dos clássicos estudos genéticos da obesidade[3]. Os dados sobre pais biológicos são muitas vezes incompletos, confidenciais e não facilmente acessíveis pelos pesquisadores. Felizmente, a Dinamarca manteve um registro relativamente completo de adoções, com informações sobre ambos os grupos de pais.

Para estudar uma amostra de 540 adultos dinamarqueses adotados, o dr. Stunkard os comparou com seus pais adotivos e biológicos. Caso os fatores ambientais fossem os mais importantes, os adotados deveriam se parecer com seus pais adotivos. Caso os fatores genéticos fossem os mais importantes, os adotados deveriam se parecer com seus pais biológicos.

Não foi descoberta qualquer relação entre o peso dos pais adotivos e os adotados. Caso os pais adotivos fossem magros ou gordos, não fazia diferença para o peso final da criança adotada. O ambiente fornecido pelos pais adotivos era em grande parte irrelevante.

Essa descoberta causou um choque considerável. As teorias padrões, baseadas em cálculos de calorias, culpam fatores ambientais e comportamentos humanos pela obesidade. As pistas ambientais, como hábitos alimentares, *fast-food*, *junk food*, consumo de doces, falta de exercícios, número de carros e falta de *playgrounds* e de áreas de esportes são considerados cruciais no desenvolvimento da obesidade. Mas eles não desempenham praticamente nenhum papel. Na verdade, os filhos adotados mais gordos tinham os pais adotivos mais magros.

Comparar os adotados com seus pais biológicos produziu um resultado consideravelmente diferente. Houve aqui uma correlação forte e consistente entre seus pesos. Os pais biológicos tinham muito pouco ou nada a ver com a educação dessas crianças, ou com sua educação nutricional e suas atitudes com relação ao exercício físico. No entanto, a tendência para a obesidade os acompanhou como patinhos

---
3. Stunkard AJ et al. *An adoption study of human obesity* [Um estudo de adoção sobre a obesidade humana]. N. Engl. J. Med 1986 jan. 23; 314(4):193-8.

rumo ao lago. Quando se tirava um filho de seus pais obesos e inseria-o em uma casa "magra", a criança ainda assim se tornava obesa.

O que estava acontecendo?

Estudar gêmeos idênticos separados é outra estratégia clássica para distinguir fatores ambientais e genéticos. Os gêmeos idênticos compartilham material genético idêntico, e os gêmeos fraternos compartilham 25% de seus genes. Em 1991, o dr. Stunkard examinou conjuntos de gêmeos fraternos e idênticos criados juntos e separados[4]. A comparação dos seus pesos determinaria o efeito dos diferentes ambientes. Os resultados produziram uma onda de choque na comunidade de pesquisas sobre a obesidade. Aproximadamente 70% da variância da obesidade é familiar.

Setenta por cento

Setenta por cento de sua tendência a ganhar peso é determinada pelo seu parentesco. A obesidade é esmagadoramente herdada.

No entanto, fica imediatamente claro que a herança genética não pode ser o único fator que leva à epidemia de obesidade. A incidência de obesidade tem sido relativamente estável ao longo das décadas. O grosso da epidemia de obesidade se materializou dentro de uma única geração. Nossos genes não mudaram nesse período de tempo. Como podemos explicar essa aparente contradição?

A hipótese do gene econômico

A primeira tentativa de explicar a base genética da obesidade foi a hipótese do gene econômico, que se tornou popular na década de 1970. Essa hipótese pressupõe que todos os seres humanos estão evolutivamente predispostos a ganhar peso como mecanismo de sobrevivência.

O argumento é mais ou menos este: no Paleolítico, a comida era escassa e difícil de ser obtida. E a fome é um dos instintos humanos mais poderosos e básicos. O gene econômico obriga-nos a comer o máximo possível, e essa predisposição genética para ganhar peso trouxe uma vantagem em termos de sobrevivência. Aumentar as reservas de alimentos no corpo (gordura) permitiu uma maior sobrevivência durante períodos de escassez ou ausência de alimentos. Aqueles que tendiam a queimar as calorias em vez de armazená-las foram seletivamente eliminados. No entanto, o gene econômico está mal adaptado ao moderno mundo do "como tudo o que aguentar", pois causa ganho de peso e obesidade. Mas estamos simplesmente seguindo nosso desejo genético de ganhar gordura.

---

[4]. Stunkard AJ et al. *The body-mass index of twins who have been reared apart* [O índice de massa corporal de gêmeos que foram criados separados]. N. Engl. J. Med 1990 mai. 24; 322(21):1483-7.

Como uma melancia em decomposição, essa hipótese parece bastante razoável na superfície. Corte um pouco mais fundo e você encontrará o núcleo podre. Essa teoria deixou de ser levada a sério. No entanto, ainda é mencionado na mídia e, portanto, suas falhas requerem algum exame. O problema mais óbvio é que a sobrevivência na natureza depende de não se ter nem falta e nem excesso de peso. Um animal gordo é mais lento e menos ágil do que seus pares mais magros. Predadores prefeririam as presas mais gordas às mais ágeis e magras (e mais difíceis de caçar). Do mesmo modo os predadores gordos achariam muito mais difícil pegar presas magras e rápidas. A gordura corporal nem sempre proporciona uma vantagem de sobrevivência, e sim, com frequência, uma desvantagem significativa. Quantas vezes você viu uma zebra ou uma gazela gorda no canal da *National Geographic*? E quanto a leões e tigres gordos?

A suposição de que os seres humanos estão geneticamente predispostos a comer em excesso é incorreta. Assim como há sinais hormonais de fome, existem hormônios múltiplos que nos dizem quando estamos satisfeitos e nos impedem de comer demais. Considere o *buffet* "coma à vontade". É impossível simplesmente comer e comer sem parar porque à certa altura estamos "cheios". Continuar a comer pode nos deixar enjoados e nos fazer vomitar. Não há predisposição genética para comer em excesso. Há, em vez disso, uma poderosa proteção natural contra isso.

A hipótese do gene econômico presume que a falta crônica de alimentos impediu a obesidade. No entanto, muitas sociedades tradicionais tiveram comida abundante durante todo o ano. Por exemplo, os Tokelau, uma tribo remota no Pacífico Sul, vivia de coco, fruta-pão e peixe, que estavam disponíveis durante todo o ano. Independentemente disso, a obesidade era desconhecida entre eles até que teve início os processos de industrialização e de ocidentalização de sua dieta tradicional. Mesmo na moderna América do Norte, a fome generalizada tem sido incomum desde a Grande Depressão. No entanto, o aumento da obesidade só ocorreu a partir da década de 1970.

Em animais selvagens, a obesidade mórbida é rara, mesmo com abundância de alimentos, exceto quando ela faz parte do ciclo de vida normal, como acontece com os animais que hibernam. A abundância de alimentos leva a um crescimento do número de indivíduos de uma espécie, não a um vultoso aumento do tamanho deles. Pense em ratos ou baratas. Quando os alimentos são escassos, as populações de ratos são pequenas. Quando a comida é abundante, as populações de ratos explodem. Existem muito mais ratos de tamanho normal, e não o mesmo número de ratos com obesidade mórbida.

Não existe uma vantagem de sobrevivência em portar uma percentagem muito elevada de gordura corporal. Um corredor de maratona masculino pode ter de 5% a 11% de gordura corporal. Essa quantidade fornece energia suficiente para sobreviver por mais de um mês sem comer. Certos animais engordam com regularidade. Por exemplo, os ursos costumam ganhar peso antes da hibernação – e eles fazem isso sem estarem doentes. Os seres humanos, porém, não hibernam. Existe uma diferença importante entre ser gordo e ser obeso. A obesidade é o estado de ser gordo até o ponto de trazer consequências prejudiciais para a saúde. Os ursos, juntamente com baleias, morsas e outros animais, são gordos, mas não obesos, uma vez que não sofrem consequências para a saúde. Eles estão, de fato, geneticamente programados para se tornarem gordos. Nós, não. Nos seres humanos, a evolução não favoreceu a obesidade, mas, sim, a magreza.

A hipótese do gene econômico não explica a obesidade, mas o que a explica? Como veremos na Parte 3, "Um novo modelo de obesidade", a causa fundamental do excesso de peso é um desequilíbrio hormonal complexo, com altas taxas de insulina no sangue como característica central. O perfil hormonal de um bebê é influenciado pelo ambiente corporal da mãe antes do nascimento, estabelecendo uma tendência a níveis elevados de insulina e, mais tarde, à obesidade associada. A explicação da obesidade como desequilíbrio calórico simplesmente não dá conta de explicar esse efeito predominantemente genético, já que comer e se exercitar são comportamentos voluntários. A obesidade como desequilíbrio hormonal explica de forma mais eficaz esse efeito genético.

Mas os fatores herdados representam apenas 70% da tendência à obesidade que se observa. Os outros 30% dos fatores estão sob nosso controle, mas o que devemos fazer para aproveitá-los ao máximo? Seriam dieta e exercício físico a resposta?

(Parte 2)
A FRAUDE DAS CALORIAS

(3)
O ERRO DA REDUÇÃO DE CALORIAS

A obesidade tem sido vista, tradicionalmente, como resultado de como as pessoas processam calorias, ou seja, o peso de uma pessoa poderia ser previsto por meio de uma simples equação: ingestão de calorias − queima de calorias = gordura corporal.

Essa equação-chave perpetra o que chamo de fraude das calorias. Ela é perigosa precisamente porque parece muito simples e intuitiva, mas o que você precisa entender é que nela estão incorporados muitos falsos pressupostos.

Pressuposto 1: A ingestão de calorias e a queima de calorias são independentes uma da outra.
Essa suposição é um erro crucial. Como veremos mais adiante neste capítulo, experimentos e experiências provaram que essa suposição é falsa. O consumo e o gasto calóricos são variáveis intimamente dependentes. Reduzir a ingestão de calorias desencadeia uma diminuição da queima de calorias. Uma redução de 30% na ingestão de calorias resulta em uma diminuição de 30% da queima de calorias. O resultado final é uma perda de peso mínima.

Pressuposto 2: A taxa metabólica basal é estável.
Nós ficamos obcecados pela ingestão calórica e não damos atenção à queima calórica, com exceção do exercício físico. Medir a ingestão calórica é fácil, mas medir o gasto energético total do corpo é complicado. Portanto, a suposição simples, mas completamente errônea, é que nosso gasto de energia permanece constante, exceto pelo exercício. O gasto energético total é a soma da taxa metabólica basal, o efeito termogênico dos alimentos, a termogênese de atividades que não são exercícios físicos, consumo excessivo de oxigênio pós-exercício e, por fim, o próprio exercício físico. O gasto energético total pode aumentar ou diminuir em até 50% dependendo da ingestão calórica, bem como de outros fatores.

Pressuposto 3: Temos um controle consciente sobre a ingestão de calorias.
Comer é um ato deliberado, então acreditamos que comer é uma decisão consciente e que a fome desempenha apenas um papel menor. Mas inúmeros sistemas hormonais sobrepostos influenciam a decisão de quando comer e quando parar de comer. Nós conscientemente decidimos comer em resposta a sinais de fome que são amplamente mediados hormonalmente. Nós conscientemente paramos de comer quando o corpo envia sinais de saciedade (plenitude) que são amplamente mediados hormonalmente.

Por exemplo, o cheiro de fritura lhe dá fome na hora do almoço. No entanto, se você acabou de comer em um grande *buffet* de "coma à vontade", esse mesmo cheiro pode deixá-lo ligeiramente enjoado. O cheiro é o mesmo. A decisão de comer ou não é principalmente hormonal.

Nossos corpos possuem um intrincado sistema que nos leva a comer ou não. A regulação da gordura corporal está sob controle automático, como a respiração. Nós não nos lembramos conscientemente de respirar, nem lembramos nosso coração que ele tem de bater. A única maneira de conseguir esse controle é ter mecanismos homeostáticos. Uma vez que os hormônios controlam a ingestão de calorias e a queima de calorias, *a obesidade é um transtorno hormonal, e não calórico.*

Pressuposto 4: As reservas de gordura são essencialmente desreguladas.
Cada um dos sistemas em nosso corpo é regulado. O crescimento em termos de altura é regulado pelo hormônio do crescimento. Os açúcares no sangue são regulados pelos hormônios insulina e glucagon, entre outros. A maturação sexual é regulada pela testosterona e pelo estrogênio. A temperatura corporal é regulada por um hormônio estimulante de tireoide e pela tiroxina livre. A lista não tem fim.

E, no entanto, querem que acreditemos que o aumento de células de gordura é essencialmente desregulado. O simples ato de comer, sem a interferência de quaisquer hormônios, resultaria em aumento de gordura. As calorias extras seriam despejadas em células de gordura como areia em um canteiro.

Esse pressuposto já foi provado falso. Novas rotas hormonais na regulação do aumento de gordura estão sendo descobertas o tempo todo. A leptina é o hormônio mais conhecido que regula o crescimento da gordura, mas a adiponectina, a lipase sensível a hormônios, a lipoproteína lipase e o triglicerídeo lipase adiposo podem desempenhar papéis importantes nesse processo. No caso de os hormônios regularem o aumento da gordura, *então a obesidade é um transtorno hormonal, e não calórico.*

Pressuposto 5: Uma caloria é uma caloria.
Esse pressuposto é o mais perigoso de todos. É óbvio que é verdadeiro. Assim como um cachorro é um cachorro ou uma mesa é uma mesa. Existem muitos tipos diferentes de cães e mesas, mas a afirmação pura e simples de que um cachorro é um cachorro é verdadeira. No entanto, o problema real é o seguinte: todas as calorias são igualmente suscetíveis a causar ganho de gordura?

"Uma caloria é uma caloria" implica que a única variável importante no ganho de peso é a ingestão calórica total e, portanto, todos os alimentos podem ser reduzidos à sua energia calórica. Mas uma caloria de azeite causa a mesma resposta metabólica que uma caloria de açúcar? A resposta é, obviamente, não. Esses dois alimentos têm muitas diferenças facilmente mensuráveis. O açúcar aumentará o nível de glicose no sangue e provocará uma resposta de insulina do pâncreas. O azeite, não. Quando o azeite é absorvido pelo intestino delgado e transportado para o fígado, não há aumento significativo na glicemia ou na insulina. Os dois alimentos evocam respostas metabólicas e hormonais muito diferentes.

Todos esses cinco pressupostos – os principais pressupostos na teoria da redução calórica para perda de peso – foram provados falsos. Todas as calorias não são igualmente suscetíveis a causar ganho de peso. Toda essa obsessão com calorias se resume a um beco sem saída que tem 50 anos.

Então devemos começar de novo. O que causa ganho de peso?

Como processamos os alimentos?

O que é uma caloria? Uma caloria é simplesmente uma unidade de energia. Diferentes alimentos são queimados em um laboratório, e a quantidade de calor liberada é medida para determinar um valor calórico para esse alimento.

Todos os alimentos que comemos contêm calorias. O alimento entra primeiro no estômago, onde é misturado com o ácido estomacal e, lentamente, liberado no intestino delgado. Os nutrientes são extraídos ao longo da viagem pelo intestino grosso. O que resta é excretado como fezes.

As proteínas são divididas em seus blocos constitutivos, os aminoácidos. Estes são usados para construir e reparar os tecidos do corpo, e o excesso é armazenado. As gorduras são absorvidas diretamente pelo corpo. Os carboidratos são divididos em seus blocos constitutivos, os açúcares. Proteínas, gorduras e carboidratos fornecem energia calórica para o corpo, mas diferem muito em seu processamento metabólico. Isso resulta em diferentes estímulos hormonais.

A redução de calorias não é o fator primordial na perda de peso

Por que ganhamos peso? A resposta mais comum é que o excesso de ingestão calórica causa obesidade. Mas, embora o aumento das taxas de obesidade nos Estados Unidos, de 1971 a 2000, tenha sido associado a um aumento no consumo diário de calorias de cerca de 200 a 300 calorias[1], é importante lembrar que correlação não é causalidade.

Além disso, a correlação entre o ganho de peso e o aumento do consumo de calorias foi recentemente solapada[2]. Dados da Pesquisa Nacional de Avaliação de Saúde e Nutrição (National Health and Nutrition Examination Survey – NHANES), nos

---

1. Wright JD, Kennedy Stephenson J, Wang CY et al. *Trends in intake of energy and macronutrients: United States, 1971-2000* [Tendências na ingestão de energia e macronutrientes: Estados Unidos, 1971-2000]. CDC MMWR Weekly, 2004 fev. 6; 53(4):80-2.
2. Ladabaum U *et al. Obesity, abdominal obesity, physical activity, and caloric intake in US adults: 1988 to 2010* [Obesidade, obesidade abdominal, atividade física e ingestão calórica em adultos nos EUA: 1988 a 2010]. Am. J. Med. 2014 ago; 127(8):717-27.

Estados Unidos, de 1990 a 2010, não encontram ligação entre o aumento do consumo de calorias e o aumento de peso. Enquanto a obesidade cresceu a uma taxa de 0,37% ao ano, a ingestão calórica permaneceu praticamente estável. As mulheres aumentaram ligeiramente sua média de ingestão diária de 1.761 calorias para 1.781, mas os homens, por sua vez, diminuíram ligeiramente a sua, de 2.616 calorias para 2.511.

A epidemia inglesa de obesidade ocorreu basicamente em paralelo à dos EUA. Mas, mais uma vez, a associação do ganho de peso com o aumento do consumo de calorias não é válida[3]. Na experiência britânica, nem o aumento da ingestão calórica nem o consumo de gordura correlacionaram-se à obesidade – o que depõe contra uma relação causal. De fato, o número de calorias ingeridas diminuiu ligeiramente, mesmo quando as taxas de obesidade aumentaram. Outros fatores, incluindo a natureza dessas calorias, mudaram.

Podemos nos imaginar como uma escala de pesagem de calorias e podemos pensar que o desequilíbrio de calorias leva, ao longo do tempo, ao acúmulo de gordura.

Ingestão de calorias – queima de calorias = gordura corporal.

Uma vez que a queima de calorias permanece estável ao longo do tempo, então reduzir a ingestão de calorias deve resultar em perda de peso. A primeira lei da termodinâmica afirma que a energia não pode ser nem criada nem destruída em um sistema isolado.

Essa lei é frequentemente invocada para dar suporte ao modelo "ingestão de calorias/queima de calorias". O proeminente pesquisador da obesidade, dr. Jules Hirsch, citado em um artigo do *New York Times* de 2012[4], explica:

> Existe uma lei inflexível da Física – a energia absorvida deve se igualar exatamente ao número de calorias que sai do sistema quando o armazenamento de gordura não é alterado. Calorias deixam o sistema quando o alimento é usado como combustível para o corpo. Para reduzir o teor de gordura – reduzir a obesidade – é preciso reduzir as calorias absorvidas ou amplificar a queima, aumentando a atividade física, ou ambos. Isso não deixa de ser verdadeiro, venham essas calorias de abóboras, de amendoins ou de patê de *foie gras*.

Mas a termodinâmica, uma lei da Física, tem mínima relevância para a biologia humana pelo simples motivo de que o corpo humano não é um sistema isolado. A energia está constantemente entrando e saindo. Na verdade, o próprio ato sobre o qual estamos mais preocupados – comer – insere energia no sistema. A energia alimentar também é excretada do sistema sob a forma de fezes. Tendo estudado um ano inteiro de termodinâmica na universidade, posso assegurar-lhe que nem calorias nem ganho de peso foram mencionados sequer uma única vez.

No caso de comermos 200 calorias a mais hoje, nada impede o corpo de queimar esse excesso de calor. Ou, talvez, essas 200 calorias extras sejam excretadas como

---
3. Griffith R, Lluberas R, Luhrmann M. *Gluttony in England? Long-term change in diet* [Gula na Inglaterra? Mudança de longo prazo na dieta]. The Institute for Fiscal Studies. 2013. Disponível em: https://ifs.org.uk/ Acesso em: 14 set. 2023.
4. Kolata, G. *In dieting, magic isn't a substitute for science* [Em dietas, mágica não substitui ciência]. New York Times [Internet]. 9 jul. 2012. Disponível em: https://www.nytimes.com/2012/07/10/health/nutrition/q-and-a-are-high-protein--low-carb-diets-effective.html Acesso em: 14 set. 2023.

fezes. Ou, talvez, o fígado faça uso dessas calorias. Nós ficamos obcecados com a entrada de calorias no sistema, mas a queima delas é muito mais importante.

O que determina a queima de energia no sistema? Suponhamos que consumamos 2 mil calorias de energia química (alimento) em um dia. Qual é o destino metabólico das 2 mil calorias? As possibilidades de uso incluem:

- Produção de calor;
- Produção de novas proteínas;
- Produção de ossos;
- Produção de músculos;
- Cognição (cérebro);
- Aumento da frequência cardíaca;
- Aumento do volume sistólico (coração);
- Exercício/esforço físico;
- Desintoxicação (fígado);
- Desintoxicação (rim);
- Digestão (pâncreas e intestinos);
- Respiração (pulmões);
- Excreção (intestino e cólon);
- Produção de gordura.

Nós certamente não nos importamos se a energia é queimada para gerar calor ou usada para construir novas proteínas, mas nos importamos se ela é armazenada como gordura. Há um número quase infinito de maneiras pelas quais o corpo pode dissipar o excesso de energia em vez de armazená-lo como gordura corporal.

Com o modelo de equilíbrio de calorias, assumimos que o ganho ou a perda de gordura essencialmente não são regulados, e que o ganho e a perda de peso dependem de um controle consciente. *Mas nenhum sistema no corpo é desregulado dessa forma.* Os hormônios regulam completamente todos os sistemas do corpo. Os sistemas tireoidiano, paratireoidiano, simpático, parassimpático, respiratório, circulatório, hepático, renal, gastrointestinal e adrenal estão todos sob controle hormonal. Assim também a gordura corporal. O corpo possui, de fato, vários sistemas para controlar o peso corporal.

O problema da acumulação de gordura é, na verdade, um problema de distribuição de energia. Muita energia é desviada para a produção de gordura, em oposição, digamos, ao aumento da produção de calor corporal. Grande parte desse gasto de energia é controlada automaticamente, sendo o exercício físico o único fator que está sob nosso controle consciente. Por exemplo, não podemos decidir a quantidade de energia que será gasta com acumulação de gordura *versus* uma nova formação óssea. Uma vez que esses processos metabólicos são praticamente impossíveis de medir, eles são assumidos como relativamente estáveis. Acredita-se que a queima de calorias, em particular, não se altera em resposta à ingestão de calorias. Presumimos que as duas variáveis são *independentes*.

Vamos fazer uma analogia. Considere o dinheiro que você ganha em um ano (o dinheiro que entra) e o dinheiro que você gastou (o dinheiro que sai). Suponhamos que você normalmente ganhe e também gaste US$ 100.000,00 por ano. Caso o dinheiro que entra agora for reduzido a US$ 25.000,00 por ano, o que aconteceria com o dinheiro que sai? Você continuaria a gastar US$ 100.000,00 por ano? Você provavelmente não seria tão estúpido, uma vez que estaria falido rapidamente. Em vez disso, você reduziria seus gastos, ou o dinheiro que sai, para US$ 25.000,00 por ano para equilibrar o orçamento. O dinheiro que entra e o dinheiro que sai são variáveis dependentes, uma vez que a redução de um provocará diretamente uma redução do outro.

Vamos aplicar esse raciocínio à obesidade. Reduzir a ingestão de calorias funcionaria apenas se a queima de calorias permanecesse estável. O que acontece, em vez disso, é que uma redução súbita da ingestão de calorias causa uma redução similar na queima de calorias, e não se perde qualquer peso quando o corpo equilibra seu "orçamento" de energia. Alguns experimentos históricos em redução de calorias mostraram exatamente isso.

Redução calórica: experiências extremas, resultados inesperados

Experimentalmente, é fácil estudar a redução calórica. Nós selecionamos algumas pessoas, damos a elas menos alimentos para comer, observamos perderem peso e viverem felizes para sempre.

Pronto! Caso encerrado. Ligue para o comitê do Nobel: "Coma menos, mova-se mais" é a cura para a obesidade, e a redução calórica é de fato a melhor maneira de perder peso.

Para nossa sorte, tais estudos já foram feitos. Uma pesquisa detalhada sobre o gasto energético total em condições de redução da ingestão calórica foi realizada em 1919 no Carnegie Institute de Washington[5]. Os voluntários foram induzidos a dietas de "semi-inanição", consumindo de 1.400 a 2.100 calorias por dia, um valor calculado com intuito de ser aproximadamente 30% abaixo da ingestão calórica habitual. (Muitas dietas de perda de peso atuais visam níveis muito semelhantes de ingestão calórica.) A questão era se o gasto total de energia (a queima de calorias) diminuía em resposta à redução calórica (a ingestão de calorias). O que aconteceu?

Os participantes experimentaram uma drástica diminuição de 30% no gasto total de energia, de uma queima calórica inicial de aproximadamente 3 mil calorias para aproximadamente 1.950 calorias. Mesmo quase 100 anos atrás, ficou claro que a queima de calorias é altamente dependente da ingestão de calorias. Assim, uma redução de 30% na ingestão calórica resultou em uma redução quase idêntica, de 30%, na queima calórica. O "balancete" energético foi equilibrado. A Primeira Lei da Termodinâmica não está contrariada.

Várias décadas depois, em 1944-1945, o dr. Ancel Keys realizou o experimento mais completo de regime de fome já feito – o Experimento de Regime de Fome de

---

5. Benedict F. *Human vitality and efficiency under prolonged restricted diet* [*Vitalidade humana e eficiência sob prolongada dieta restritiva*]. Carnegie Institute of Washington, 1919. Disponível em: https://archive.org/details/humanvitalityef-f00beneuoft Acesso em: 26 abr. 2015.

Minnesota, cujos detalhes foram descritos em 1950 em uma publicação de dois volumes intitulada *The Biology of Human Starvation* [A biologia da fome humana][6]. Após a Segunda Guerra Mundial, milhões de pessoas estavam praticamente morrendo de fome. No entanto, os efeitos fisiológicos da fome eram virtualmente desconhecidos, e nunca haviam sido cientificamente estudados. O estudo de Minnesota foi uma tentativa de entender tanto a redução calórica como as fases de recuperação da fome. O conhecimento aprimorado dessa situação ajudaria a orientar a recuperação da Europa de tais limites. Na verdade, como resultado desse estudo, foi redigido um manual de campo para os assistentes sociais detalhando os aspectos psicológicos da fome[7].

Trinta e seis homens jovens, saudáveis e normais, com uma altura média de 1,78 metro e um peso médio de 69,6 quilos foram selecionados. Nos primeiros três meses, os indivíduos foram submetidos a uma dieta padrão de 3.200 calorias por dia. Durante os seis meses seguintes de semi-inanição, foram fornecidas a eles apenas 1.570 calorias. No entanto, a ingestão calórica foi continuamente ajustada para atingir uma meta de perda de peso total de 24% (em comparação com a referência de base), com uma média de 1,7 quilos por semana. Alguns homens, finalmente, receberam menos de mil calorias por dia. Os alimentos fornecidos eram ricos em carboidratos, semelhantes aos disponíveis na Europa devastada pela guerra naquele momento – batatas, nabos, pão e macarrão. A carne e os produtos lácteos raramente eram administrados. Além disso, eles caminhavam 35 quilômetros por semana como exercício. Após essa fase de redução calórica, sua ingestão de calorias foi gradualmente aumentada ao longo de três meses de reabilitação. O gasto calórico esperado era de 3.009 calorias por dia[8].

Mesmo o próprio dr. Keys ficou chocado com a dificuldade do experimento. Aqueles indivíduos passaram por profundas mudanças físicas e psicológicas. Um dos achados mais consistentes foi o constante sentimento de frio experimentado pelos participantes. Como um deles explicou: "Estou com frio. Em julho [durante o verão], ando no centro, em um dia ensolarado, vestindo uma camisa e um suéter para me manter aquecido. À noite, meu bem alimentado colega de quarto, que não está no experimento, dorme por cima de seus lençóis, mas eu me enfio debaixo de dois cobertores"[9].

A taxa metabólica de repouso caiu 40%. Curiosamente, esse fenômeno é muito semelhante ao do estudo anterior, que revelou uma queda de 30%. A medição da força dos homens selecionados mostrou uma diminuição de 21%. A frequência cardíaca teve uma queda considerável, de 55 batidas por minuto, em média, para apenas 35. O volume cardíaco diminuiu 20%. A temperatura corporal baixou para

---

6. Keys A, Brozek J, Henschel A et al. *The Biology of Human Starvation*. 2v. St. Paul (Minnesota): University of Minnesota Press, 1950.
7. Guetzkow HG, Bowman PH. *Men and Hunger: A Psychological Manual for Relief Workers* – 1946 [O homem e a fome: um manual psicológico para assistentes sociais – 1946]. Elgin (Illinois): Brethren, 1946.
8. Kalm LM, Semba RD. *They starved so that others be better fed: remembering Ancel Keys and the Minnesota Experiment* [Eles passaram fome para que outros fossem melhor alimentados: lembrando Ancel Keys e o experimento de Minnesota]. J. Nutr. 2005 jun. 1; 135(6):1347-52.
9. Ancestry Weight Loss Registry [Blog/internet]. *They starved, we forgot* [Eles passaram fome, nós nos esquecemos]. 4 nov. 2012. Disponível em: http://www.awlr.org/blog/they-starved-we-forgot Acesso em: 27 jul. 2023.

uma média de 35,44 °C[10]. A resistência física foi reduzida pela metade. A pressão sanguínea teve queda. Os homens ficavam extremamente cansados e demonstrando tontura. Eles perderam cabelo e suas unhas se tornaram quebradiças.

Em termos psicológicos, houve efeitos igualmente devastadores. Os indivíduos demonstravam uma completa falta de interesse por tudo, exceto por comida, que se tornou um objeto de intenso fascínio para eles. Alguns acumulavam livros e utensílios de culinária. Eles estavam atormentados pela fome constante e inflexível. Alguns não conseguiram se concentrar, e vários trancaram seus estudos universitários. Houve vários casos de comportamento claramente neurótico.

Vamos refletir um pouco sobre o que estava se passando. Antes do estudo, os indivíduos comeram e queimaram aproximadamente 3 mil calorias por dia. Então, de repente, sua ingestão calórica foi reduzida para aproximadamente 1.500 calorias diárias. Todas as funções do corpo que exigem energia experimentaram uma redução imediata, por toda parte, de 30% a 40%, o que causou danos gerais. Considere o seguinte:

- Calorias são necessárias para aquecer o corpo. Menos calorias estavam disponíveis, então o calor do corpo foi reduzido. Resultado: sensação constante de frio.
- Calorias são necessárias para que o coração bombeie sangue. Menos calorias estavam disponíveis, então o bombeamento desacelerou. Resultado: a frequência cardíaca e o volume sistólico diminuem.
- Calorias são necessárias para manter a pressão arterial. Menos calorias estavam disponíveis, então o corpo reduziu a pressão. Resultado: a pressão arterial diminuiu.
- Calorias são necessárias para as funções cerebrais, pois o cérebro é muito metabolicamente ativo. Menos calorias estavam disponíveis, então a cognição foi reduzida. Resultado: letargia e incapacidade de concentração.
- Calorias são necessárias para pôr o corpo em movimento. Menos calorias estavam disponíveis, então o movimento foi reduzido. Resultado: fraqueza durante a atividade física.
- Calorias são necessárias para substituir os cabelos e as unhas. Menos calorias estavam disponíveis, então os cabelos e as unhas não foram substituídos. Resultado: unhas frágeis e perda de cabelo.

É assim que o corpo reage à redução da ingestão de calorias – reduzindo o gasto de energia –, porque o corpo é inteligente e não quer morrer. O que aconteceria se o corpo continuasse a gastar 3 mil calorias por dia enquanto recebia apenas 1.500? Rapidamente, as reservas de gordura seriam queimadas, depois as reservas de proteínas seriam queimadas, e então você morreria. Muito bem. O curso inteligente de ação para o corpo é reduzir imediatamente o gasto calórico para 1.500 calorias diárias para restaurar o equilíbrio. A queima de calorias pode até mesmo ser ajustada um pouco mais abaixo que isso (digamos, para 1.400 calorias por dia), para criar uma margem de segurança. É exatamente isso que o corpo faz.

---

10. Pieri J. *Men starve in Minnesota* [Homens passam fome em Minnesota]. Life. 1945 jul. 30; 19(5):43-6.

Em outras palavras, o corpo se desliga. Para se preservar, implementa reduções transversais na produção de energia. O ponto crucial a se lembrar é que isso garante a sobrevivência do indivíduo em um momento de estresse extremo. Sim, você pode se sentir péssimo, mas você vai viver para contar a história. Reduzir o gasto de energia, nessa situação, é a coisa mais inteligente que o corpo pode fazer. Queimar a energia que ele não possui rapidamente o levaria à morte. O "orçamento" de energia deve ser equilibrado.

A ingestão de calorias e a queima de calorias são variáveis altamente dependentes.

Ao refletir sobre isso, deve parecer imediatamente óbvio que a queima calórica deve diminuir. No caso de reduzirmos a ingestão diária de calorias em 500 calorias, acreditamos que serão perdidos 450 gramas de gordura por semana. Isso significa que, em 200 semanas, perderíamos 91 quilos e pesaríamos zero quilos? É claro que não. O corpo deve, em algum momento, reduzir sua queima calórica para corresponder à menor ingestão calórica. Acontece que essa adaptação ocorre quase que imediatamente e persiste em longo prazo. Os homens do Experimento de Regime de Fome de Minnesota deveriam ter perdido 35,3 quilos, mas o peso perdido real foi de apenas 16,8 quilos – menos da metade do que era esperado. Foi necessária uma restrição calórica cada vez mais severa para continuar a perda de peso. Soa familiar?

O que aconteceu com o peso deles após o período de semi-inanição?

Durante a fase de semi-inanição, a gordura corporal caiu muito mais rápido do que o peso corporal total, pois as reservas de gordura são preferencialmente usadas para alimentar o corpo. Uma vez que os participantes começaram o período de reabilitação, eles recuperaram o peso bem rápido, em cerca de 12 semanas. Mas não pararam por aí. O peso corporal continuou a aumentar até que ele fosse, notavelmente, mais alto do que antes do experimento.

O corpo responde rapidamente à redução calórica por meio da desaceleração do metabolismo (gasto total de energia), mas quanto tempo essa adaptação persiste? Com tempo suficiente, o corpo aumenta o gasto de energia a seu nível superior anterior, caso a redução calórica seja mantida? A resposta mais breve é não[11]. Em um estudo de 2008, os participantes perderam inicialmente 10% do peso corporal, e os gastos totais de energia diminuíram conforme o esperado. Mas quanto tempo durou essa situação? Os gastos permaneceram reduzidos ao longo de todo o estudo – um ano inteiro. Mesmo um ano depois com o novo peso corporal reduzido, o gasto total de energia ainda foi reduzido em uma média de quase 500 calorias por dia. Em resposta à redução calórica, o metabolismo desacelerou quase que imediatamente, e essa desaceleração persistiu mais ou menos indefinidamente.

A aplicabilidade dessas descobertas para as dietas de redução calórica é óbvia. Suponha que, antes da dieta, uma mulher coma e gaste 2 mil calorias por dia. Seguindo as ordens do médico, ela adota uma dieta de restrição calórica, com porções controladas e com baixo teor de gordura, reduzindo sua ingestão em 500 calorias por dia. Rapidamente, seu gasto energético total também cairá 500 calorias por dia, senão um pouco mais. Ela se sentirá péssima, cansada, com frio, com fome, irritada e

---

11. Rosenbaum et al. Long-term persistence of adaptive thermogenesis in subjects who have maintained a reduced body weight [Persistência a longo prazo da termogênese adaptativa em indivíduos que mantiveram um peso corporal reduzido]. Am. J. Clin. Nutr. 2008 out; 88(4):906-12.

deprimida, mas ainda assim segue com a dieta, acreditando que as coisas devam eventualmente melhorar. A princípio, ela perde peso, mas, à medida que o gasto calórico do corpo diminui para corresponder à ingestão reduzida, seu peso se estabiliza. Sua tendência alimentar é boa, mas um ano depois as coisas não melhoraram. Seu peso lentamente volta aos patamares anteriores, mesmo que ela coma o mesmo número de calorias. Cansada de sentir-se tão mal, ela abandona a dieta fracassada e retoma a alimentação com 2 mil calorias por dia. Uma vez que seu metabolismo desacelerou para uma produção de apenas 1.500 calorias por dia, todo o seu peso anterior retorna rapidamente – em forma de gordura. As pessoas próximas a acusam, pelos cantos, de não ter força de vontade. Soa familiar? Mas o fato de seu peso se restabelecer aos níveis antigos não é culpa dela. Ao contrário: era de se esperar que ocorresse. Tudo o que tem sido descrito aqui foi bem documentado nos últimos 100 anos!

Um falso pressuposto

Consideremos uma última analogia aqui. Suponhamos que nós gerenciamos uma usina a carvão. Todos os dias, para gerar energia, recebemos e queimamos 2 mil toneladas de carvão. Nós também guardamos um pouco desse carvão em um galpão, para o caso de um dia ficarmos sem a quantidade necessária para fazer a usina funcionar.

Então, de repente, passamos a receber apenas 1.500 toneladas de carvão por dia. Devemos continuar a queimar 2 mil toneladas de carvão diariamente? Dessa forma, nós literalmente vamos acabar bem rápido com nossas reservas, e nossa usina parará de funcionar. Grandes apagões tomarão toda a cidade. Vai haver caos e pilhagem a lojas, supermercados etc. E nosso chefe vai nos dizer o quão estúpidos fomos, gritando: "Considerem-se no olho da rua!". Infelizmente para nós, ele terá toda a razão.

Na realidade, lidaríamos com essa situação de outra forma. Assim que percebêssemos que passamos a receber apenas 1.500 toneladas de carvão, imediatamente reduziríamos nossa geração de energia para queimar apenas as 1.500 toneladas. Na verdade, podemos queimar só 1.400 toneladas, para o caso de haver mais reduções nas entregas de nosso combustível. Na cidade, algumas luzes vão ficar mais fracas, mas não haverá apagões generalizados. O caos e a pilhagem serão evitados. O chefe vai dizer: "Ótimo trabalho. Vocês não são tão estúpidos quanto parecem. Aumento para todos!". Nós manteremos queima abaixo de 1.500 toneladas enquanto for necessário.

A suposição fundamental da teoria de que a redução de ingestão calórica leva à perda de peso é falsa, uma vez que a redução da ingestão calórica leva inevitavelmente à diminuição do gasto calórico. Essa situação foi comprovada várias e várias vezes. E nós continuamos esperando que, de alguma forma, essa estratégia vá funcionar dessa vez. Não vai. Encare os fatos. Em nosso coração, já sabemos que é verdade. As estratégias de redução de calorias e de controle de porções nas refeições só vão deixá-lo cansado e com fome. Pior de tudo... depois você vai recuperar todo o peso que perdeu. Eu sei disso. Você sabe disso.

Nós nos esquecemos dessa verdade inconveniente porque nossos médicos, nossos nutricionistas, nosso governo, nossos cientistas, nossos políticos e nossa mídia estão gritando conosco por décadas que a perda de peso só tem a ver com "ingestão de calorias *versus* queima de calorias". "A redução calórica é primordial." "Coma menos, mova-se mais." Ouvimos isso tantas vezes que já não nos perguntamos mais se é a verdade.

Em vez disso, acreditamos que a culpa é de fato nossa. Sentimos que falhamos. Alguns nos criticam pelos cantos por não fazermos dieta. Outros não dizem, mas silenciosamente pensam que não temos força de vontade e nos oferecem trivialidades sem sentido.

Soa familiar?

A falha não é nossa. A dieta de redução calórica e controle de porções é praticamente uma garantia de falha. Comer menos não resulta em perda de peso duradoura.

Comer não está sob nosso controle consciente

No início da década de 1990, a guerra à gordura não ia nada bem. A epidemia de obesidade ganhava impulso, com a diabetes tipo 2 seguindo-a bem de perto. A campanha pelo baixo teor de gordura nas refeições começava a desaparecer à medida que os benefícios prometidos não se materializaram. Mesmo enquanto nos engasgávamos com nosso peito de frango sem pele, acompanhado de uma colherada de arroz, ainda estávamos ficando mais gordos e doentes. À procura de respostas, os Institutos Nacionais de Saúde recrutaram quase 50 mil mulheres que estavam na pós-menopausa para o estudo dietético mais massivo, caro, ambicioso e fantástico já realizado. Publicado em 2006, este teste controlado randomizado foi chamado de Ensaio Inicial de Modificação Dietética para a Saúde da Mulher[12]. Esse estudo é sem sombra de dúvidas o estudo dietético mais importante já realizado.

Aproximadamente um terço dessas mulheres recebeu uma série de 18 sessões de educação alimentar, atividades grupais, campanhas com mensagens específicas e *feedback* personalizado ao longo de um ano. A intervenção dietética do estudo foi no sentido de diminuir a gordura dietética, que foi reduzida a 20% das calorias diárias. Eles também aumentaram a ingestão de vegetais e frutas para cinco porções por dia, e de grãos para seis porções. Elas foram incentivadas a aumentar sua dose de exercícios físicos. O grupo de controle foi instruído a comer normalmente, como antes. Quem fazia parte desse grupo recebia uma cópia das *Diretrizes Dietéticas para os Norte-Americanos*, mas, por outro lado, recebia pouca ajuda. O ensaio teve como objetivo confirmar a saúde cardiovascular e os benefícios de redução de peso da dieta com baixo teor de gordura.

O peso médio das participantes, no início do estudo, era de 76,8 quilos. O índice de massa corporal inicial médio era de 29,1, o que as classificava na categoria de sobrepeso (índice de massa corporal entre 25 e 29,9), mas no limite da obesidade (índice de massa corporal superior a 30). Elas foram acompanhadas durante sete

---

12. Howard BV et al. *Low fat dietary pattern and weight change over 7 years: the Women's Health Initiative Dietary Modification Trial* [Padrão dietético de baixo teor de gordura e mudança de peso ao longo de 7 anos: o Ensaio Inicial de Modificação Dietética para a Saúde da Mulher]. JAMA. 2006 jan. 4; 295(1):39-49.

anos e seis meses, para ver se a dieta recomendada pelo médico reduzia a obesidade, doenças cardíacas e câncer tanto quanto o esperado.

O grupo que recebeu aconselhamento dietético foi bem-sucedido. As calorias diárias foram reduzidas de 1.788 para 1.446 – uma queda de 342 calorias por dia durante mais de sete anos. A gordura, como porcentagem das calorias ingeridas, foi diminuída de 38,8% para 29,8%, e os carboidratos, aumentados de 44,5% para 52,7%. As mulheres ampliaram sua atividade física diária em 14%. O grupo de controle continuou com a mesma dieta a que estava acostumado, que tinha mais calorias e maior teor de gordura.

Os resultados foram notáveis. O grupo do "coma menos, mova-se mais" começou de forma estupenda, com uma média de perda de peso de quase dois quilos ao longo do primeiro ano. No segundo ano, o peso começou a ser recuperado e, no final do estudo, não houve diferença significativa entre os dois grupos.

Essas mulheres talvez tenham substituído parte da gordura por músculos? Infelizmente, a circunferência média da cintura aumentou cerca de 0,6 centímetros e a relação cintura-quadril média aumentou 2,1 centímetros, o que indica que essas mulheres estavam realmente mais gordas do que antes. *A perda de peso pela estratégia do "coma menos, mova-se mais", ao longo de mais de sete anos, não foi de sequer um único quilograma.*

Esse estudo foi apenas o mais recente em uma série ininterrupta de experiências que deram errado. A redução de calorias como principal meio de perda de peso tem nos decepcionado repetidas vezes. Os comentários da literatura sobre o tema feitos pelo Departamento de Agricultura dos EUA[13] destacam esta falha. Todos esses estudos, é claro, servem apenas para confirmar o que já sabíamos. A redução de calorias não causa perda de peso duradoura. Qualquer um que já tenha experimentado pode confirmar.

Muitas pessoas me dizem: "Eu não entendo. Eu como menos. Eu me exercito mais, mas não consigo perder nada de peso." Eu entendo perfeitamente – porque essa recomendação já se comprovou falha. As dietas de redução calórica funcionam? Não. O ensaio inicial de modificação dietética para a saúde da mulher foi o maior, mais severo e agressivo estudo da estratégia "coma menos, mova-se mais" que já foi ou que será feito – e representou uma tremenda rejeição a essa estratégia.

O que acontece quando tentamos reduzir calorias e não conseguimos perder peso? Parte do problema é a desaceleração metabólica que acompanha a perda de peso. Mas isso é só o começo.

Brincando com a fome

O plano de perda de peso da teoria baseada em "ingestão de calorias *versus* queima de calorias" presume que temos um controle consciente daquilo que comemos. Mas

---

[13]. Kennedy ET, Bowman SA, Spence JT et al. *Popular diets: correlation to health, nutrition, and obesity* [Dietas populares: correlação com saúde, nutrição e obesidade]. J. Am. Diet. Assoc. 2001 abr; 101(4):411-20.

essa crença ignora o efeito extremamente poderoso do estado hormonal do corpo. A característica determinante do corpo humano é a homeostase, ou adaptação à mudança. Nosso corpo lida com um ambiente que está sempre se transformando. Por conseguinte, o corpo faz ajustes para minimizar os efeitos dessas mudanças sobre ele e retornar à sua condição original. E assim é também quando o corpo começa a perder peso.

Existem duas grandes adaptações à redução calórica. A primeira, como já vimos, é uma redução dramática no gasto total de energia. A segunda, é que os sinais hormonais que estimulam a fome aumentam. O corpo começa a nos implorar por comida para recuperar o peso perdido.

Esse efeito foi demonstrado em 2011, em um elegante estudo sobre a adaptação hormonal à perda de peso[14]. Nele, os indivíduos foram submetidos a uma dieta de 500 calorias por dia, o que produziu uma perda média de peso de 13,5 quilos. Em seguida, foi prescrita uma dieta com baixo índice glicêmico e baixo teor de gordura para manutenção do peso, e os indivíduos foram encorajados a se exercitar 30 minutos por dia. Apesar das melhores intenções do teste, quase metade do peso perdido pelos participantes foi recuperada.

Vários níveis hormonais, incluindo o de grelina – um hormônio que, em essência, serve para nos fazer sentir fome –, foram analisados. A perda de peso aumentou significativamente os níveis de grelina nos indivíduos do estudo, mesmo após mais de um ano, em comparação com os parâmetros usuais dos participantes.

O que isso significa? Significa que os indivíduos se sentiram mais famintos e continuaram a se sentir assim, até o final do estudo.

O estudo também mediu vários hormônios de saciedade, incluindo o peptídeo YY, amilina e colecistoquinina, os quais são todos liberados em resposta a proteínas e gorduras em nossa dieta e servem para nos fazer sentir satisfeitos. Essa resposta, por sua vez, produz o efeito desejado de nos impedir de comer demais. Mais de um ano após a perda de peso inicial, os níveis dos três hormônios de saciedade eram significativamente menores do que antes.

O que isso significa? Significa que os participantes do experimento se sentiam menos satisfeitos.

Com o aumento da fome e a diminuição da saciedade, a vontade de comer aumenta. Além disso, essas mudanças hormonais ocorrem praticamente de imediato e persistem quase indefinidamente. As pessoas que se submetem a uma dieta tendem a se sentir mais ansiosas, e esse efeito não é uma espécie de ritual psicológico, nem uma perda de força de vontade. O aumento da fome é uma resposta hormonal normal e esperada à perda de peso.

O Experimento de Regime de Fome de Minnesota, do dr. Keys, foi o primeiro a documentar o efeito da "neurose da semi-inanição". Pessoas que perdem peso sonham com comida. Elas ficam obcecadas por alimentos. Tudo em que eles conseguem pensar em é comida. O interesse por qualquer outra coisa diminui. Esse comportamento não é uma estranha obsessão dos obesos. Na verdade, ele é orientado

---

14. Suminthran P. *Long-term persistence of hormonal adaptations to weight loss* [*Persistência a longo prazo de adaptações hormonais à perda de peso*]. N. Engl. J. Med. 2011 out. 27; 365(17):1597-604.

por hormônios e é completamente normal. O corpo, por meio dessa sinalização de fome e saciedade, nos obriga a consumir mais comida.

Perder peso desencadeia duas respostas importantes. Primeiro, o gasto total de energia é reduzido de forma imediata e indefinida para conservar a energia disponível. Segundo, a sinalização hormonal da fome é ampliada de forma imediata e indefinida em um esforço para se adquirir mais alimentos. Perda de peso resulta em aumento da fome e desaceleração do metabolismo. Essa estratégia evolutiva de sobrevivência tem um único propósito: *fazer com que recuperemos o peso perdido*.

Estudos funcionais de ressonância magnética mostram que áreas do cérebro que controlam a emoção e a cognição se iluminam em resposta a estímulos alimentares. As áreas do córtex pré-frontal envolvidas na restrição mostram atividade diminuída. Em outras palavras, é mais difícil, para pessoas que perderam peso, resistir a comida[15].

Isso não tem nada a ver com a falta de força de vontade ou qualquer tipo de defeito moral. É um fato hormonal normal da vida. Sentimo-nos com fome, frio, cansados e deprimidos. Estes efeitos físicos são todos reais e mensuráveis enquanto resultado da restrição calórica. O metabolismo desacelerado e o aumento da fome não são a causa da obesidade – eles são o resultado. Perder peso causa a desaceleração metabólica e o aumento da fome, e não o contrário. Não é que nós simplesmente façamos uma escolha pessoal por comer mais. Um dos grandes pilares da teoria da redução calórica para combater a obesidade – que comemos demais porque escolhemos – não é verdadeiro. Nós não comemos demais porque escolhemos, ou porque a comida é muito deliciosa, ou por causa do sal, açúcar e gordura. Comemos demais porque nosso próprio cérebro nos obriga a isso.

O ciclo vicioso do "comer menos"

E assim chegamos ao ciclo vicioso do "comer menos". Começamos diminuindo as porções e perdemos algum peso. Como resultado, nosso metabolismo desacelera e a fome aumenta. Começamos a recuperar o peso. Dobramos nossos esforços comendo ainda menos. Dessa forma perdemos um pouco mais de peso, mas, mais uma vez, o gasto total de energia diminui e a fome aumenta. Começamos a recuperar o peso. Então, redobramos nossos esforços comendo ainda menos. Esse ciclo continua até que se torne intolerável. Sentimo-nos com frio, cansados, com fome e obcecados com as calorias. E o que é pior: o peso sempre volta.

Em algum momento, voltamos a comer como de costume. Uma vez que o metabolismo desacelerou tanto, apenas o fato de retomar os antigos hábitos alimentares causa um rápido ganho de peso, de volta ao que tínhamos antes ou, às vezes, até um pouco mais. Estamos fazendo exatamente o que nossos hormônios estão nos influenciando a

---

15. Rosenbaum M, Sy M, Pavlovich K et. al. *Leptin reverses weight loss – induced changes in regional neural activity responses to visual food stimuli* [A leptina reverte a perda de peso – alterações induzidas nas respostas da atividade neuronal regional aos estímulos alimentares visuais]. J. Clin. Invest. 2008 jul 1; 118(7):2583-91.

fazer. Mas os amigos, familiares e profissionais da área médica, silenciosamente, culpam a vítima, pensando que a "culpa é nossa". E nós mesmos nos sentimos fracassados. Soa familiar?

Todos os que fazem dieta compartilham essa mesma triste história de perda e recuperação de peso. Não há mais surpresa nisso. O ciclo foi cientificamente estabelecido, e sua verdade foi forjada com as lágrimas de milhões de pessoas que fizeram dieta. No entanto, as autoridades nutricionais continuam a pregar que a redução calórica levará ao nirvana da perda permanente de peso. Em que universo eles vivem?

Uma farsa cruel

A redução de calorias é uma áspera e amarga decepção. No entanto, todos os "especialistas" ainda sustentam que esse método é a chave para a perda de peso duradoura. Quando você não perde peso, eles dizem: "É culpa sua. Vocês eram glutões. Vocês eram preguiçosos. Vocês não se empenharam o suficiente. Vocês não queriam emagrecer tanto assim." Há uma verdadezinha inconveniente que ninguém está disposto a admitir: já foi comprovado que a dieta com baixo teor de gordura e poucas calorias não funciona. Essa é uma farsa cruel. Comer menos não resulta em perda de peso duradoura. Ela simplesmente não funciona.

Ela é cruel porque muitos de nós acreditaram que funcionasse. É cruel porque todas as nossas "fontes confiáveis em assuntos de saúde" nos dizem que ela funciona. É cruel porque, assim que ela deixa de dar algum resultado, nós nos culpamos. Permita-me afirmar da forma mais clara possível: a estratégia do "comer menos" não funciona. É um fato. Aceite-o.

Os métodos farmacêuticos de redução calórica apenas enfatizam o espetacular fracasso desse paradigma. O Orlistate (comercializado nos EUA como Alli) foi projetado para bloquear a absorção da gordura ingerida. O Orlistate é o equivalente, em termos de drogas, à dieta com baixo teor de gordura e baixo valor calórico.

Entre os inúmeros efeitos colaterais, o mais incômodo foi eufemisticamente chamado de vazamento fecal e produção de manchas oleosas. A gordura consumida e não absorvida saía involuntariamente, manchando muitas vezes a roupa íntima. Os fóruns de perda de peso multiplicavam conselhos úteis com relação ao "óleo alaranjado das fezes". Nunca use calças brancas. Nunca acredite que são apenas gases. Em 2007, Alli ganhou o prêmio "Bitter Pill"[16] como pior medicamento pelo grupo de consumidores dos EUA Prescription Access Litigation [Litigação de Acesso a Receitas Médicas]. Havia questões mais graves, como toxicidade hepática, deficiência de vitaminas e cálculos biliares. No entanto, o maior problema com o Orlistate era que ele não funcionava de verdade[17].

---

16. Literalmente, "pílula amarga": uma premiação criada em 2005, nos EUA, por ativistas das áreas da saúde e defesa do consumidor que a cada ano elegem os piores e mais perigosos medicamentos lançados. [N. do T.]
17. O'Meara S, Riemsma R, Shirran L et al. *A systematic review of the clinical effectiveness of Orlistat used for the management of obesity* [Uma revisão sistemática da eficácia clínica do Orlistate utilizado para o manejo da obesidade]. Obes. Rev. 2004 fev; 5(1):51-68.

Em um estudo randomizado, duplo-cego e controlado[18], quatro anos tomando a medicação três vezes ao dia resultaram em uma perda de peso extra de 2,8 quilos, mas 91% dos pacientes reclamaram de efeitos colaterais. Não parecia valer a pena. As vendas desse medicamento atingiram o pico em 2001, com o valor de US$ 600 milhões. Apesar de ser vendido no balcão, em 2013 as vendas caíram para US$ 100 milhões.

A gordura falsa olestra partia de uma noção similarmente mal concebida, nascida da teoria da redução calórica. Lançada com grande alarde há vários anos, a olestra não era absorvida pelo corpo e, portanto, não tinha impacto calórico. Suas vendas começaram a cair dois anos depois de seu lançamento[19]. O problema? Ela não levava a uma significativa perda de peso. Em 2010, ela apareceu na lista da revista *Time* como uma das 50 piores invenções da humanidade, logo atrás do amianto[20].

---

18. Torgerson et al. *Xenical in the Prevention of Diabetes in Obese Subjects (XENDOS) Study* [Xenical no estudo sobre prevenção de diabetes em obesos (XENDOS)]. Diabetes Care. 2004 jan; 27(1):155-61.
19. Peale C. Canadian ban adds to woes for P&G's olestra [A proibição canadense aumenta as aflições da olestra da P&G]. Cincinnati Enquirer [Internet], 23 jun. 2000. Disponível em: http://enquirer.com/editions/2000/06/23/fin_canadian_ban_adds_to.html Acesso em: 6 abr. 2015.
20. T Gentilvisio C. *The 50 Worst Inventions* [*As 50 piores invenções*]. *Time Magazine* [Internet]. Disponível em: http://content.time.com/time/specials/packages/article/0,28804,1991915_1991909_1991785,00.html Acesso em: 27 jul. 2023.

(4)
O MITO DO EXERCÍCIO FÍSICO

O dr. Peter Attia é o cofundador da NuSi (Nutrition Science Initiative – Iniciativa da Ciência da Nutrição), uma organização dedicada à melhora da qualidade da ciência nas pesquisas sobre nutrição e obesidade. Alguns anos atrás, ele era um exímio nadador de longa distância, talvez uma das únicas 12 pessoas a ter nadado de Los Angeles até a Ilha de Santa Catalina. Sendo ele um médico, o dr. Attia seguia a recomendada dieta padrão com alto teor de carboidratos e treinava religiosamente de três a quatro horas por dia. Ele também estava, segundo sua própria estimativa, com um sobrepeso de cerca de 18 quilos, com índice de massa corporal de 29% e 25% de gordura corporal.

Mas o aumento de exercício não é a chave para a perda de peso?

O desequilíbrio calórico – aumento da ingestão de calorias combinado com diminuição do gasto de calorias – é considerado a receita para a obesidade. Até agora, nós acreditávamos que o exercício era de vital importância para a perda de peso – que, ao aumentarmos a quantidade de exercício, vamos queimar o excesso de calorias que comemos.

Os limites do exercício físico: uma dura realidade

É claro que o exercício físico traz grandes benefícios para a saúde. O grande médico grego, Hipócrates, considerado o pai da medicina, disse: "Se pudéssemos dar a cada indivíduo a quantidade certa de nutrição e exercício, nem muito pouco nem demais, encontraríamos o caminho mais seguro para a saúde." Na década de 1950, junto com a crescente preocupação com doenças cardíacas, o interesse pela atividade física e por exercícios começou a aumentar. Em 1955, o presidente Eisenhower estabeleceu o Conselho Presidencial para o Condicionamento Físico da Juventude[1]. Em 1966, o Serviço de Saúde Pública dos EUA começou a defender que aumentar a atividade física era uma das melhores maneiras de perder peso. Estúdios de aeróbica começaram a brotar como cogumelos em um campo após a chuva.

O *Guia Completo de Corrida*, de Jim Fixx, tornou-se um *best-seller* disparado em 1977. O fato de ele ter morrido de um ataque cardíaco fulminante aos 52 anos foi apenas um pequeno revés para a causa. O livro do dr. Kenneth Cooper, *Capacidade Aeróbica*, era leitura obrigatória na década de 1980 no colégio no qual

---
1. No original, em inglês, "President's Council on Youth Fitness". [N. do T.]

me formei. Mais e mais pessoas começavam a incorporar a atividade física em seus momentos de lazer.

Parecia coerente esperar que as taxas de obesidade caíssem à medida que as taxas de exercício aumentavam. Afinal de contas, os governos do mundo todo tinham investido milhões de dólares promovendo o exercício físico como estratégia para se perder peso, e eles conseguiram fazer com que seus cidadãos se movimentassem mais. No Reino Unido, de 1997 a 2008, o exercício regular aumentou de 32% para 39% entre os homens e de 21% para 29% entre as mulheres[2].

Havia, porém, um problema. Toda essa atividade física não teve qualquer efeito sobre a obesidade. Esta aumentava implacavelmente, mesmo enquanto suávamos a cântaros. Basta dar uma olhada na figura 4.1[3]:

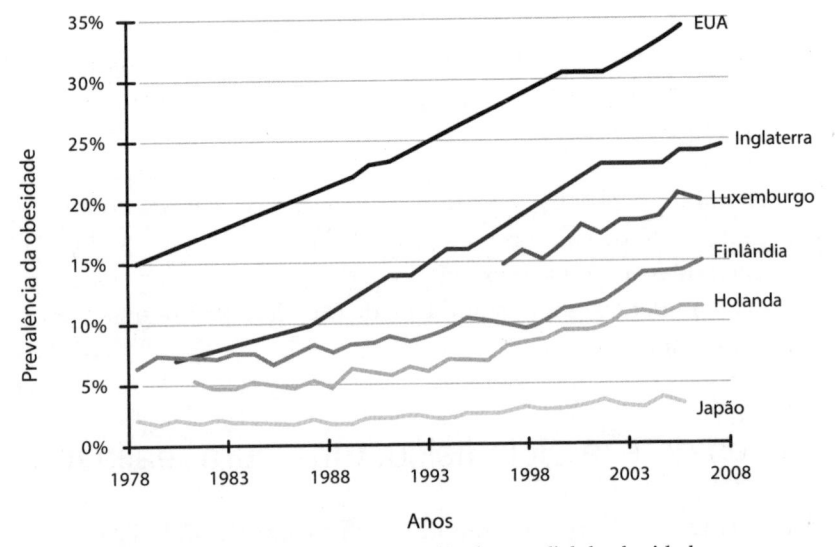

Figura 4.1: O aumento da prevalência mundial de obesidade.

O fenômeno é global. Uma pesquisa recente realizada em oito países revelou que os norte-americanos foram os que mais se exercitaram – 135 dias por ano, em comparação com uma média global de 112 dias. Os holandeses ficaram em último, com 93 dias[4]. A perda de peso era a principal motivação para o exercício em todos os países. Toda essa atividade física se traduziu em taxas mais baixas de obesidade?

---

2. *British Heart Foundation. Physical activity statistics 2012* [*Estatísticas de atividade física 2012*]. Health Promotion Research Group, Department of public health, Universidade de Oxford, jul. 2012. Disponível em: https://www.bhf.org.uk/informationsupport/publications/statistics/physical-activity-statistics-2012 Acesso em: 14 set. 2023.
3. Public Health England [Internet]. Os dados do gráfico da figura 4.1 foram obtidos em: OEDC. Trends in obesity prevalence [Tendências da prevalência de obesidade]. Disponível em: http://www.noo.org.uk/NOO_about_obesity Acesso em: 14 set. 2023.
4. *Countries that exercise the most include United States, Spain, and France* [*Os países que mais praticam exercícios incluem os Estados Unidos, a Espanha e a França*]. Huffington Post [Internet], 31 dez. 2013. Disponível em: http://www.huffingtonpost.ca/2013/12/31/country-exercise-most-_n_4523537.html. Acesso em: 27 jul. 2023.

Que bom que você perguntou! Os holandeses e os italianos, com suas baixas taxas de exercício, experimentaram menos de um terço da obesidade dos norte-americanos puxadores de ferro.

O problema também era reconhecido nos dados norte-americanos da NHANES[5]. De 2001 a 2011, houve um aumento geral da atividade física[6]. Certas áreas (Kentucky, Virgínia, Flórida e Carolinas do Norte e do Sul) aumentaram o volume de exercício físico a taxas hercúleas. Mas aqui reside a triste verdade: o aumento ou a diminuição da atividade física praticamente não tem relação com a prevalência da obesidade. Aumentar o exercício não reduzia a obesidade. Era irrelevante. Certos estados se exercitavam mais. Outros se exercitavam menos. A obesidade crescia da mesma forma em todos eles.

O exercício é importante para reduzir a obesidade infantil? A resposta mais breve é não. Um trabalho de 2013[7] comparou a atividade física (medida por acelerometria) de crianças de três a cinco anos com seu peso. Os autores concluíram que não há associação entre atividade física e obesidade.

O que deu errado?

É inerente à teoria da "ingestão de calorias, queima de calorias" a ideia de que a atividade física reduzida desempenha um papel fundamental na epidemia de obesidade. Essa é a noção de que antes costumávamos caminhar para todos os lugares, mas agora dirigimos. Com o aumento de máquinas e ferramentas que poupam trabalho, como os carros, o nosso nível de exercício diminuiu, levando à obesidade. Também se acredita que a proliferação de *videogames*, televisão e computadores contribua para um estilo de vida sedentário. Como qualquer engano, esse parece muito coerente a princípio. Há, todavia, um pequeno problema. Ele não expressa a verdade.

O pesquisador dr. Herman Pontzer estudou uma sociedade de caçadores-coletores que tinha um estilo de vida primitivo ainda nos dias de hoje. Os Hadza da Tanzânia frequentemente viajam de 20 a 30 quilômetros por dia para conseguir comida. Você pode supor que o gasto diário de energia deles é muito maior do que o de um típico trabalhador de escritório. Pontzer discute os surpreendentes resultados em um artigo do *New York Times*: "Descobrimos que, apesar de toda essa atividade física, o número de calorias que os Hadza queimavam por dia era indistinguível do de adultos típicos na Europa e nos Estados Unidos"[8].

Mesmo se compararmos as taxas de atividade relativamente recentes com as da década de 1980, antes da epidemia de obesidade deslanchar a toda velocidade, as

---

5. Sigla para "National Health and Nutrition Examination Survey": Pesquisa Nacional de Avaliação de Saúde e Nutrição.
6. Dwyer-Lindgren L, Freedman G, Engell RE et al. *Prevalence of physical activity and obesity in US counties, 2001-2011: a road map for action* [Prevalência de atividade física e obesidade nos municípios dos EUA, 2001-2011: um roteiro para ação]. Population Health Metrics. 2013 jul. 10; 11:7. Disponível em: http://www.biomedcentral.com/content/pdf/1478-7954-11-7.pdf Acesso em: 27 jul. 2023.
7. Byun W, Liu J, Pate RR. *Association between objectively measured sedentary behavior and body mass index in preschool children* [Associação entre comportamento sedentário objetivamente medido e índice de massa corporal em crianças pré-escolares]. Int. J. Obes. Londres, 2013 jul; 37(7):961-5.
8. Pontzer H. *Debunking the hunter-gatherer workout* [Desvendando o exercício do caçador-coletor]. *New York Times* [Internet], 24 ago. 2012. Disponível em: http://www.nytimes.com/2012/08/26/opinion/sunday/debunking-the-hunter-gatherer-workout.html?_r=0 Acesso em: 8 abr. 2015.

taxas não tiveram uma queda notável[9]. Em uma população do norte da Europa, o gasto de energia da atividade física foi calculado a partir dos anos 1980 até meados dos anos 2000. A descoberta surpreendente foi que a atividade física na verdade *aumentou* desde a década de 1980. Mas os autores desse estudo foram ainda mais adiante. Eles calcularam o gasto de energia esperado de um mamífero selvagem, que é predominantemente determinado pela massa corporal e temperatura ambiente. Comparado com seus primos mamíferos selvagens, como o puma, a raposa e a rena, aparentemente muito vigorosos, o *Homo obesus* de 2015 não é menos fisicamente ativo.

O exercício não diminuiu desde os tempos do caçador-coletor, ou mesmo desde a década de 1980, enquanto a obesidade disparou a pleno vapor. É bem improvável que a diminuição do exercício tenha desempenhado algum papel como causa da obesidade.

No caso da falta de exercício não ter sido a causa da epidemia de obesidade, o exercício provavelmente não o reverterá.

Queima de calorias

A quantidade de calorias gasta em um dia (queima de calorias) é mais precisamente denominada gasto total de energia. O gasto energético total é a soma da taxa metabólica basal (definida a seguir), do efeito termogênico dos alimentos, da termogênese de atividades que não são exercícios, do consumo em excesso de oxigênio pós-exercício e, claro, do próprio exercício.

Gasto total de energia = taxa metabólica basal + efeito termogênico de alimentos + termogênese de atividades que não são exercícios + consumo em excesso de oxigênio pós-exercício + exercício.

O ponto-chave aqui é que *o gasto total de energia não é a mesma coisa que apenas exercício*. A esmagadora maioria do gasto energético total não vem do exercício, mas da taxa metabólica basal: tarefas metabólicas de gestão corporal, como respiração, manutenção da temperatura corporal, conservação do batimento cardíaco, funcionamento dos órgãos vitais, função cerebral, função hepática, função renal etc.

Vejamos um exemplo. A taxa metabólica basal para um homem médio ligeiramente ativo é de cerca de 2.500 calorias por dia. Andando a um ritmo moderado (3 km/h) durante 45 minutos por dia, queimaria aproximadamente 104 calorias. Em outras palavras, *esse exercício não representaria nem 5% do gasto total de energia*. A maior parte das calorias (95%) é usada pelo metabolismo basal.

A taxa metabólica basal depende de muitos fatores, incluindo:

- Genética;
- Gênero (a taxa metabólica basal geralmente é maior nos homens);
- Idade (a taxa metabólica basal geralmente cai com a idade);

---

9. Westerterp KR, Speakman JR. *Physical activity energy expenditure has not declined since the 1980s and matches energy expenditure of wild mammals* [O gasto energético da atividade física não diminuiu desde a década de 1980 e corresponde ao gasto energético de mamíferos selvagens]. Int. J. Obes. Londres, 2008 ago; 32(8):1256-63.

- Peso (a taxa metabólica basal geralmente aumenta com a massa muscular);
- Altura (a taxa metabólica basal geralmente aumenta com a altura);
- Dieta (sobrealimentação ou má nutrição);
- Temperatura corporal;
- Temperatura externa (que aquece ou resfria o corpo);
- Funções de órgãos.

A termogênese de atividades que não são exercícios é a energia utilizada em outras atividades além de dormir, comer ou se exercitar; por exemplo, ao caminharmos, ou, então, com jardinagem, culinária, limpeza e compras. O efeito termogênico dos alimentos é a energia utilizada na digestão e na absorção da energia alimentar. Certos alimentos, como a gordura que ingerimos, são facilmente absorvidos e demandam muito pouca energia para se metabolizar. As proteínas são mais difíceis de processar e requerem mais energia. O efeito termogênico dos alimentos varia de acordo com o tamanho da refeição, a frequência das refeições e a composição dos macronutrientes. O consumo em excesso de oxigênio pós-exercício (também chamado pós-queima) é a energia utilizada no reparo celular, no reabastecimento de reservas de combustível e outras atividades de recuperação após o exercício.

Em razão da complexidade de medição da taxa metabólica basal, da termogênese de atividades que não são exercícios, do efeito termogênico dos alimentos e do consumo em excesso de oxigênio pós-exercício, tomamos como verdadeira uma suposição simples, porém errônea, de que esses fatores são todos constantes ao longo do tempo. Essa suposição leva à conclusão fundamentalmente errônea de que o exercício é a única variável no gasto total de energia. Nesse sentido, aumentar "a queima de calorias" significaria simplesmente "se exercite mais". Um dos principais problemas é que *a taxa metabólica basal não permanece estável*. A diminuição da ingestão calórica pode reduzir a taxa metabólica basal em até 40%. Veremos que o aumento da ingestão calórica pode aumentar a taxa metabólica basal em cerca de 50%.

Exercícios e perda de peso

Tem sido um costume prescrever dieta e exercícios como tratamentos para obesidade como se fossem igualmente importantes. Mas dieta e exercício não são sócios equânimes, como arroz e feijão. A dieta não é o Batman, e o exercício não é o Robin. A dieta faz 95% do trabalho e merece toda a atenção; então, é óbvio que seria sensato se concentrar na dieta. O exercício continua sendo saudável e importante – mas não igualmente importante. Ele traz muitos benefícios, *mas a perda de peso não é um deles*. O exercício é como escovar os dentes, ele faz bem e deve ser feito todos os dias. Só não espere perder peso.

"Considere essa analogia do futebol. Cobrar falta é uma técnica importante, mas representa talvez apenas 5% do jogo. Os outros 95% estão relacionados a correr, cruzar, receber e chutar ao gol. Portanto, seria ridículo gastar 50% do nosso tempo praticando apenas cobranças de falta." Ou, se estivéssemos fazendo uma prova que é 95% de Matemática e 5% de Ortografia, gastaríamos 50% do nosso tempo estudando apenas Ortografia?

O fato de o exercício sempre produzir menos perda de peso do que o esperado foi bem documentado por pesquisas médicas. Estudos que duraram mais de 25 semanas revelaram que a perda de peso real chegava a *apenas 30% do esperado*[10]. Em um estudo controlado recente, os participantes aumentaram a frequência de exercícios para cinco vezes por semana, queimando 600 calorias por sessão. Ao longo de dez meses, aqueles que se exercitaram perderam 4,5 quilos a mais que os outros que não se exercitaram[11]. No entanto, a perda de peso esperada era de 16 quilos.

Muitos outros estudos randomizados de longo prazo mostraram que o exercício tem efeito mínimo ou zero sobre a perda de peso[12]. Um desses estudos, de 2007, com participantes que fizeram exercícios aeróbicos seis dias por semana[13] durante um ano mostrou que as mulheres reduziram seu peso, em média, em aproximadamente 1,4 quilo; os homens, em cerca de 1,8 quilo. Uma equipe de pesquisa dinamarquesa treinou um grupo, anteriormente sedentário, para correr uma maratona[14]. Os homens registraram uma perda de cerca de 2,3 quilos de gordura corporal. A perda de peso média para as mulheres foi... zero. Quando se trata de perda de peso, o exercício não é tão eficaz. Nesses casos, também se observou que a porcentagem de gordura corporal não teve alterações substantivas.

O Estudo da Saúde da Mulher, o mais ambicioso, caro e abrangente estudo sobre dietas já realizado também deu atenção ao exercício[15]. As 39.876 mulheres que participaram da pesquisa foram divididas em três grupos que representam níveis elevados (mais de uma hora por dia), médio e baixo de exercícios semanais. Nos dez anos que se seguiram, o grupo de exercícios intensos não perdeu peso extra. Além disso, o estudo registrou que "nenhuma alteração na

---

10. Ross R, Janssen I. *Physical activity, total and regional obesity: dose-response considerations* [Atividade física, obesidade total e regional: considerações sobre dose-resposta]. Med. Sci.Sports Exerc. 2001 jun; 33(6 supl):S521-527. Church TS, Martin CK, Thompson AM et al. *Changes in weight, waist circumference and compensatory responses with different doses of exercise among sedentary, overweight postmenopausal women* [Alterações no peso, circunferência da cintura e respostas compensatórias com diferentes doses de exercício entre mulheres sedentárias e com excesso de peso na pós-menopausa]. PLoS ONE. 2009, 4(2):e4515. DOI:10.1371/journal.pone.0004515 Acesso em: 6 abr. 2015.

11. Donnelly JE, Honas JJ, Smith BK et al. *Aerobic exercise alone results in clinically significant weight loss: Midwest Exercise trial 2. Obesity (Silver Spring)* [O exercício aeróbico sozinho resulta em perda de peso clinicamente significativa: centro-oeste, exercício de avaliação 2. Obesidade (Silver Spring)]. PubMed. 2013 mar; 21(3):E219-28. DOI: 10.1002/oby.20145 Acesso em: 6 abr. 2015.

12. Church TS et al. *Changes in weight, waist circumference and compensatory responses with different doses of exercise among sedentary, overweight postmenopausal women* [Alterações no peso, circunferência da cintura e respostas compensatórias com diferentes doses de exercício entre mulheres sedentárias e com excesso de peso na pós-menopausa]. PLoS ONE. 2009; 4(2):e4515. DOI:10.1371/journal. pone.0004515 Acesso em: 6 abr. 2015.

13. McTiernan A et al. *Exercise effect on weight and body fat in men and women* [Efeito de exercícios sobre peso e gordura corporal em homens e mulheres]. Obesity. 2007 jun;15(6):1496-512.

14. Janssen GM, Graef CJ, Saris WH. *Food intake and body composition in novice athletes during a training period to run a marathon* [Ingestão de alimentos e composição corporal em atletas principiantes durante um período de treinamento para correr uma maratona]. Intr. J. Sports Med. 1989 maio; 10(1 supl.):S17-21.

15. Buring et al. *Physical activity and weight gain prevention, Women's Health Study* [Atividade física e prevenção de ganho de peso, Estudo da Saúde da Mulher]. JAMA. 2010 mar. 24; 303(12):1173-9.

composição corporal foi observada", o que significa que o músculo não estava substituindo a gordura.

Compensação: o culpado oculto

Por que a perda real de peso fica tão abaixo do esperado? O culpado é um fenômeno conhecido como "compensação" – e existem dois mecanismos principais.

Primeiro, a ingestão de calorias aumenta em resposta ao exercício – simplesmente comemos mais após um exercício vigoroso. (Não dizemos "apetite de estivador" à toa.) Um estudo de coorte prospectivo com 538 alunos da Escola de Saúde Pública de Harvard[16] descobriu que, "embora a atividade física seja considerada uma atividade de déficit de energia, nossas estimativas não embasam essa hipótese". Para cada hora a mais de exercício, as crianças comiam 292 calorias extra. A ingestão e a queima de calorias estão intimamente relacionadas: o aumento de uma causará um aumento na outra. Este é o princípio biológico da homeostase. O corpo tenta manter um equilíbrio estável. Reduzir a ingestão de calorias reduz a queima de calorias. Aumentar a queima de calorias demanda um aumento de ingestão de calorias.

O segundo mecanismo de compensação refere-se a uma redução nas outras atividades que não o exercício. No caso de você se desgastar durante todo o dia, você fica menos propenso a se exercitar no seu tempo livre. Os Hadza, que caminhavam o dia inteiro, reduziam sua atividade física quando podiam. Em contraste, os norte-americanos que passavam o dia todo sentados, provavelmente, aumentavam sua atividade quando tinham oportunidade.

Esse princípio também vale para as crianças. Os alunos com idades entre sete e oito anos que recebiam aulas de Educação Física nas escolas foram comparados com aqueles que não as tinham[17]. O grupo da Educação Física fazia uma média de 9,2 horas de exercício por semana na escola, enquanto o outro não fez qualquer exercício físico na escola.

A atividade física total, medida com acelerômetros, mostrou que não houve diferença na atividade total durante a semana entre os dois grupos. Por quê? O grupo da Educação Física compensava ao fazer menos atividades em casa. O grupo sem Educação Física compensava fazendo mais atividades em casa. No final, ficava elas por elas.

Além disso, o benefício do exercício tem um limite natural. Você não pode compensar as imprudências alimentares aumentando o exercício. Você não consegue contornar os problemas de uma dieta pobre. Além disso, aumentar os

---

16. Sonneville, KR, Gortmaker SL. *Total energy intake, adolescent discretionary behaviors and the energy gap* [Ingestão total de energia, comportamentos discricionários de adolescentes e o hiato de energia]. Int. J. Obes. Londres, 2008 dez; 32 supl. 6:S19-27.
17. Child obesity will NOT be solved by PE classes in schools, say researchers [A obesidade infantil NÃO será resolvida com as aulas de Educação Física nas escolas, dizem pesquisadores]. Daily Mail UK [Internet], 7 maio 2009, Caderno Health. Disponível em: http://www.dailymail.co.uk/health/article-1178232/Child-obesity-NOT-solved-PE-classes-schools-sayresearchers.html Acesso em: 27 jul. 2023.

exercícios nem sempre é algo bom. O exercício representa um estresse no corpo. Pequenas quantidades são benéficas, mas quantidades excessivas são prejudiciais[18].

O que acontece é que o exercício simplesmente não é tão eficaz no tratamento da obesidade – e suas implicações são enormes. Uma quantia enorme de dinheiro é gasta para promover a educação física nas escolas – a iniciativa Let's Move[19], a facilitação de acesso a instalações esportivas e a melhores jardins de recreação para crianças – tudo baseado na ideia errada de que o exercício é fundamental na luta contra a obesidade.

No caso de querermos reduzir a obesidade, precisamos nos concentrar naquilo que nos torna obesos. Caso desperdicemos todo o nosso dinheiro, a nossa pesquisa, o nosso tempo e a nossa energia mental focando no exercício, não teremos recursos para lutar contra a obesidade.

Estamos participando de uma prova de fim de semestre chamada Obesidade 101. A dieta representa 95% da nota, e o exercício, apenas 5%. No entanto, gastamos 50% do nosso tempo e da nossa energia estudando o exercício. Não é de admirar que nossa nota atual seja um zero bem gordo.

Postscriptum

O dr. Peter Attia, ao reconhecer que estava um pouco "não magro", iniciou uma detalhada autoinvestigação sobre as causas da obesidade. Ignorando as recomendações nutricionais de sempre e revendo completamente sua dieta, ele conseguiu perder parte do excesso de gordura que sempre o atormentava. A experiência o comoveu tanto que ele dedicou sua carreira, de forma altruísta, ao campo minado que é a pesquisa sobre obesidade.

---

18. Williams PT, Thompson PD. *Increased cardiovascular disease mortality associated with excessive exercise in heart attack survivors* [Aumento da mortalidade por doenças cardiovasculares associado ao exercício excessivo em sobreviventes de ataque cardíaco]. Mayo Clinic Proceedings [Internet], ago. 2014. Disponível em: http://www.mayoclinicproceedings.org/article/S0025-6196%2814%2900437-6/fulltext. DOI: http://dx.doi.org/10.1016/j.mayocp.2014.05.006. Acesso em: 27 jul. 2023.
19. Let's Move [Vamos nos mexer] foi uma campanha criada pela então primeira-dama dos EUA, Michelle Obama, em 2010, para incentivar o consumo de alimentos saudáveis nas escolas, bem como a difusão de esportes e aulas de educação física, tendo como objetivo final reduzir a obesidade infantil entre os norte-americanos. [N. do T.]

(5)
O PARADOXO DA SOBREALIMENTAÇÃO

Sam Feltham, um *personal trainer* diplomado, trabalhou na área da saúde e *fitness* no Reino Unido por mais de uma década. Por não aceitar a teoria da redução calórica, ele se propôs a provar que ela era falsa, seguindo a grande tradição científica da autoexperimentação. Dando um toque moderno às experiências clássicas de sobrealimentação, Feltham decidiu que comeria 5.794 calorias por dia e documentaria seu ganho de peso. Mas a dieta que ele escolheu não significava a ingestão de 5.794 calorias aleatórias. Ele adotou durante 21 dias uma dieta com baixo teor de carboidratos e alto teor de gordura de alimentos naturais. Feltham acreditava, com base na experiência clínica, que os carboidratos refinados, e não as calorias totais, causavam aumento de peso. A constituição de macronutrientes de sua dieta era de 10% de carboidratos, 53% de gordura e 37% de proteína. Os cálculos de calorias padrão previam um ganho de peso de aproximadamente 7,3 quilos. O aumento real de peso, no entanto, foi de apenas 1,3 quilos. Mais interessante ainda: a circunferência de sua cintura diminuiu 2,5 centímetros. Ele ganhou peso, mas foi em massa magra.

Talvez Feltham fosse apenas uma dessas pessoas que ganharam na loteria genética e conseguem comer qualquer coisa sem ganhar peso. Então, no experimento seguinte, ele abandonou a dieta com baixo teor de carboidratos e alto teor de gordura. Em vez disso, durante 21 dias, ele ingeriu diariamente 5.793 calorias em uma dieta norte-americana padrão, com muitos alimentos "artificiais" altamente processados. A composição de macronutrientes de sua nova dieta foi então para 64% de carboidratos, 22% de gordura e 14% de proteína – notavelmente semelhante às normas dietéticas dos EUA. Desta vez, o aumento de peso reproduziu quase exatamente o previsto pela fórmula de calorias – 7,1 quilos. O tamanho da cintura aumentou 9,14 centímetros. Após apenas três semanas, Feltham estava desenvolvendo pneus bem perceptíveis.

Na mesma pessoa, com basicamente o mesmo valor calórico, as duas dietas produziram resultados surpreendentemente diferentes. É óbvio que há algo mais do que calorias agindo aqui e que a composição da dieta aparentemente desempenha um papel importante. O paradoxo de sobrealimentação é que o excesso de calorias por si só não é suficiente para se fazer ganhar peso – em contradição com a teoria da redução calórica.

Experimentos de sobrealimentação: resultados inesperados

A hipótese de que comer demais causa obesidade é facilmente verificável. Basta pegarmos um grupo de voluntários, sobrealimentá-los deliberadamente e ver o que acontece. Caso a hipótese seja verdadeira, o resultado deve ser obesidade.

Para a nossa sorte, tais experimentos já foram feitos. O dr. Ethan Sims realizou o mais famoso desses estudos no fim da década de 1960[1,2]. Ele tentou forçar ratos a ganhar peso, mas, mesmo com toda comida à disposição, os ratos comiam apenas o suficiente para se sentirem satisfeitos. Para além dessa cota, não havia meio de fazê-los comer. Eles não se tornavam obesos. Forçá-los a comer causou uma aceleração de seu metabolismo, então, mais uma vez, nada de peso ganho. O dr. Sims, então, se fez uma pergunta devastadoramente brilhante: será que ele conseguiria fazer seres humanos ganhar peso? Essa pergunta incrivelmente simples não havia sido respondida até então por meio de experimentos. Até porque nós acreditávamos já ter a resposta. Era claro que sobrealimentação acabaria levando à obesidade.

Mas será que era isso mesmo? O dr. Sims recrutou estudantes magros da Universidade de Vermont, que ficava lá perto, e os encorajou a comer o que quisessem para ganhar peso. Mas ao contrário do que tanto ele quanto os estudantes esperavam, estes não conseguiam se tornar obesos. Para sua total surpresa, não era assim tão fácil fazer as pessoas ganharem peso.

No caso dessa constatação parecer estranha, pense na última vez que você foi a um *buffet* "coma à vontade". Você se entupiu de comida. Agora, você conseguiria se imaginar devorando duas costelas de porco depois disso? É, não seria fácil. Indo mais além, você já tentou dar de comer a um bebê que se nega a aceitar comida não importa o que você faça? Eles gritam e choram como se não houvesse amanhã. É praticamente impossível fazê-los comer mais do que aguentam. Convencer as pessoas a se sobrealimentar não é uma tarefa tão simples quanto parece à primeira vista.

O dr. Sims decidiu mudar de estratégia. Talvez a dificuldade que estava encontrando fosse que os estudantes estavam se exercitando mais e, portanto, queimando o que vinham ingerindo, o que podia explicar o fracasso da tentativa de ganho de peso. O passo seguinte, então, foi continuar a sobrealimentação, mas ao mesmo tempo limitando a atividade física de forma que ela permanecesse constante. Para esse experimento ele recrutou presidiários da prisão estadual de Vermont. Eles se faziam presentes a cada refeição para que se certificasse de que estavam comendo tudo – as 4 mil calorias diárias do experimento. A atividade física era controlada com severidade.

Então, algo engraçado aconteceu. O peso dos presidiários aumentou no início, mas depois se estabilizou. Embora no começo eles estivessem contentes em aumentar

---

1. Sims EA. *Experimental obesity in man* [Obesidade experimental no homem]. J. Clin. Invest. 1971 maio; 50(5):1005-11.
2. Sims EA et al. *Endocrine and metabolic effects of experimental obesity in man* [Efeitos endócrinos e metabólicos da obesidade experimental no homem]. Recent Prog. Horm. Res., 1973; 29:457-96.

a ingestão de calorias[3], assim que começaram a ganhar peso, tornava-se mais e mais difícil sobrealimentar-se, e assim alguns foram deixando o experimento.

Outros presidiários, no entanto, foram persuadidos a comer mais de 10 mil calorias por dia! Ao longo dos seis meses seguintes, os prisioneiros que permaneciam no estudo de fato ganharam de 20% a 25% de peso a mais do que tinham originalmente – na verdade, bem menos do que a teoria da redução calórica havia predito. O ganho de peso variava consideravelmente de pessoa para pessoa. Havia algo contribuindo para se criar as enormes diferenças no peso ganho por cada participante, e não se tratava da ingestão calórica ou do exercício.

A resposta era o metabolismo. O gasto total de energia nesses indivíduos *aumentou cerca de 50%*. Começando em 1.800 calorias por dia, a queima energética total aumentou para 2.700 calorias diárias. O corpo deles tentava queimar o excesso de calorias ingeridas para voltar ao peso original. O gasto energético total, incluída na maior parte da taxa metabólica basal, não é constante, mas, sim, varia consideravelmente de acordo com a ingestão calórica. Assim que o experimento foi finalizado, o peso corporal rapidamente voltou ao normal sem qualquer esforço. A maioria dos participantes não manteve nada do peso ganho. Sobrealimentação *não* leva, no fim das contas, à obesidade. Da mesma forma, a subalimentação não leva à perda de peso.

Em outro estudo, o dr. Sims comparou dois grupos de pacientes. Ele sobrealimentou um grupo de pacientes magros até que se tornaram obesos. O segundo grupo era formado por pacientes muito obesos que fizeram dieta até se tornarem apenas obesos – mas com o mesmo peso que o primeiro grupo[4]. Isso resultou em dois grupos de pacientes que eram igualmente gordos, mas um deles havia sido originalmente magro, enquanto o outro havia sido muito obeso. Qual foi a diferença no gasto total de energia entre eles? Aqueles originalmente muito obesos queimavam apenas metade das calorias que aqueles originalmente magros queimavam. O corpo dos indivíduos originalmente muito obesos estava tentando recuperar o peso anterior, *desacelerando* o metabolismo. Em contraposição, o corpo dos originalmente magros tentava voltar ao baixo peso original, *acelerando* o metabolismo.

Voltemos à nossa analogia com a usina de energia. Suponhamos que nós recebemos e queimamos todo dia 2 mil toneladas de carvão. Agora, do nada, passamos a receber 4 mil toneladas por dia. O que devemos fazer? Digamos que nós continuamos a queimar 2 mil toneladas diariamente. O carvão vai continuar se acumulando até que todo o espaço disponível na usina seja tomado. O nosso chefe vai gritar: "Por que motivo você está estocando este carvão na minha sala? O senhor está demitido!". Ao contrário, seríamos mais inteligentes e faríamos de uma maneira melhor: aumentaríamos a queima de carvão para 4 mil toneladas por dia. Mais energia é gerada e o carvão não se acumula pelos

---

3. Ruppel Shell E. *The hungry gene: the inside story of the obesity industry* [*O gene da fome: os bastidores da indústria da obesidade*]. Nova York: Grove Press, 2003.
4. Kolata G. Rethinking Thin: *The New Science of Weight Loss – and the Myths and Realities of Dieting* [*Repensando a magreza: a nova ciência da perda de peso... e os mitos e verdades sobre as dietas*]. Nova York: Farrar, Straus and Giroux, 2008.

cantos. O chefe então diz: "Parabéns! Você está fazendo um ótimo trabalho. Nós acabamos de bater nosso recorde de geração de energia. Aumento de salário para todos!".

Nosso corpo também responde de forma tão inteligente quanto essa. Um aumento da ingestão calórica demanda um maior gasto de energia. Com o aumento no gasto total de energia, temos mais energia, mais calor corporal e nos sentimos ótimos. Após o período de sobrealimentação forçada, o metabolismo acelera e gasta o excesso de gordura. O aumento de atividade de não termogênese corresponde a até 70% do gasto expandido de energia[5].

Os resultados descritos anteriormente não são de forma alguma casos isolados. Praticamente todos os estudos de sobrealimentação produziram o mesmo resultado[6]. Em uma pesquisa de 1992, alguns indivíduos foram sobrealimentados em cerca de 50% de sua taxa calórica diária por seis semanas. O peso corporal e a massa gorda de fato aumentaram gradualmente. A média do gasto energético total cresceu mais de 10%, em uma tentativa de se queimar o excesso de calorias. Depois do período de sobrealimentação forçada, o peso corporal voltou ao normal e o gasto total de energia regrediu à sua base original.

O artigo concluiu que "havia evidências de que um sensor fisiológico era sensível ao fato de que o peso corporal tinha sido perturbado e tentava redefini-lo".

Mais recentemente, o dr. Fredrik Nystrom submeteu experimentalmente alguns indivíduos à sobrealimentação, dobrando suas calorias diárias usuais com uma dieta de *fast-food*[7]. Em média, o peso e o índice de massa corporal aumentaram 9% e a gordura corporal cresceu 18% – por si só, sem surpresa. Mas o que aconteceu com o gasto energético total? O número de calorias gastas por dia cresceu 12%. Mesmo ao ingerir alguns dos alimentos mais engordativos do mundo, o corpo ainda responde ao aumento da carga calórica tentando queimá-lo.

A teoria da obesidade dominante durante o último meio século – segundo a qual o excesso de calorias inevitavelmente leva à obesidade –, a teoria que se acredita ser inquestionavelmente verdadeira, simplesmente não o era. Nada disso era verdade.

Então, se o excesso de calorias não causa ganho de peso, reduzir calorias não causará perda de peso.

O mecanismo corporal de ajuste de peso

Ao consumir calorias em excesso, você pode forçar temporariamente seu peso corporal a ser maior do que o seu corpo quer que ele seja.

---

5. Levine JA, Eberhardt NL, Jensen MD. *Role of nonexercise activity thermogenesis in resistance to fat gain in humans* [O papel termogênico de atividades na resistência ao ganho de gordura em humanos]. Science. 1999 jan. 8; 283(5399): 212-4.
6. Diaz E O. *Metabolic response to experimental overfeeding in lean and overweight healthy volunteers* [Resposta metabólica à sobrealimentação experimental em voluntários saudáveis e com sobrepeso]. Am. J. Clin. Nutr. 1992 out; 56(4):641-55.
7. Kechagias S, Ernersson A, Dahlqvist O et al. *Fastfood-based hyper-alimentation can induce rapid and profound elevation of serum alanine aminotransferase in healthy subjects* [A hiperalimentação baseada em fast food pode induzir elevação rápida e profunda da alanina aminotransferase sérica em indivíduos saudáveis]. Gut. 2008 maio; 57(5):649-54.

No entanto, ao longo do tempo, a aceleração do metabolismo resultante desse aumento de peso o reduzirá de volta ao normal. Da mesma forma, ao reduzir a ingestão de calorias, você pode forçar temporariamente seu peso corporal a ser mais baixo do que o seu corpo quer que ele seja. Ao longo do tempo, porém, o metabolismo desacelerado, resultante da menor ingestão calórica, fará seu peso aumentar de volta ao normal.

Uma vez que a perda de peso reduz o gasto total de energia, muitas pessoas obesas acabam acreditando que têm um metabolismo lento, mas foi o oposto que se provou verdadeiro[8]. Os indivíduos magros tiveram em média um gasto energético total de 2.404 calorias, enquanto os obesos apresentaram um gasto energético total de 3.244 calorias, apesar de gastarem menos tempo se exercitando. O corpo obeso não estava tentando *ganhar peso*; estava, sim, tentando *perdê-lo*, queimando o excesso de energia. Então, por que os obesos são... obesos?

O princípio biológico fundamental que está em ação aqui é a homeostase. Parece haver um "ponto de ajuste" para o peso e a gordura corporal, como foi proposto pela primeira vez em 1984 por Keesey e Corbett[9]. Os mecanismos homeostáticos defendem esse peso do corpo contra as mudanças, tanto para cima como para baixo. No caso do peso cair abaixo do peso corporal definido pelo "ponto de ajuste", os mecanismos compensatórios são ativados para elevá-lo. Se o peso exceder o peso corporal daquele registro, os mecanismos compensatórios são ativados para reduzi-lo.

O problema da obesidade é que o peso que delimita o ponto de ajuste é muito alto.

Vejamos um exemplo. Suponhamos que nosso peso corporal seja de aproximadamente 90 quilos. Ao restringir a ingestão de calorias, perderemos peso rapidamente – digamos, para cerca de 81 quilos. Caso o ponto de ajuste do peso corporal permanecer em 90 quilos, o corpo tentará recuperar o peso perdido estimulando o apetite. A grelina, então, aumenta, e os hormônios da saciedade (amilina, peptídeo YY e colecistoquinina) são suprimidos. Ao mesmo tempo, o corpo diminuirá o gasto energético total. O metabolismo começa a desacelerar. A temperatura corporal baixa, a frequência cardíaca diminui, a pressão sanguínea cai e o volume do coração se reduz, tudo em um esforço desesperado para conservar energia. Nós, então, nos sentimos com fome, frio e cansaço – um cenário comum para quem faz dieta.

Infelizmente, o resultado é a recuperação do peso anterior, percebido pelo "ponto de ajuste" como de 90 quilos. Também esse resultado é familiar para quem faz dieta. Comer mais não é a *causa* do ganho de peso, mas sim a *consequência*. Comer mais não nos faz engordar. Engordar é que nos faz comer mais. Sobrealimentar-se se torna não uma escolha pessoal, mas, sim, um comportamento hormonalmente impulsionado – uma consequência natural do aumento dos hormônios da fome. A questão, então, é o que, em primeiro lugar, nos deixa gordos. Em outras palavras, *por que o peso corporal definido pelo "ponto de ajuste" é tão alto?*

---

8. DeLany JP, Kelley DE, Hames KC et al. *High energy expenditure masks low physical activity in obesity* [O alto gasto de energia mascara a baixa atividade física na obesidade]. Int. J. Obes. Londres, 2013 jul; 37(7):1006-11.
9. Keesey R, Corbett S. *Metabolic defense of the body weight set-point* [Defesa metabólica do ponto de ajuste do peso corporal]. Res. Publ. Assoc. Res. Nerv. Ment. Dis. 1984; 62:87-96.

O mecanismo corporal de ajuste de peso também funciona em sentido reverso. No caso de comermos demais, ganharemos peso por algum tempo – digamos que passemos a pesar aproximadamente 100 quilos. No caso do peso corporal continuar em 100 quilos, o corpo ativa mecanismos para perder peso. O apetite diminui. O metabolismo acelera, tentando queimar o excesso de calorias. E o resultado é perda de peso.

Nosso corpo não é uma simples balança que se esforça para equilibrar o volume de calorias ingeridas com o de calorias gastas. Em vez disso, é um termostato. O ponto de ajuste para o peso – o mecanismo de ajuste do peso corporal – entra vigorosamente em ação contra o aumento e a redução de peso. O dr. Rudolph Leibel comprovou esse conceito em 1995[10]. Os indivíduos que participaram da pesquisa foram deliberadamente sobrealimentados ou subalimentados para alcançar o ganho ou a perda de peso desejados. Primeiro, o grupo foi sobrealimentado para ganhar 10% a mais de peso corporal. Então, sua dieta foi ajustada para que retornassem ao seu peso inicial e, em seguida, perdessem entre 10% e 20% do peso inicial. O gasto energético foi medido em todas essas condições.

Quando o peso corporal dos indivíduos aumentou 10%, o gasto energético diário deles cresceu em quase 500 calorias. Como esperado, o corpo respondeu à ingestão de calorias em excesso, tentando queimá-las. À medida que o peso voltou ao normal, o gasto energético total também retornou à linha de base. Quando o grupo perdeu entre 10% e 20% do seu peso inicial, seus corpos reduziram seu gasto diário total de energia em aproximadamente 300 calorias. A subalimentação não resultou na perda de peso esperada porque o gasto energético total foi reduzido para contrabalançar essa situação. O estudo de Leibel foi revolucionário porque forçou uma mudança de paradigma em nossa compreensão da obesidade.

Não é de admirar que seja tão difícil manter o peso depois de se emagrecer! As dietas funcionam bem no início, mas à medida que perdemos peso, nosso metabolismo desacelera. Os mecanismos compensatórios entram em ação quase que imediatamente e persistem quase indefinidamente. Devemos, então, reduzir ainda mais nossa ingestão calórica e só para mantermos o peso após a perda inicial. Caso não o façamos, nosso peso se estabiliza e então volta a aumentar – como bem o sabem todos os que fazem dietas para emagrecer. (Também é difícil ganhar peso, mas, geralmente, não nos preocupamos com esse problema, a menos que sejamos lutadores de sumô.) Praticamente todo estudo dietético do século passado documentou essa descoberta. Agora sabemos o porquê.

Considere a nossa analogia do termostato. A temperatura ambiente normal é 21 °C. Caso, em vez disso, o termostato da casa fosse ajustado para 0 °C, acharíamos que está muito frio. Usando a Primeira Lei da Termodinâmica, decidimos que a temperatura da casa depende da relação entre o calor que entra e o calor que sai. Como qualquer lei fundamental da Física, essa é inviolável. Uma vez que

---

10. Leibel RL et al. Changes in energy expenditure resulting from altered body weight [Mudanças no gasto de energia resultantes do peso corporal alterado]. N. Engl. J. Med. 1995 mar. 9;332(10);621-8.

precisamos de mais calor, nós compramos um aquecedor portátil e o conectamos. Entretanto, o calor que entra é apenas a causa imediata da alta temperatura. A temperatura, no início, aumenta em resposta ao aquecedor. Mas então o termostato, detectando a temperatura mais alta, liga o ar-condicionado. O ar-condicionado e o aquecedor ficam constantemente brigando um com o outro até que, por fim, o aquecedor se quebra. A temperatura retorna a 0 °C.

O erro aqui é focar a causa mais imediata e não a última. A última causa do frio foi o ajuste do termostato para baixo. Nosso erro foi que não reconhecemos que a casa continha um mecanismo homeostático (o termostato) para retornar à temperatura de 0 °C. A solução mais inteligente teria sido identificar o controle do termostato e apenas configurá-lo para uma temperatura mais agradável, de 21 °C, e, assim, evitarmos a briga entre o aquecedor e o aparelho de ar-condicionado.

A razão pelas quais as dietas são tão difíceis e, muitas vezes, malsucedidas é que estamos constantemente lutando contra o nosso próprio corpo. À medida que perdemos peso, nosso corpo tenta trazê-lo de volta. A solução mais inteligente é identificar o mecanismo homeostático do corpo e ajustá-lo para baixo – e esse é o nosso desafio. Uma vez que a obesidade resulta de um ajuste corporal, o tratamento para a obesidade é diminuir os padrões desse mecanismo. Mas como baixamos nosso termostato? A busca por respostas levaria à descoberta da leptina.

Leptina: a busca por um regulador hormonal

O dr. Alfred Frohlich, da Universidade de Viena, foi quem primeiro começou a desvendar a base neuro-hormonal da obesidade, em 1890; ele descreveu um jovem com uma súbita caracterização de obesidade que acabou sendo diagnosticado como uma lesão na área do hipotálamo, no cérebro. Seria mais tarde confirmado que o dano hipotalâmico resultou em aumento intratável de peso em seres humanos[11]. Essa constatação estabeleceu a região hipotalâmica como um regulador-chave do equilíbrio energético e também ofereceu uma pista fundamental de que a obesidade resulta de um desequilíbrio hormonal.

Os neurônios nessas áreas hipotalâmicas eram de alguma forma responsáveis por estabelecer um peso ideal, o peso corporal definido pelo "ponto de ajuste". Tumores cerebrais, lesões traumáticas e radiações nessa área crítica causam uma acentuada obesidade que é quase sempre resistente ao tratamento, mesmo com uma dieta de 500 calorias diárias.

O hipotálamo recebe sinais relacionados à ingestão e ao gasto de energia. No entanto, seu mecanismo de controle ainda era desconhecido. Romaine Hervey propôs, em 1959, que as células de gordura produziram um "fator de saciedade" circulante[12]. À medida que as reservas de gordura cresciam, o nível desse fator

---
11. Lustig R. Hypothalamic obesity: causes, consequences, treatment [Obesidade hipotalâmica: causas, consequências, tratamento]. Pediatr. Endocrinol. Rev. 2008 dez; 6(2):220-7.
12. Hervey GR. *The effects of lesions in the hypothalamus in parabiotic rat* [*Os efeitos das lesões no hipotálamo em ratos parabióticos*]. J. Physiol. 1959 Mar 3; 145(2):336-52.3.

também aumentaria. Esse fator então circularia por meio do sangue até o hipotálamo, fazendo com que o cérebro enviasse sinais para reduzir o apetite ou acelerar o metabolismo, reduzindo assim as reservas de gordura aos níveis normais. Dessa forma, o corpo se protegeria do excesso de peso.

Tinha início, então, a corrida para identificar o que seria esse fator de saciedade.

Descoberto em 1994, esse fator foi identificado como leptina, uma proteína produzida pelas células de gordura. O nome da leptina foi derivado de *lepto*, o termo grego para "magro". O mecanismo era muito semelhante ao proposto décadas antes por Hervey. Níveis mais elevados de tecido adiposo produzem níveis mais elevados de leptina. Circulando até o cérebro, ela inibe a fome para evitar um maior armazenamento de gordura.

Alguns casos raros de deficiência de leptina logo foram identificados em humanos. O tratamento com leptina exógena (ou seja, leptina artificial, fabricada fora do corpo) produziu reversões dramáticas da acentuada obesidade associada à deficiência. A descoberta da leptina provocou um grande estardalhaço nas comunidades farmacêutica e científica. Havia uma sensação de que o gene da obesidade, finalmente, após muito, muito tempo, tinha sido encontrado. No entanto, se por um lado havia ficado claro que a leptina desempenhava um papel crucial nesses casos raros de obesidade acentuada, por outro ainda era preciso determinar se ela tinha alguma participação na obesidade humana comum.

A leptina exógena foi administrada em pacientes em doses graduais[13], e nós, segurando o fôlego de tanta ansiedade, assistíamos aos pacientes... não perderem peso algum. Estudos e mais estudos confirmaram essa desconcertante decepção.

A maioria das pessoas obesas não é carente de leptina. Os níveis de leptina são altos, não baixos. Mas esses altos níveis não produziram o efeito desejado, de baixar a gordura corporal. A obesidade é um estado de resistência à leptina.

A leptina é um dos hormônios primários envolvidos na regulação do peso no estado normal. No entanto, na obesidade, ela é um hormônio secundário, porque falhou no teste de causalidade. Oferecer leptina às pessoas não as emagrece. A obesidade humana é uma doença da resistência à leptina, e não uma deficiência de leptina. Isso nos leva de volta à mesma pergunta com a qual começamos. O que causa a resistência à leptina? O que causa a obesidade?

---

13. Heymsfield SB et al. *Leptin for weight loss in obese and lean adults: a randomized, controlled, dose-escalation trial* [Leptina para perda de peso em adultos obesos e magros: um teste randomizado, controlado e de escalonamento de dose]. JAMA. 1999 Out 27; 282(16):1568-75.

(Parte 3)
UM NOVO MODELO DE OBESIDADE

(6)

UMA NOVA ESPERANÇA

A teoria da redução calórica para combater a obesidade foi tão útil como uma ponte inacabada. Estudos provaram repetidamente que ela não levou à perda de peso permanente. Ou a estratégia do "coma menos, movimente-se mais" não trazia resultados satisfatórios, ou os pacientes não a estavam adotando de verdade. Os profissionais de saúde não podiam abandonar o modelo do cálculo de calorias, então o que restava a fazer? Culpar o paciente, é claro! Médicos e nutricionistas debochavam, ridicularizavam, desprezavam e repreendiam seus pacientes. Eles foram irresistivelmente atraídos para a teoria da redução calórica porque ela transformava a questão da obesidade: de uma situação que eles falhavam em compreender para outra de falta de força de vontade e/ou preguiça de nossa parte.

Mas a verdade não pode ser suprimida indefinidamente. O modelo de redução calórica estava errado. Não funcionou. O excesso de calorias não causava obesidade, portanto, a redução de calorias não poderia curá-la. A falta de exercício não causava obesidade, então o aumento de exercício não iria curá-la. Os falsos deuses da religião calórica haviam sido expostos como charlatães.

A partir dessas cinzas, podemos agora começar a construir uma teoria mais atual e robusta sobre a obesidade. E com uma melhor compreensão de como funciona o ganho de peso, surgiu uma nova esperança: podemos desenvolver tratamentos mais racionais e bem-sucedidos.

O que causa ganho de peso? Abundam teorias que rivalizam entre si:

- Calorias;
- Açúcar;
- Carboidratos refinados;
- Trigo;
- Todos os carboidratos;
- Gordura;
- Carne vermelha;
- Qualquer carne;
- Laticínios;
- Petiscos;
- Recompensa alimentar;
- Vício em alimentos;
- Privação de sono;
- Estresse;

- Baixa ingestão de fibra;
- Genética;
- Pobreza;
- Riqueza;
- Flora intestinal;
- Obesidade infantil.

As várias teorias duelam entre si, como se fossem todas mutuamente excludentes e houvesse apenas uma causa verdadeira para a obesidade. Por exemplo, testes recentes que comparam uma dieta de baixo teor calórico com outra de baixo teor de carboidratos presumem que, se uma delas estiver correta, a outra não está. A maioria das pesquisas sobre obesidade é conduzida dessa maneira.

Essa abordagem é errônea, uma vez que todas essas teorias contêm algo de verdadeiro. Vejamos uma analogia. O que causa ataques cardíacos? Considere esta lista parcial de fatores que contribuem com esse quadro:

- Histórico familiar;
- Idade;
- Sexo;
- Diabetes;
- Hipertensão;
- Hipercolesterolemia;
- Tabagismo;
- Estresse;
- Falta de atividade física.

Todos esses fatores – alguns modificáveis; outros, não – contribuem para o risco de ataque cardíaco. Fumar é um fator de risco, mas não significa que a diabetes não o seja. Todos são corretos, pois contribuem com esse quadro, até certo ponto. No entanto, todos também são incorretos, porque eles não são a única causa dos ataques cardíacos. Por exemplo, os testes com doenças cardiovasculares não comparam a cessação do tabagismo com a redução da pressão arterial, uma vez que ambos são fatores importantes que contribuem com esse quadro.

Outro grande problema das pesquisas sobre obesidade é que elas não levam em consideração que a obesidade é uma doença dependente do tempo. Ela só se desenvolve em longos períodos, geralmente décadas. Um paciente típico terá um pouco de sobrepeso quando criança e ganhará peso lentamente, com uma média de 500 gramas a 1 kg quilo por ano. Visto que à primeira vista essa quantidade parece baixa, ao longo de mais de 40 anos o peso obtido pode aumentar até 35 quilos. Por conta do tempo necessário para que a obesidade se desenvolva, os estudos em curto prazo são de uso limitado.

Façamos uma analogia. Suponhamos que devemos estudar o desenvolvimento da ferrugem em um cano de ferro. Sabemos que a oxidação é um processo dependente do tempo e que ocorre ao longo de meses de exposição à umidade. Não seria útil estudar apenas uma duração de um ou dois dias, pois podemos acabar concluindo que a água não causa ferrugem na tubulação porque não observamos qualquer formação de ferrugem durante aquelas 48 horas.

Mas esse erro é cometido o tempo todo em estudos sobre a obesidade humana. A obesidade se desenvolve ao longo de décadas. No entanto, centenas de estudos publicados consideram apenas o que acontece em menos de um ano. Outros mil estudos duram menos de uma semana. Ainda assim, todos eles afirmam lançar luz sobre o fenômeno da obesidade humana. Não existe uma teoria clara, centrada e unificada sobre a obesidade. Não existe um enquadramento para se compreender o ganho e a perda de peso. Essa falta de compreensão impede o progresso na pesquisa – e, assim, chegamos ao nosso desafio: construir a teoria da obesidade hormonal.

A obesidade é uma desregulação hormonal da massa gorda. O corpo mantém uma definição de peso em seu mecanismo de "ajuste", bem parecido com um termostato em uma casa. Quando o peso corporal definido é muito alto, isso resulta em obesidade. No caso do nosso peso atual estar abaixo daquele definido em nosso corpo, este, estimulando a fome e/ou desacelerando o metabolismo, tentará ganhar peso para atingir aquele peso definido em nosso corpo como normal. Assim, comer em excesso e metabolismo lento são resultado da obesidade, e não sua causa.

Mas o que fez com que nosso corpo estabelecesse um peso tão alto em primeiro lugar? Essa é, em essência, a mesma pergunta de antes: "O que causa a obesidade?". Para encontrar a resposta, precisamos saber como o peso do corpo é regulado. Como elevamos ou baixamos nosso "termostato de gordura"?

A teoria hormonal da obesidade

A obesidade não é causada por excesso de calorias ingeridas, mas sim por uma definição corporal do nosso peso que é muito alta por causa de um desequilíbrio hormonal no corpo.

Os hormônios são mensageiros químicos que regulam muitos sistemas corporais e processos como o apetite, o armazenamento de gordura e os níveis de açúcar no sangue. Mas quais hormônios são responsáveis pela obesidade?

A leptina, um regulador-chave da gordura corporal, acabou não se revelando o principal hormônio envolvido na determinação do peso corporal. A grelina (o hormônio que regula a fome), junto com hormônios como o peptídeo YY e a colecistoquinina que regulam a saciedade (sentir-se cheio ou satisfeito): todos eles desempenham um papel para fazer você começar e parar de comer, mas não parecem afetar o peso do corpo. Como nós sabemos isso? Um hormônio suspeito de causar ganho de peso deve passar no teste de causalidade. No caso de injetarmos esse hormônio nas pessoas, elas devem ganhar peso. Esses hormônios de fome e saciedade não passaram no teste de causalidade, mas existem dois hormônios que, sim, passaram: insulina e cortisol.

No capítulo 3, vimos que a interpretação da redução calórica da obesidade se sustenta em cinco pressupostos que se provaram errôneos. Essa teoria hormonal da obesidade evita que consideremos esses falsos pressupostos. Reflita conosco:

Pressuposto 1: A ingestão de calorias e a queima de calorias são independentes uma da outra.
A teoria hormonal explica por que a ingestão e a queima de calorias estão estreitamente sincronizadas uma com a outra.

Pressuposto 2: A taxa metabólica basal é estável.
A teoria hormonal explica como os sinais hormonais ajustam a taxa metabólica basal para ganhar ou perder peso.

Pressuposto 3: Temos um controle consciente sobre a ingestão de calorias.
A teoria hormonal explica que os hormônios de fome e saciedade desempenham um papel fundamental para determinar se comemos ou não.

Pressuposto 4: As reservas de gordura são essencialmente desreguladas.
A teoria hormonal explica que as reservas de gordura, como os demais sistemas corporais, são rigorosamente reguladas e respondem às mudanças na ingestão de alimentos e nos níveis de atividade.

Pressuposto 5: Uma caloria é uma caloria.
A teoria hormonal explica por que diferentes calorias causam diferentes respostas metabólicas. Às vezes, calorias são usadas para aquecer o corpo. Em outras ocasiões, elas serão mantidas no corpo como gordura.

A mecânica da digestão

Antes de discutir a insulina, devemos compreender os hormônios em geral. Os hormônios são moléculas que fornecem mensagens para uma célula-alvo. Por exemplo, o hormônio da tireoide envia uma mensagem às células da glândula tireoide para que estas aumentem a atividade. A insulina leva à maioria das células humanas a mensagem para que tirem a glicose do sangue e a usem como fonte de energia.

Para entregar essa mensagem, os hormônios devem estar anexados à célula-alvo, vinculando-se aos receptores na superfície celular, como uma chave em uma fechadura. A insulina atua no receptor de insulina para levar a glicose para a célula. A insulina é a chave e se encaixa perfeitamente na fechadura (o receptor). A porta então se abre e a glicose entra. Todos os hormônios funcionam da mesma forma.

Quando comemos, os alimentos são decompostos no estômago e no intestino delgado. As proteínas são desmembradas em aminoácidos. As gorduras são decompostas em ácidos graxos. Os carboidratos, que são cadeias de açúcares, são quebrados em açúcares menores. Mas a fibra alimentar não é decomposta; ela circula por nosso corpo sem ser absorvida. Todas as nossas células podem usar o açúcar do sangue (glicose). Certos alimentos, particularmente os carboidratos refinados, elevam o açúcar no sangue mais do que o fazem outros alimentos. O aumento do açúcar no sangue estimula a liberação de insulina.

A proteína também aumenta os níveis de insulina, embora seu efeito sobre o açúcar no sangue seja mínimo. As gorduras ingeridas, por outro lado, tendem a elevar minimamente tanto os níveis de açúcar quanto os de insulina no sangue. A insulina é então decomposta e rapidamente eliminada do sangue, com uma meia-vida de apenas dois ou três minutos.

A insulina é um regulador-chave do metabolismo energético, e é um dos hormônios fundamentais que promovem a acumulação e o armazenamento de gordura. A insulina facilita a absorção de glicose nas células para obtenção de energia. Sem insulina suficiente, a glicose se acumula na corrente sanguínea. A diabetes tipo 1 resulta da destruição autoimune, no pâncreas, das células produtoras de insulina, o que consequentemente baixa sensivelmente os níveis de insulina. A descoberta de insulina (pelo que Frederick Banting e J. J. R. Macleod foram premiados com o Nobel de Medicina de 1923) transformou essa doença, anteriormente fatal, em uma doença crônica.

Quando comemos, os carboidratos ingeridos causam um aumento da glicose disponível a uma quantidade maior do que a necessária. A insulina ajuda a levar essa glicose abundante pela corrente sanguínea para ser armazenada e reservada para uso posterior. Nós armazenamos essa glicose, transformando-a, no fígado, em glicogênio – um processo conhecido como glicogênese. ("Gênesis" quer dizer "criação de", portanto, esse termo significa "criação de glicogênio".) As moléculas de glicose são concatenadas em cadeias longas para formar o glicogênio. A insulina é o principal estímulo da glicogênese. Podemos converter a glicose em glicogênio e este de volta em glicose com muita facilidade.

Mas o fígado tem um espaço de armazenamento limitado para o glicogênio. Uma vez preenchido esse espaço, os carboidratos em excesso serão transformados em gordura – um processo chamado "lipogênese de novo"[1]. (Ou seja, "criar gordura de novo".)

---

1. No original, em inglês, *"de novo lipogenesis"*. [N. do T.]

Horas após uma refeição, os níveis de açúcar no sangue e insulina começam a cair. Há menos glicose disponível para ser usada pelos músculos, pelo cérebro e por outros órgãos. O fígado começa a decompor o glicogênio em glicose para liberá-la na circulação geral com o objetivo de gerar energia – o processo reverso de armazenamento de glicogênio. Em geral, isso acontece de madrugada, se presumirmos que você não come nesse horário.

O glicogênio é liberado com facilidade, mas seu suprimento é limitado. Durante um curto período de jejum ("jejum" significa que você não come nada), seu corpo possui glicogênio disponível em quantidade suficiente para operar. Durante um jejum prolongado, seu corpo pode criar nova glicose a partir de suas reservas de gordura – um processo chamado gliconeogênese ("criação de novos açúcares"). A gordura é queimada para liberar energia, a qual é então enviada para o corpo – o processo reverso de armazenamento de gordura.

A insulina é um hormônio de armazenagem. A ampla ingestão de alimentos leva à liberação de insulina. A insulina, em seguida, ativa o armazenamento de açúcar e gordura. Quando não há ingestão de alimentos, os níveis de insulina caem e a queima de açúcar e gordura é ativada.

Esse processo acontece todos os dias. Normalmente, esse sistema bem projetado e equilibrado mantém-se sob controle. Nós comemos, a insulina aumenta, então nós armazenamos energia em forma de glicogênio e gordura. Nós ficamos sem comer, a insulina baixa e usamos nossa energia armazenada. Enquanto nossos períodos de alimentação e jejum estiverem em equilíbrio, esse sistema também se manterá equilibrado. No caso de tomarmos o café da manhã às 7:00 e terminamos de jantar às 19:00, as 12 horas de alimentação equilibram as 12 horas de jejum.

O glicogênio é como a sua carteira. O dinheiro entra e sai constantemente. A carteira é facilmente acessível, mas só pode guardar uma quantidade limitada de dinheiro. A gordura, no entanto, é como o dinheiro em sua conta bancária. É mais difícil acessar esse dinheiro, mas há em sua conta um espaço de armazenamento de energia ilimitado. Assim como a carteira, o glicogênio é capaz de fornecer rapidamente a glicose para o corpo. No entanto, o fornecimento de glicogênio é limitado. Como a conta bancária, as reservas de gordura contêm uma quantidade ilimitada de energia, mas elas são mais difíceis de acessar.

Essa situação, é claro, explica em parte a dificuldade em se perder gordura acumulada. Antes de sacar o dinheiro do banco, você gasta primeiro o que está na sua carteira. Mas você não vai querer andar por aí com uma carteira vazia. Da mesma forma, antes de obter energia do Banco de Gordura, você gasta a energia da Carteira de Glicogênio. Mas você também não vai querer andar por aí com uma Carteira de Glicogênio vazia. Então, você mantém a Carteira de Glicogênio sempre cheia, o que impede que você acesse o Banco de Gordura. Em outras palavras, antes que você possa começar a queimar gordura, você começa a ficar com fome e ansioso porque seu glicogênio está acabando. Caso você reabasteça continuamente suas reservas de glicogênio, nunca vai precisar usar suas reservas de gordura para obter energia.

O que acontece com o excesso de gordura produzido pela "lipogênese de novo"? Essa gordura recentemente sintetizada pode ser armazenada como gordura visceral (ao redor de órgãos), como gordura subcutânea (debaixo da pele) ou no fígado.

Em condições normais, níveis elevados de insulina incentivam o armazenamento de açúcar e gordura. Baixos níveis de insulina incentivam a queima de gordura e glicogênio. Frequentes níveis de insulina excessiva tendem a aumentar o armazenamento de gordura. Um desequilíbrio entre alimentação e jejum levará ao aumento da insulina, o que provoca aumento de gordura e obesidade.

Será que a insulina seria o regulador hormonal do peso corporal?

Insulina, definição corporal do peso e obesidade

A obesidade se desenvolve quando o hipotálamo ordena ao corpo aumentar a massa gorda para atingir o peso por ele determinado. As calorias disponíveis são desviadas para aumentar a gordura, deixando o corpo com pouca energia (calorias). A resposta racional do corpo é tentar obter mais calorias. Então os sinais hormonais da fome aumentam, e os sinais hormonais da saciedade diminuem. Podemos resistir ao impulso de comer e restringir a ingestão de calorias. Isso vai contrariar o hipotálamo por um tempo, mas há outros meios de persuasão. O corpo conserva as calorias necessárias para o aumento da gordura ao desativar outras funções, e então o metabolismo desacelera. Aumentar a ingestão de calorias e diminuir a queima (comer mais e se movimentar menos) não causam obesidade; ao contrário: são resultado da obesidade.

A definição corporal do peso é rigorosamente regulada. O peso da maioria das pessoas permanece relativamente estável. Mesmo aquelas que ganham peso tendem a fazê-lo bem gradualmente – de 500 gramas a um quilo por ano. Isso não significa, no entanto, que o peso definido pelo mecanismo corporal de ajuste de peso é imutável. Ao longo do tempo, há uma gradual redefinição, para cima, do termostato de peso corporal. A chave para a compreensão da obesidade é entender o que regula o mecanismo corporal de ajuste de peso, por que o peso definido por esse mecanismo é tão alto e como redefini-lo para baixo.

Como um regulador-chave para o armazenamento e o equilíbrio energético, a insulina é claramente suspeita de atuar como reguladora do mecanismo corporal de ajuste de peso. No caso da insulina causar obesidade, ela deve fazê-lo predominantemente por meio de seu efeito no cérebro. A obesidade é controlada no sistema nervoso central pelo mecanismo de ajuste de peso, não na periferia cerebral. De acordo com essa hipótese, níveis altos de insulina aumentam o peso definido pelo mecanismo corporal de ajuste de peso.

Certamente, a resposta à insulina difere muito entre pacientes magros e obesos. Os pacientes obesos[2] tendem a ter um maior nível de insulina em jejum, bem como uma resposta insulínica exagerada aos alimentos (ver figura 6.1)[3]. É possível que esta atividade hormonal leve ao ganho de peso.

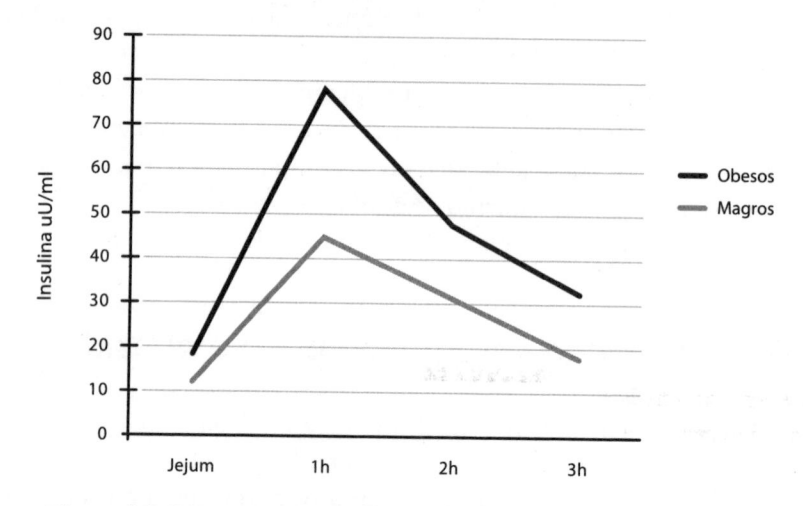

Figura 6.1: Diferentes respostas à insulina em pessoas magras e obesas.

A insulina causa obesidade? Essa questão – a chave para uma teoria hormonal da obesidade – é explorada em detalhes no próximo capítulo.

---

2. Tentolouris N, Pavlatos S, Kokkinos A et al. *Diet induced thermogenesis and substrate oxidation are not different between lean and obese women after two different isocaloric meals, one rich in protein and one rich in fat* [A termogênese induzida pela dieta e a oxidação de substrato não são diferentes entre mulheres magras e obesas após duas refeições isocalóricas diferentes, uma rica em proteínas e uma rica em gordura]. Metabolism. 2008 mar; 57(3):313-20.
3. Dados do gráfico da figura 6.1: *Ibid.*

(7)

INSULINA

Eu posso fazer você engordar

Na verdade, eu posso fazer qualquer um engordar. Como? Prescrevendo insulina. Não importa se você tem força de vontade ou se faz exercícios. Não importa o que você escolhe para comer. Você vai ficar gordo. É só uma questão de insulina e tempo suficientes.

Alta secreção de insulina tem sido associada com a obesidade há bastante tempo[1]: pessoas obesas segregam níveis de insulina muito mais elevados do que as de peso normal. Além disso, em indivíduos magros, os níveis de insulina rapidamente retornam à linha de base após uma refeição, enquanto em obesos, esses níveis permanecem elevados.

Os níveis de insulina são quase 20% maiores em indivíduos obesos[2], e esses níveis elevados estão fortemente correlacionados a índices importantes, como a circunferência da cintura e a relação cintura-quadril. A estreita associação entre os níveis de insulina e a obesidade certamente sugere – mas não prova – a natureza causal dessa relação.

Os níveis de insulina podem ser difíceis de medir, uma vez que os níveis flutuam bastante ao longo do dia em resposta aos alimentos. É possível medir um nível "médio", mas isso requereria várias medições ao longo do dia. Os níveis de insulina em jejum (medidos após um jejum noturno) são uma forma de medição mais simples, feita uma única vez. Com certeza, a pesquisa revela uma estreita associação entre altos níveis de insulina em jejum e obesidade, e essa relação se torna ainda mais intensa quando consideramos apenas a massa gorda de uma pessoa em vez de seu peso total. No Estudo Cardíaco de San Antonio[3], altas taxas de insulina em jejum foram estreitamente correlacionadas ao ganho de peso ao longo de oito anos de acompanhamento. Como veremos no capítulo 10, um estado de resistência à insulina leva também a uma alta taxa de insulina em jejum. Essa relação não é uma coincidência, pois a própria resistência à insulina desempenha um papel fundamental na causa da obesidade.

---

1. Polonski K, Given B, Van Cauter E. *Twenty-four hour profiles and pulsatile patterns of insulin secretion in normal and obese subjects* [Perfis de 24 horas e padrões pulsáteis de secreção de insulina em indivíduos normais e obesos]. J. Clin. Invest. 1988 fev; 81(2):442-8.
2. Ferrannini E, Natali A, Bell P et al. *Insulin resistance and hypersecretion in obesity* [Resistência à insulina e hipersecreção em obesos]. J. Clin. Invest., 1997 set. 1; 100(5):1166-73.
3. Han TS, Williams K, Sattar N et al. *Analysis of obesity and hyperinsulinemia in the development of metabolic syndrome: San Antonio Heart Study* [Análise da obesidade e hiperinsulinemia no desenvolvimento da síndrome metabólica: Estudo Cardíaco de San Antonio]. Obes. Res. 2002 set; 10(9):923-31.

Então, sabemos que a associação entre insulina elevada e obesidade já foi estabelecida de forma clara. A questão agora é se essa associação é, de fato, uma relação causal. A insulina alta causa obesidade?

Testando a hipótese

A hipótese "insulina causa obesidade" pode ser facilmente testada. Podemos provar uma relação causal ao administrar insulina de forma experimental a um grupo de pessoas e depois medir o seu ganho de peso. Assim, para o nosso experimento, esta é a nossa pergunta fundamental: se você receber insulina, você vai engordar?

A resposta mais breve é um enfático "sim!". Pacientes que usam insulina regularmente e os médicos que a prescrevem já conhecem esta terrível verdade[4]: quanto mais insulina você dá, mais obesidade você consegue. A insulina causa obesidade. Numerosos estudos, realizados principalmente com pacientes diabéticos, já demonstraram esse fato. A insulina causa ganho de peso.

A insulina é comumente usada para tratar ambos os tipos de diabetes. Na diabetes tipo 1, há destruição das células do pâncreas produtoras de insulina, resultando em níveis muito baixos de insulina. Os pacientes necessitam de injeções de insulina para sobreviver. Na diabetes tipo 2, as células são resistentes à insulina e os níveis de insulina são elevados. Os pacientes nem sempre requerem insulina e são frequentemente tratados primeiro com medicamentos de via oral.

No Teste de Controle e Complicações de Diabetes de 1993, um divisor de águas, os pesquisadores compararam uma dose padrão de insulina com uma dose elevada, pensada para controlar rigorosamente os açúcares sanguíneos em pacientes diabéticos de tipo 1[5]. Ao final de um período de seis anos, o estudo provou que o controle intensivo de açúcar no sangue resultou em menos complicações para esses pacientes.

No entanto, o que aconteceu com o seu peso? Os participantes do grupo de alta dosagem ganharam, em média, aproximadamente 4,5 quilos mais do que os participantes no grupo padrão. *Uh-lá-lá!* Mais de 30% dos pacientes experimentaram um aumento de peso "significativo"! Antes do estudo, ambos os grupos eram mais ou menos iguais, com baixa obesidade. A única diferença entre eles era a quantidade de insulina administrada. Esses pacientes de repente não tinham mais força de vontade? Eles estariam mais preguiçosos do que antes do estudo? Eles tinham se tornado mais gulosos? Não, não e não. Os níveis de insulina foram aumentados. Os pacientes ganharam peso.

---

4. Russell-Jones D, Khan R. *Insulin-associated weight gain in diabetes: causes, effects and coping strategies* [Ganho de peso associado à insulina em diabetes: causas, efeitos e estratégias de enfrentamento]. Diabetes, Obesity and Metabolism. 2007 nov; 9(6):799-812.
5. White NH. et al. *Influence of intensive diabetes treatment on body weight and composition of adults with type 1 diabetes in the Diabetes Control and Complications Trial* [Influência do tratamento intensivo da diabetes no peso corporal e na composição de adultos com diabetes tipo 1 no Teste de Controle e Complicações de Diabetes]. Diabetes Care. 2001; 24(10):1711-21.

Estudos em longo prazo sobre a diabetes tipo 2 mostram o mesmo efeito de ganho de peso com a insulina[6]. O Grupo de Estudo de Diabetes Prospectiva do Reino Unido, organizado na década de 1970, era, naquele momento, o maior e mais duradouro estudo sobre a diabetes tipo 2 já realizado. Seu principal objetivo era determinar se a administração intensiva de glicose no sangue era benéfica no tratamento da diabetes tipo 2, mas havia muitos subestudos distintos como parte desse estudo. Mais uma vez, dois grupos similares foram estudados: um recebeu o tratamento padrão, e o outro, um intensivo. No grupo de tratamento intensivo, os pacientes receberam um dos dois tratamentos: injeções de insulina ou um medicamento à base de sulfonilureia, que aumenta a própria secreção de insulina do organismo. Ambos os tratamentos aumentaram os níveis de insulina, embora por diferentes mecanismos. As injeções de insulina elevaram os níveis séricos acima daqueles obtidos por meio da sulfonilureia.

O que aconteceu com o peso dos participantes? O grupo intensivo ganhou em média cerca de 3,1 quilos. Aqueles que foram tratados com insulina engordaram ainda mais – aproximadamente quatro quilos em média. O aumento dos níveis de insulina, fosse por injeção de insulina, fosse pelo uso de sulfonilureia, causou um aumento de peso significativo. Mais uma vez, os níveis de insulina aumentaram. Os pacientes ganharam peso.

Novos tipos de insulina de ação prolongada também produzem ganho de peso[7]. Um estudo de 2007 comparou três protocolos de insulina diferentes. O que aconteceu com o peso dos participantes? O estudo registrou: "Os pacientes geralmente ganharam peso em todos os regimes." Os participantes do grupo basal de insulina, que receberam a menor dose média desse hormônio, tiveram o menor aumento médio de peso, 1,9 quilo. Aqueles, no grupo de insulina prandial, que receberam a maior dose de insulina, foram os que ganharam mais peso: 5,7 quilos em média. O grupo intermediário engordou em média 4,7 quilos. Quanto mais insulina administravam os médicos, mais peso ganhavam os participantes.

E reduzir a ingestão calórica provou-se um recurso inútil. Em um fascinante estudo de 1993[8], doses elevadas de insulina permitiram a virtual normalização de açúcares no sangue em um grupo de pacientes com diabetes tipo 2. Começando a partir de zero, a dose foi aumentada para uma média de 100 unidades por dia ao longo de um período de seis meses. Ao mesmo tempo, os pacientes diminuíram a ingestão calórica em mais de 300 calorias diárias.

Os níveis de açúcar no sangue dos pacientes estavam excelentes. Mas o que aconteceu com seu peso? Aumentou em média 8,7 quilos! Apesar de comerem menos

---

6. *Intensive blood-glucose control with sulphonylureas or insulin compared with conventional treatment and risk of complications in patients with type 2 diabetes (UKPDS33)* [Controle intensivo de glicose no sangue com sulfonilureias ou insulina em comparação com o tratamento convencional e risco de complicações em pacientes com diabetes tipo 2]. Lancet. 1998 set. 12; 352(9131):837-53.

7. Holman RR et al. *Addition of biphasic, prandial, or basal insulin to oral therapy in type 2 diabetes* [Adição de insulina bifásica, prandial ou basal na terapia oral para diabetes tipo 2]. N. Engl. J. Med. 2007 out. 25; 357(17):1716-30.

8. Henry RR, Gumbiner B, Ditzler T et al. *Intensive conventional insulin therapy for type ii diabetes* [Terapia intensiva convencional de insulina para diabetes tipo II]. Diabetes Care. 1993 jan; 16(1):23-31.

do que nunca, os pacientes engordaram assustadoramente. Não foram calorias que impulsionaram esse ganho de peso. Foi a insulina.

A insulina também causa ganho de peso em não diabéticos. Considere o que acontece com pacientes com insulinomas – tumores secretores de insulina, muito raros, encontrados geralmente em não diabéticos. A incidência estimada é de apenas quatro casos por ano a cada um milhão de indivíduos. Esse tumor secreta constantemente grandes quantidades de insulina, causando recorrentes episódios de hipoglicemia (baixo nível de açúcar no sangue). Mas o que acontece com o peso corporal? Uma série prospectiva de casos mostrou que o ganho de peso ocorre em 72% dos pacientes[9]. A remoção do tumor resultou na cura de 24 dos 25 casos. A remoção do insulinoma maligno levou a uma perda de peso rápida e consistente[10].

Um estudo de caso de 2005[11] descreve uma mulher de 20 anos diagnosticada com um insulinoma. Ela ganhou 11,3 quilos ao longo do ano anterior ao diagnóstico. O aumento da ingestão calórica não influenciou o aumento de peso. A redução da ingestão calórica não representou perda de peso. O elemento definidor era a insulina: o seu aumento e sua queda correspondiam ao ganho e à perda de peso.

Agentes hipoglicemiantes orais

Vimos que as injeções de insulina fabricada fora do corpo causam ganho de peso. Existem, no entanto, outros medicamentos, chamados agentes hipoglicemiantes orais, que são ingeridos e fazem com que o corpo produza mais insulina. No caso de esses medicamentos também causarem obesidade, então há uma evidência extremamente forte da relação causal entre insulina e ganho de peso.

Sulfonilureias e metformina

Várias pílulas estão disponíveis para o tratamento medicamentoso da diabetes tipo 2. A classe da sulfonilureia funciona estimulando o pâncreas a produzir mais insulina para baixar os níveis de açúcar no sangue. Todos os medicamentos dessa classe são bem conhecidos por causar ganho de peso[12].

---

9. Doherty GM, Doppman JL, Shawker TH et al. *Results of a prospective strategy to diagnose, localize, and resect insulinomas* [Resultados de uma estratégia prospectiva para diagnosticar, localizar e ressecar insulinomas]. Surgery. 1991 dez; 110(6):989-96.
10. Ravnik-Oblak M, Janez A, Kocijanicic A. *Insulinoma induced hypoglycemia in a type 2 diabetic patient* [Hipoglicemia de insulinoma induzida por insulina em um paciente diabético tipo 2]. Wien KlinWochenschr. 2001 abr. 30; 113(9):339-41.
11. Sapountzi P et al. *Case study: diagnosis of insulinoma using continuous glucose monitoring system in a patient with diabetes* [Estudo de caso: diagnóstico de insulinoma usando um sistema contínuo de monitoração de glicose em um paciente com diabetes]. Clin. Diab. 2005
12. Smith CJ, Fisher M, McKay GA. *Drugs for diabetes: part 2 sulphonylureas* [Medicamentos para diabetes: parte 2 sulfonilureias]. Br. J. Cardiol. 2010 nov; 17(6):279-82.

Outro agente hipoglicemiante oral é a metformina. Ela reduz a quantidade de glicose[13] produzida pelo fígado e aumenta a absorção de glicose pelos músculos[14].

A insulina, as sulfonilureias e a metformina têm diferentes efeitos sobre os níveis de insulina. A insulina aumenta os níveis de insulina no sangue. A classe medicamentosa da sulfonilureia também aumenta os níveis de insulina, mas não tanto quanto a própria insulina exógena, e a metformina não aumenta nem um pouco a insulina. Esses três tratamentos foram comparados uns com os outros em um estudo distinto[15].

Não houve diferença no controle do açúcar no sangue entre o grupo tratado com metformina e o grupo tratado com sulfonilureia. Mas quais são os efeitos desses diferentes tratamentos sobre o peso? Os participantes do grupo da insulina tiveram o maior ganho de peso – em média, mais de 4,5 quilos. (Elevamos a insulina, os pacientes ganham peso.) Os participantes do grupo da sulfonilureia também engordaram – cerca de 2,5 quilos em média. (Elevamos um pouco a insulina, os pacientes ganharam um pouco de peso.) Os pacientes no grupo da metformina não engordaram nem um pouco mais do que aqueles que faziam apenas a dieta. (Nós não elevamos a insulina. Os pacientes não ganharam peso.) A insulina causa ganho de peso.

Tiazolidinedionas

A classe de medicamentos da tiazolidinediona funciona aumentando a sensibilidade à insulina. As tiazolidinedionas não elevam os níveis de insulina; em vez disso, elas ampliam o efeito da insulina e, como resultado, o açúcar no sangue é reduzido. As tiazolidinedionas gozaram de uma enorme popularidade após o seu lançamento, mas, em razão das preocupações de segurança com relação a dois desses medicamentos, rosiglitazona e pioglitazona, elas são raramente usadas.

Esses medicamentos mostraram um efeito importante para além da capacidade de baixar o açúcar no sangue. Ao amplificar o efeito da insulina, esse sensibilizador de insulina causou aumento de peso.

---

13. Viollet B, Guigas B, Sanz Garcia N et al. *Cellular and molecular mechanisms of metformin: an overview* [Mecanismos celulares e moleculares da metformina: uma visão geral]. Clin. Sci. Londres, 2012 mar; 122(6):253-70.
14. Klip A, Leiter LA. *Cellular mechanism of action of metformin* [Mecanismo de ação celular da metformina]. Diabetes Care. 1990 jun; 13(6):696-704.
15. King P, Peacock I, Donnelly R. *The UK Prospective Diabetes Study (UKPDS): clinical and therapeutic implications for type 2 diabetes* [O Estudo de Diabetes Prospectiva do Reino Unido (EDPRU): implicações clínicas e terapêuticas para diabetes tipo 2]. Br. J. Clin. Pharmacol. 1999 Nov; 48(5):643-8. *UK Prospective Diabetes Study (UKPDS) Group. Effect of intensive blood-glucose control with metformin on complications in overweight patients with type 2 diabetes* (UKPDS34) [Grupo de Estudos de Diabetes Prospectiva do Reino Unido (EDPRU). Efeito do controle intensivo de glicose no sangue com metformina em complicações de pacientes com excesso de peso e com diabetes tipo 2]. Lancet. 1998 set. 12; 352(9131):854-65.

Agentes incretinos

Os hormônios incretinos são segregados no estômago em resposta aos alimentos. Esses hormônios podem diminuir o esvaziamento do estômago, levando ao efeito colateral da náusea e também a um aumento em curto prazo na liberação de insulina, mas apenas quando associados com as refeições. Vários medicamentos que aumentam o efeito de incretinos foram testados e, em geral, provocaram, na pior das hipóteses, um leve ganho de peso, embora os resultados dos estudos variem[16]. Certos agentes incretinos em doses mais elevadas promovem a perda de peso, provavelmente relacionada à desaceleração do esvaziamento do estômago. Nós não aumentamos a insulina de forma consistente, não houve ganho de peso. (Os agentes incretinos serão discutidos mais detalhadamente no capítulo 17.)

Inibidores da alfa-glicosidase

A classe de medicamentos de inibidores da alfa-glicosidase bloqueia enzimas no intestino delgado que ajudam a digerir carboidratos. Como resultado, o corpo absorve menos glicose e consequentemente tem níveis mais baixos de glicose no sangue. Nem o uso da glicose nem a secreção de insulina são afetados.

A diminuição da glicose absorvida causa uma pequena diminuição nos níveis de insulina do paciente[17]. E quanto ao peso? Os pacientes tiveram uma pequena perda de peso, mas estatisticamente significativa[18]. (Baixamos um pouco a insulina, os pacientes perderam um pouco de peso.)

Inibidores de SGLT-2

A mais nova classe de medicação para diabetes tipo 2 são os inibidores de SGLT-2 (transportador sódio-glicose). Essas drogas bloqueiam a reabsorção de glicose

---

16. De Fronzo RA, Ratner RE, Han J et al. *Effects of exenatide (exendin-4) on glycemic control and weight over 30 weeks in metformin-treated patients with type 2 diabetes* [Efeitos da exenatida (exendina-4) sobre o controle glicêmico e o peso ao longo de mais de 30 semanas em pacientes com diabetes tipo 2 tratados com metformina]. Diabetes Care. 2004 nov; 27(11):2628-35. Nauck Ma, Meininger G, Sheng D et al. Efficacy and safety of the dipeptidyl peptidase-4 inhibitor, sitagliptin, compared with the sulfonylurea, glipizide, in patients with type 2 diabetes inadequately controlled on metformin alone: a randomized, double-blind, non-inferiority trial [Eficácia e segurança do inibidor de dipeptidil peptidase-4, sitagliptina, em comparação com a sulfonilureia, glipizida, em pacientes com diabetes tipo 2 inadequadamente controlada com metformina isoladamente: um estudo randomizado, duplo-cego, de não inferioridade]. Diabetes Obes. Metab. 2007 mar; 9(2):194-205.
17. Meneilly GS et al. *Effect of acarbose on insulin sensitivity in elderly patients with diabetes* [Efeito da acarbose na sensibilidade à insulina em pacientes idosos com diabetes]. Diabetes Care. 2000 ago; 23(8):1162-7.
18. Wolever TM, Chiasson JL, Josse RG et al. *Small weight loss on long-term acarbose therapy with no change in dietary pattern or nutrient intake of individuals with non-insulin dependent diabetes* [Pequena perda de peso na terapia de acarbose de longo prazo sem alteração no padrão de dieta ou ingestão de nutrientes em indivíduos com diabetes e não insulino-dependentes]. Int. J Obes. Relat. Metab. Disord 1997 set; 21(9):756-63

pelo rim, expelindo-a na urina. Isso diminui a presença de açúcar no sangue, resultando em menos produção de insulina. Os inibidores de SGLT-2 podem reduzir os níveis de glicose e insulina após uma refeição, respectivamente, em até 35% e 43%[19].

Mas qual o efeito dos inibidores de SGLT-2 sobre o peso? Os estudos mostram consistentemente uma perda de peso contínua e significativa em pacientes que tomam esses medicamentos[20]. Ao contrário de praticamente todos os estudos dietéticos que mostram uma perda de peso inicial seguida de recuperação de peso, esse estudo revelou que a perda de peso experimentada por pacientes com inibidores de SGLT-2 continuou por mais de um ano[21]. Além disso, sua perda de peso expressou predominantemente uma perda de gordura em vez de músculo magro, embora fosse em geral modesta: cerca de 2,5% do peso corporal. (Baixamos a insulina, os pacientes perderam peso.)

Medicamentos não diabéticos

Certos medicamentos não relacionados ao diabetes também são consistentemente relacionados ao ganho e à perda de peso. Uma meta-análise recente revisou 257 testes randomizados que abrangem 54 medicamentos diferentes para ver quais deles estão associados à mudança de peso[22].

O olanzapina, um medicamento usado para tratar distúrbios psiquiátricos, é comumente associado ao aumento de peso – 2,4 quilos em média. A olanzapina aumenta os níveis de insulina? Com toda a certeza – estudos prospectivos confirmam esse quadro[23]. À medida que cresce a quantidade de insulina, também o peso aumenta.

A gabapentina, um medicamento comumente usado para tratar a dor nos nervos, também está associado ao aumento de peso, com uma média de 2,2 quilos. Ele amplia o efeito da insulina? Não tenha dúvidas quanto a isso. Existem numerosos registros

---

19. Polidori D et al. *Canagliflozin lowers postprandial glucose and insulin by delaying intestinal glucose absorption in addition to increasing urinary glucose excretion: results of a randomized, placebo-controlled study* [A canagliflozina diminui a glicose e a insulina pós-prandiais ao retardar a absorção intestinal de glicose, além de aumentar a excreção urinária de glicose: resultados de um estudo randomizado e placebo-controlado]. Diabetes Care. 2013 ago; 36(8):2154-6.
20. Bolinder J et al. *Effects of dapagliflozin on body weight, total fat mass, and regional adipose tissue distribution in patients with type 2 diabetes mellitus with inadequate glycemic control on metformin* [Efeitos da dapagliflozina no peso corporal, massa gorda total e distribuição de tecido adiposo regional em pacientes com diabetes mellitus tipo 2 com controle glicêmico inadequado com metformina]. J. Clin. Endocrinol. Metab. 2012 mar; 97(3):1020-31.
21. Nuack MA et al. *Dapagliflozin versus glipizide as add-on therapy in patients with type 2 diabetes who have inadequate glycemic control with metformin* [Dapagliflozina versus glipizida como terapia complementar em pacientes com diabetes tipo 2 que têm controle glicêmico inadequado com metformina]. Diabetes Care. 2011 set; 34(9):2015-22.
22. Domecq JP et al. *Drugs commonly associated with weight change: a systematic review and meta-analysis* [Medicamentos comumente associados à mudança de peso: uma revisão sistemática e meta-análise]. J. Clin. Endocrinol. Metab. 2015 fev; 100(2):363-70.
23. Ebenbichler CF et al. *Olanzapine induces insulin resistance: results from a prospective study* [A olanzapina induz resistência à insulina: resultados de um estudo prospectivo]. J. Clin. Psychiatry. 2003 dez; 64(12):1436-9.

de baixos níveis de açúcar no sangue graças ao uso desse medicamento[24]. Parece que a gabapentina aumenta a produção de insulina do próprio corpo[25]. A quetiapina é outra medicação antipsicótica associada a um aumento de peso médio menor, de 1,1 quilos. Ela aumenta os níveis de insulina? Pode apostar. A secreção de insulina e a resistência à insulina aumentam após o início do tratamento com a quetiapina[26]. Em todos esses casos, aumentamos os níveis de insulina, e as pessoas ganharam peso.

Eu posso fazer você emagrecer

No caso da insulina provocar ganho de peso, será que baixar os seus níveis provocaria o efeito oposto? À medida que a insulina é reduzida a níveis muito baixos, devemos esperar uma perda de peso profunda e significativa. Os inibidores de SGLT-2 (transportador glicose-sódio), que reduzem a glicose e a insulina, são um exemplo do efeito que a diminuição da insulina pode ter sobre o peso (embora no caso deles o efeito seja moderado). Outro exemplo mais dramático é o paciente com diabetes tipo 1 não tratada.

A diabetes tipo 1 é uma doença autoimune que destrói as células beta produtoras de insulina do pâncreas. A insulina cai a níveis extremamente baixos. O açúcar no sangue aumenta, mas a característica mais marcante dessa condição é uma drástica perda de peso. A diabetes tipo 1 é conhecida desde a Antiguidade. Areteu da Capadócia, um renomado médico grego antigo, redigiu a clássica descrição: "Diabetes é [...] um derretimento da carne e dos membros na urina." Não importa quantas calorias o paciente ingerir, ele ou ela não consegue ganhar peso. Até a descoberta da insulina, essa doença era quase universalmente fatal.

Os níveis de insulina caem muito, os pacientes perdem muito peso.

Na comunidade diabética de tipo 1, há um transtorno chamado "diabulimia". Hoje, os pacientes diabéticos do tipo 1 são tratados com injeções diárias de insulina. Há pacientes que desejam perder peso por razões estéticas. A diabulimia é a injeção intencional de doses insuficientes de insulina com vistas à perda de peso imediata e substancial. É extremamente perigosa e certamente não é aconselhável. No entanto, a prática persiste porque é uma forma extremamente eficaz de perda de peso. Os níveis de insulina diminuem, perde-se peso.

---

24. Scholl JH, van Eekeren; van Puijenbroek EP. *Six cases of (severe) hypoglycaemia associated with gabapentin use in both diabetic and non-diabetic patients* [Seis casos de hipoglicemia (grave) associada ao uso de gabapentina em pacientes diabéticos e não diabéticos]. Br. J. Clin. Pharmacol. 11 nov. 2014. DOI: 10.1111/bcp.12548. [Publicação eletrônica antes da impressa.] Acesso em: 6 abr. 2015.

25. Penumalee S, Kissner P, Migdal S. *Gabapentin induced hypoglycemia in a long term peritoneal dialysis patient* [A hipoglicemia induzida por gabapentina em um paciente de diálise peritoneal a longo prazo]. Am. J. Kidney Dis. 2003 dez; 42(6):E3-5.

26. Suzuk Y et al. *Quetiapine-induced insulin resistance after switching from blonanserin despite a loss in both body weight and waist circumference* [A resistência à insulina induzida pela quetiapina após a mudança de blonanserina apesar da perda de peso corporal e da redução na circunferência da cintura]. Psychiatry Clin. Neurosci. 2012 out; 66(6):534-5.

Mecanismos

Os resultados são muito consistentes. Os medicamentos que elevam os níveis de insulina causam ganho de peso. Aqueles que não têm efeito sobre os níveis de insulina são neutros com relação ao peso. Aqueles que baixam os níveis de insulina causam perda de peso. O efeito sobre o peso é independente do efeito sobre o açúcar no sangue. Um estudo recente[27] sugere que 75% da resposta à perda de peso na obesidade é prevista pelos níveis de insulina. Não é a força de vontade. Não é a ingestão calórica. Não é o apoio das pessoas próximas a você, nem a pressão. Não é o exercício físico. É só insulina.

A insulina causa obesidade – o que significa que ela deve ser um dos principais controladores do peso corporal. Quando a insulina aumenta, o peso do corpo aumenta. O hipotálamo envia sinais hormonais ao corpo para que este ganhe peso. Começamos a ter fome e, então, comemos. No caso de restringirmos deliberadamente a ingestão calórica, então nosso gasto energético total também diminuirá. O resultado continua o mesmo: ganho de peso.

Como o perspicaz Gary Taubes escreveu em seu livro *Por que engordamos e o que fazer para evitar*: "Nós não engordamos porque comemos demais. Comemos demais porque engordamos." E por que engordamos? Engordamos porque o termostato de peso do nosso corpo está muito alto. Por quê? Porque nossos níveis de insulina estão muito altos.

Os hormônios são fundamentais para a compreensão da obesidade. Tudo que se refere ao metabolismo humano, incluindo o peso do corpo, é regulado por meio de hormônios. Uma variável fisiológica crítica, como a gordura corporal, não é deixada aos caprichos da ingestão calórica diária e do exercício. Em vez disso, hormônios regulam intensa e precisamente a gordura corporal. Nós não controlamos conscientemente nosso peso corporal, assim como não controlamos nossos batimentos cardíacos, nossas taxas metabólicas basais, nossa temperatura corporal ou nossa respiração. Todos são regulados automaticamente, da mesma forma que o nosso peso. Os hormônios nos avisam que estamos com fome (grelina). Os hormônios nos dizem que estamos satisfeitos (peptídeo YY, colecistoquinina). Os hormônios aumentam o gasto energético (adrenalina). Eles cessam o gasto energético (hormônio da tireoide). *A obesidade é uma desregulação hormonal da acumulação de gordura.* As calorias não são mais do que a causa imediata da obesidade.

A obesidade é um desequilíbrio hormonal, e não calórico. A questão de como a insulina causa ganho de peso é um problema muito mais complexo e para o qual ainda não são conhecidas todas as respostas. Mas há muitas teorias.

O dr. Robert Lustig, um especialista em obesidade pediátrica, acredita que altos níveis de insulina atuam como um inibidor da leptina, o hormônio que sinaliza a saciedade. Os níveis de leptina aumentam com a gordura corporal. Essa resposta

---

27. Kong LC et al. *Insulin resistance and inflammation predict kinetic body weight changes in response to dietary weight loss and maintenance in overweight and obese subjects by using a Bayesian network approach* [A resistência à insulina e a inflamação preveem alterações cinéticas do peso corporal em resposta à perda e à manutenção de peso por meio de dietas em indivíduos com sobrepeso e obesidade usando uma abordagem de rede bayesiana]. Am. J. Clin. Nutr. 2013 dez; 98(6):1385-94.

atua no hipotálamo em um *loop* de *feedback* negativo para reduzir a ingestão de alimentos e fazer o corpo retornar ao seu peso ideal. No entanto, como o cérebro se torna resistente à leptina em virtude da constante exposição, ele deixa de reduzir o sinal para acumular gordura[28].

Insulina e leptina opõem-se de diversas maneiras. A insulina promove o armazenamento de gordura. A leptina reduz o armazenamento de gordura. Os altos níveis de insulina atuam naturalmente como antagonistas da leptina. Contudo, os mecanismos exatos por meio dos quais a insulina inibe a leptina ainda são desconhecidos.

Tanto a insulina em jejum quanto os níveis de leptina em jejum são mais elevados em pessoas obesas, indicando um estado de resistência tanto à insulina quanto à leptina. A resposta da leptina a uma refeição também é diferente. Em pessoas magras, os níveis de leptina aumentaram após a ingestão de alimentos – o que faz sentido, pois a leptina é um hormônio de saciedade. No entanto, em indivíduos obesos, os níveis de leptina caíram. Apesar da refeição, seu cérebro não estava recebendo a mensagem para parar de comer. A resistência aos níveis de leptina observada na obesidade também pode se desenvolver em razão da autorregulação[29]. Persistentes níveis elevados de leptina levam à resistência a esse hormônio de saciedade. Também é possível que níveis elevados de insulina causem aumento de peso por mecanismos não relacionados à leptina em caminhos ainda não explorados.

O ponto crucial a ser compreendido, no entanto, não é como a insulina causa obesidade, mas que a insulina causa, de fato, obesidade.

Uma vez que entendemos que a obesidade é um desequilíbrio hormonal, podemos começar a tratá-la. No caso de acreditarmos que o excesso de calorias causa obesidade, o tratamento indicado é reduzir as calorias. Mas esse método tem se mostrado totalmente ineficaz. Por outro lado, se insulina em excesso provoca obesidade, fica claro que *precisamos baixar os níveis de insulina*.

A questão não é equilibrar calorias; é como equilibrar nossos hormônios. O ponto mais importante no que se refere à obesidade é *como baixar os níveis de insulina*.

---

28. Lustig RH et al. *Obesity, leptin resistance, and the effects of insulin suppression* [Obesidade, resistência à leptina e os efeitos da supressão de insulina]. Int. J. Obesity. 2004 ago. 17; 28:1344-8.
29. Martin SS, Qasim A, Reilly MP. *Leptin resistance: a possible interface of inflammation and metabolism in obesity-related cardiovascular disease* [Leptina: uma possível interface de inflamação e metabolismo em doenças cardiovasculares relacionadas à obesidade]. J. Am. Coll. Cardiol. 2008 out 7;52(15):1201-10. Benoit SC, Clegg DJ, Seeley RJ, Woods SC. Insulin and leptin as adiposity signals [Insulina e leptina como sinais de adiposidade]. Recent Prog. Horm. Res. 2004; 59:267-85.

(8)

O CORTISOL

Eu posso engordar você. Na verdade, eu posso engordar qualquer um. Como? Prescrevendo prednisona, uma versão sintética do hormônio humano cortisol. A prednisona é usada para tratar muitas doenças, incluindo asma, artrite reumatoide, lúpus, psoríase, doença inflamatória intestinal, câncer, glomerulonefrite e miastenia grave.

E qual é um dos efeitos mais consistentes da prednisona? Assim como a insulina, ela engorda. Não é uma coincidência o fato de que tanto a insulina quanto o cortisol desempenhem um papel fundamental no metabolismo de carboidratos. O estímulo prolongado do cortisol elevará os níveis de glicose e, em seguida, de insulina. Esse aumento da insulina desempenha um papel substancial no ganho de peso resultante.

O hormônio do estresse

O cortisol é o conhecido hormônio do estresse, que intermedeia a reação de "lutar ou fugir", um conjunto de respostas fisiológicas às ameaças percebidas. O cortisol – integrante de uma classe de hormônios esteroides chamados glicocorticoides (glicose + córtex + esteroide) – é produzido no córtex adrenal. Nos tempos paleolíticos, o estresse que levava a uma liberação de cortisol era frequentemente físico: por exemplo, ser perseguido por um predador. O cortisol é essencial na preparação do nosso corpo para a ação – para lutar ou fugir.

Uma vez liberado, o cortisol incrementa substancialmente a quantidade de glicose disponível,[1] a qual fornece energia para os músculos – extremamente necessários para nos ajudar a correr e evitar ser comido. Toda a energia disponível é direcionada para sobreviver ao evento estressante. Crescimento, digestão e outras atividades metabólicas em longo prazo são temporariamente restringidas. As proteínas são decompostas e convertidas em glicose (gliconeogênese).

O esforço físico vigoroso (luta ou fuga) normalmente vem em seguida, queimando essas novas reservas de glicose disponíveis. Pouco tempo depois, ou estávamos mortos, ou o perigo havia passado e nosso cortisol caiu para os níveis baixos normais.

E este é o ponto: o corpo está bem adaptado a um aumento em curto prazo nos níveis de cortisol e glicose. No longo prazo, no entanto, surge um problema.

---

1. Owen OE, Cahill GF Jr. *Metabolic effects of exogenous glucocorticoids in fasted man* [*Efeitos metabólicos de glicocorticoides exógenos em homens em jejum*]. J. Clin. Invest. 1973 out; 52(10):2596-600.

O cortisol aumenta a insulina

À primeira vista, cortisol e insulina aparentam ter efeitos opostos. A insulina é um hormônio de armazenamento. Quando os níveis de insulina estão altos (nos momentos de refeição), o corpo armazena energia na forma de glicogênio e gordura. O cortisol, no entanto, prepara o corpo para a ação, deslocando energia das reservas para formas prontamente disponíveis, como a glicose. Que o cortisol e a insulina tenham efeitos semelhantes de ganho de peso parece algo estranho – mas, sim, eles têm. Com estresse físico de curto prazo, a insulina e o cortisol desempenham papéis opostos. Algo bem diferente acontece, no entanto, quando estamos sob o estresse psicológico de longo prazo.

Em nossa vida moderna, temos muitos estressores crônicos, não físicos, que aumentam os níveis de cortisol. Por exemplo, questões conjugais, problemas no trabalho, discussões com os filhos e privação de sono são estressores graves, mas não resultam no vigoroso esforço físico necessário para queimar a glicose do sangue. Sob condições de estresse crônico, os níveis de glicose permanecem altos e não há solução para o estressor. Nossa glicose no sangue pode manter-se elevada por meses, provocando a liberação de insulina. O cortisol cronicamente elevado leva ao aumento dos níveis de insulina – como demonstrado por vários estudos.

Um estudo de 1998 mostrou que os níveis de cortisol aumentaram com os níveis de estresse autoperceptivos, fortemente ligados ao aumento dos níveis de glicose e insulina[2]. Como a insulina é o principal motor da obesidade, não surpreende que tanto o índice de massa corporal como a obesidade abdominal aumentaram.

Usando cortisol sintético, podemos aumentar experimentalmente os níveis de insulina. Os voluntários saudáveis que receberam doses elevadas de cortisol aumentaram os níveis de insulina em 36% acima da linha de base[3]. A prednisona aumenta os níveis de glicose em 6,5% e os níveis de insulina em 20%[4].

Ao longo do tempo, a resistência à insulina (ou seja, o comprometimento da capacidade do organismo para processar insulina) também se desenvolve, principalmente

---

2. Rosmond R et al. *Stress-related cortisol secretion in men: relationships with abdominal obesity and endocrine, metabolic and hemodynamic abnormalities* [Secreção de cortisol relacionada ao estresse em homens: relações com obesidade abdominal e anormalidades]. 1998 jun; 83(6):1853-9.
3. Whitworth JA et al. *Hyperinsulinemia is not a cause of cortisol-induced hypertension* [A hiperinsulinemia não é uma causa de hipertensão induzida por cortisol]. Am. J. Hypertens. 1994 jun; 7(6):562-5.
4. Pagano G et al. *An in vivo and in vitro study of the mechanism of prednisone induced insulin resistance in healthy subjects* [Um estudo in vivo e in vitro do mecanismo de resistência à insulina induzida por prednisona em indivíduos saudáveis]. J. Clin. Invest. 1983 nov; 72(5):1814-20.

no fígado[5] e no músculo esquelético[6]. Existe uma relação direta de dose-resposta entre cortisol e insulina.[7] O uso de prednisona leva o paciente, em longo prazo, a desenvolver resistência à insulina ou mesmo um quadro completo de diabetes[8]. Essa maior resistência à insulina leva, obviamente, a níveis elevados de insulina.

Glicorticoides causam dissolução muscular, liberando aminoácidos para a gliconeogênese e aumentando, assim, o açúcar no sangue. A adiponectina, secretada por células de gordura, que normalmente aumentam a sensibilidade à insulina, é reprimida por glicocorticoides.

Em certo sentido, a resistência à insulina já é esperada, uma vez que o cortisol geralmente se opõe à insulina. O cortisol aumenta o açúcar no sangue, enquanto a insulina o diminui. A resistência à insulina (discutida em profundidade no capítulo 10) é crucial para o desenvolvimento da obesidade. Essa resistência leva diretamente a níveis mais elevados de insulina, e esse aumento dos níveis de insulina é o principal motor da obesidade. Vários estudos confirmam que o aumento do cortisol intensifica a resistência à insulina[9].

No caso do aumento de cortisol elevar a insulina, reduzir o cortisol deve baixá--la. Encontramos esse efeito em pacientes transplantados que tomam prednisona (cortisol sintético) por anos ou décadas como parte de sua medicação antirrejeição. De acordo com um estudo, a cessão da prednisona no tratamento resultou em uma queda de 25% na insulina plasmática, o que se traduziu em uma perda de 6% de peso e uma diminuição de 7,7% da circunferência da cintura[10].

---

5. Rizza RA, Mandarino LJ, Gerich JE. *Cortisol-induced insulin resistance in man: impaired suppression of glucose production and stimulation of glucose utilization due to a postreceptor detect of insulin action* [Resistência à insulina induzida por cortisol em homens: supressão prejudicada da produção de glicose e estimulação da utilização da glicose devido a detecção pós-receptora da ação da insulina]. J. Clin. Endocrinol. Metab. 1982 jan; 54(1):131-8.
6. Ferris HA, Kahn CR. *New mechanisms of glucocorticoid-induced insulin resistance: make no bones about it* [Novos mecanismos de resistência à insulina induzida por glicocorticoides: tirando os esqueletos do armário]. J. Clin. Invest. 2012 nov; 122(11):3854-7.
7. Stolk RP et al. *Gender differences in the associations between cortisol and insulin in healthy subjects* [Diferenças de gênero nas associações entre cortisol e insulina em indivíduos saudáveis]. J. Endocrinol. 1996 mai; 149(2):313-8.
8. Jindal RM et al. *Posttransplant diabetes mellitus: a review* [Diabetes mellitus pós-transplante: uma revisão]. Transplantation. 1994 dez. 27; 58(12):1289-98.
9. Pagano G et al. *An in vivo and in vitro study of the mechanism of prednisone-induced insulin resistance in healthy subjects* [Um estudo in vivo e in vitro do mecanismo de resistência à insulina induzida por prednisona em indivíduos saudáveis]. J. Clin. Invest. 1983 nov; 72(5):1814-20 . Rizza RA, Mandarino LJ, Gerich JE. *Cortisol-induced insulin resistance in man: impaired suppression of glucose production and stimulation of glucose utilization due to a postreceptor defect of insulin action* [Resistência à insulina induzida por cortisol em homens: supressão prejudicada da produção de glicose e estimulação da utilização da glicose devido a uma falha pós-controle da ação da insulina]. J. Clin. Endocrinol. Metab. 1982 jan; 54(1):131-8. Dinneen S, Alzaid A, Miles J, Rizza R. *Metabolic effects of the nocturnal rise in cortisol on carbohydrate metabolism in normal humans* [Efeitos metabólicos do aumento noturno do cortisol no metabolismo de carboidratos em seres humanos normais]. J. Clin. Invest. 1993 nov; 92(5):2283-90.
10. Lemieux I et al. *Effects of prednisone withdrawal on the new metabolic triad in cyclosporine-treated kidney transplant patients* [Efeitos da retirada de prednisona na nova tríade metabólica em pacientes com transplante de rim tratados com ciclosporina]. Kidney International. 2002 nov; 62(5):1839-47.

Cortisol e obesidade

Esta é a verdadeira pergunta que nos interessa: o excesso de cortisol leva ao ganho de peso? O teste final é o seguinte: posso fazer com que alguém engorde com prednisona? Caso seja possível, isso deve provar uma relação causal, e não uma mera associação. A prednisona também causa obesidade? Com certeza! O ganho de peso é um dos efeitos colaterais mais comuns, bem conhecidos e temidos da prednisona. Essa relação é causal.

É útil analisar o que acontece com pessoas com certas doenças, particularmente a doença de Cushing, ou síndrome de Cushing, que é caracterizada por uma produção excessiva de cortisol em longo prazo. A doença de Cushing recebeu esse nome por causa de Harvey Cushing, que, em 1912, descreveu uma mulher de 23 anos que sofria de ganho de peso, crescimento excessivo de cabelo e perda de menstruação. Em até um terço dos casos de Cushing, açúcares elevados no sangue e diabetes manifesta também encontram-se presentes.

Mas a marca registrada da síndrome de Cushing, mesmo em pessoas em quadros mais leves da doença, é o *ganho de peso*. Em uma série de casos, 97% dos pacientes exibiram aumento de peso abdominal e 94% sofreram aumento do peso corporal[11]. Os pacientes ganham peso, não importa o quanto eles comam ou se exercitem. Qualquer doença que cause excesso de secreção de cortisol resulta em ganho de peso. *Cortisol causa ganho de peso*.

No entanto, há evidências da associação entre cortisol e ganho de peso mesmo em pessoas que não tenham a síndrome de Cushing. Em uma amostra aleatória do norte de Glasgow, na Escócia[12], taxas de excreção de cortisol foram fortemente correlacionadas ao índice de massa corporal e às medidas da cintura. Maiores níveis de cortisol foram observados em pessoas mais pesadas. O ganho de peso relacionado ao cortisol, particularmente as reservas de gordura abdominal, resulta em uma razão cintura-quadril aumentada. (Esse efeito é significativo porque as reservas de gordura abdominal são mais perigosas para a saúde do que o aumento total de peso.)

Outras mensurações de cortisol confirmam sua associação com a obesidade abdominal. As pessoas com maior excreção de cortisol urinário têm maiores índices de razão cintura-quadril[13]. As pessoas com maior cortisol na saliva aumentaram o índice

---

11. Fauci A et al, editores. *Harrison's principles of internal medicine* [Os princípios de medicina interna de Harrison]. 17. ed. Nova York: McGraw-Hill Professional, 2008. p. 2255. Tauchmanova, L. et al. *Patients with subclinical Cushing's syndrome due to adrenal adenoma have increased cardiovascular risk* [Pacientes com síndrome de Cushing subclínica devido ao adenoma adrenal aumentaram o risco cardiovascular]. J. Clin. Endocrinol. Metab. 2002 nov; 87(11):4872-8.
12. Fraser R et al. *Cortisol effects on body mass, blood pressure, and cholesterol in the general population* [Efeitos do cortisol na massa corporal, pressão arterial e colesterol na população em geral]. Hypertension. 1999 jun; 33(6):1364-8.
13. Marin P et al. *Cortisol secretion in relation to body fat distribution in obese premenopausal women* [A secreção de cortisol em relação à distribuição da gordura corporal em mulheres pré-menopáusicas obesas]. Metabolism. 1992 ago; 41(8):882-6.

de massa corporal e a razão cintura-quadril[14]. A exposição do cortisol no corpo em longo prazo também pode ser medida pela análise do cabelo. Em um estudo[15] que comparou pacientes obesos com os de peso normal, os pesquisadores encontraram níveis elevados de cortisol no cabelo dos pacientes obesos. Em outras palavras, evidências substanciais indicam que a estimulação crônica do cortisol aumenta a secreção de insulina e a obesidade. Assim a teoria hormonal da obesidade toma forma: o cortisol cronicamente alto aumenta os níveis de insulina, o que, por sua vez, leva à obesidade.

E o contrário? No caso de níveis elevados de cortisol provocarem aumento de peso, baixos níveis de cortisol devem causar perda de peso. Exatamente essa situação ocorre no caso da doença de Addison. Thomas Addison descreveu essa condição clássica, também conhecida como insuficiência adrenal, em 1855. O cortisol é produzido na glândula adrenal. Quando essa glândula sofre algum dano, os níveis de cortisol no corpo podem despencar. A maior característica da doença de Addison é a *perda de peso*. Até 97% dos pacientes apresentaram emagrecimento[16]. (Os níveis de cortisol baixaram. As pessoas perderam peso).

O cortisol pode se expressar por níveis elevados de insulina e resistência à insulina, mas também pode haver outros caminhos para a obesidade ainda por descobrir. No entanto, o fato inegável é que o excesso de cortisol causa ganho de peso.

Assim, por extensão, o estresse provoca ganho de peso – algo que muitas pessoas já intuíam, apesar da falta de evidências mais rigorosas. O estresse não contém calorias nem carboidratos, mas ainda assim pode levar à obesidade. O estresse em longo prazo leva a níveis elevados de cortisol em longo prazo, o que por sua vez leva a bons quilos extras.

Reduzir o estresse é difícil, mas de vital importância. Ao contrário da crença popular, sentar-se diante da televisão ou do computador é uma maneira um tanto infrutífera de aliviar o estresse. De forma oposta a essa visão, o alívio do estresse é um processo ativo. Existem muitos métodos testados ao longo do tempo para se aliviá-lo, incluindo meditação de consciência plena, ioga, massagem terapêutica e exercícios físicos. Estudos sobre a intervenção de consciência plena descobriram que os participantes podiam usar ioga, meditações guiadas e discussões grupais para reduzir com sucesso o cortisol e a gordura abdominal[17].

Para informações práticas sobre como reduzir o estresse por meio da meditação de consciência plena e da higiene do sono melhorada, consulte o apêndice C.

---

14. Wallerius S et al. *Rise in morning saliva cortisol is associated with abdominal obesity in men: a preliminary report* [Aumento do cortisol na saliva matutina está associado à obesidade abdominal nos homens: um relatório preliminar]. J. Endocrinol. Invest. 2003 jul. 26(7):616-9.
15. Wester VL et al. *Long-term cortisol levels measured in scalp hair of obese patients* [Níveis de cortisol a longo prazo medidos pelo cabelo de pacientes obesos]. Obesity (Silver Spring). 2014 set; 22(9):1956-8. DOI: 10.1002/oby.20795. Acesso em: 6 abr. 2015.
16. Fauci A et al, editores. Harrison's principles of internal medicine. *Op. cit.* p. 2263.
17. Daubenmier J et al. *Mindfulness intervention for stress eating to reduce cortisol and abdominal fat among overweight and obese women* [Intervenção de consciência plena na alimentação sob estresse para reduzir cortisol e gordura abdominal entre mulheres obesas e com sobrepeso]. Journal of Obesity. 2011; article ID 651936 Acesso em: 6 abr. 2015.

Sono

A privação do sono é uma das principais causas do estresse crônico de nosso tempo. A duração do sono tem diminuído constantemente[18]. Em 1910, as pessoas dormiam em média nove horas. No entanto, recentemente, mais de 30% dos adultos entre 30 e 64 anos relatam ter menos de seis horas de sono por noite[19]. Os trabalhadores que fazem turnos são especialmente propensos à privação de sono e, muitas vezes, declaram ter menos de cinco horas de sono por noite[20].

Estudos de população vinculam consistentemente a curta duração do sono e o excesso de peso[21], sendo geralmente sete horas o ponto em que começa o aumento de peso. O sono de cinco a seis horas foi associado a um maior risco de aumento de peso de mais de 50%[22]. Quanto mais privação de sono, mais ganho de peso.

Mecanismos

A privação do sono é um potente estressor psicológico e, por isso, estimula o cortisol. O excesso de cortisol, por sua vez, resulta em altos níveis de insulina e resistência à insulina. Uma única noite de privação de sono aumenta os níveis de cortisol em mais de 100%[23]. Na noite seguinte, o cortisol ainda está elevado entre 37% e 45%[24].

A restrição do sono a quatro horas em voluntários saudáveis resultou em uma diminuição de 40% na sensibilidade à insulina[25], e mesmo após uma única noite de sono suspenso[26]. Após cinco dias de restrição do sono, a secreção de insulina aumentou 20%, e a sensibilidade à insulina diminuiu 25%. O cortisol

---

18. Knutson KL, Spiegel K, Penev P, van Cauter E. *The metabolic consequences of sleep deprivation* [As consequências metabólicas da privação do sono]. Sleep Med. Rev. 2007 jun; 11(3):163-78.
19. Webb WB, Agnew HW. *Are we chronically sleep deprived?* [Sofremos de privação crônica de sono?]. Bull. Psychon. Soc. 1975; 6(1):47-8.
20. Bliwise DL. *Historical change in the report of daytime fatigue* [Mudança histórica no relatório da fadiga diurna]. Sleep. 1996 jul; 19(6):462-4.
21. Watanabe M et al. *Association of short sleep duration with weight gain and obesity at 1-year follow-up: a large-scale prospective study* [Associação de curta duração do sono com ganho de peso e obesidade durante acompanhamento de um ano: um estudo prospectivo em larga escala]. Sleep. 2010 fev; 33(2):161-7. Hasler G, Buysse D, Klaghofer R et al. *The association between short sleep duration and obesity in young adults: A 13-year prospective study* [A associação entre duração curta do sono e obesidade em adultos jovens: um estudo prospectivo de 13 anos]. Sleep. 2004 jun 15; 27(4):661-6.
22. Cappuccio FP et al. *Meta-analysis of short sleep duration and obesity in children and adults* [Meta-análise de curta duração do sono e obesidade em crianças e adultos]. Sleep. 2008 mai. 31(5):619-26.
23. Joo EY et al. *Adverse effects of 24 hours of sleep deprivation on cognition and stress hormones* [Efeitos adversos de 24 horas de privação de sono na cognição e nos hormônios do estresse]. J. Clin. Neurol. 2012 jun; 8(2):146-50.
24. Leproult R et al. *Sleep loss results in an elevation of cortisol levels the next evening* [A perda do sono resulta em elevação dos níveis de cortisol na noite seguinte]. Sleep. 1997 out; 20(10):865-70.
25. Spiegel K. Knutson K. Leproult R et al. *Sleep loss: a novel risk factor for insulin resistance and Type 2 diabetes* [Perda de sono: um novo fator de risco para resistência à insulina e diabetes tipo 2]. J. Appl. Physiol. 2005 nov; 99(5):2008-19.
26. VanHelder T. Symons JD, Radomski MW. *Effects of sleep deprivation and exercise on glucose tolerance* [Efeitos da privação do sono e exercícios na tolerância à glicose]. Aviat. Space Environ. Med. 1993 jun; 64(6):487-92.

aumentou 20%[27]. Em outro estudo, a duração reduzida do sono aumentou o risco de diabetes tipo 2[28].

Tanto a leptina como a grelina, hormônios-chave no controle da gordura corporal e do apetite, mostram um ritmo diário que é quebrado pelo distúrbio do sono. Tanto o Estudo de Coorte do Sono de Wisconsin quanto o Estudo Familiar de Quebec demonstraram que a curta duração do sono[29] está associada a maior peso corporal, diminuição da leptina e aumento da grelina.

A privação do sono certamente prejudicará os esforços de perda de peso[30]. É interessante notar que a privação do sono em condições de baixo nível de estresse não diminui a leptina ou aumenta a fome[31], o que sugere que não é a perda de sono que é prejudicial, mas a ativação dos hormônios do estresse e dos mecanismos de fome. Dormir o suficiente é essencial para qualquer plano de perda de peso.

---

27. *Sub-chronic sleep restriction causes tissue specific insulin resistance* [A restrição subcrônica do sono causa resistência à insulina específica de tecido]. J. Clin. Endocrinol. Metab. 6 fev. 2015, jc20143911. [Publicação digital antes da impressa.] Acesso em: 6 abr. 2015.
28. Kawakami N, Takatsuka N, Shimizu H. *Sleep disturbance and onset of type 2 diabetes* [Distúrbio do sono e início da diabetes tipo 2]. Diabetes Care. 2004 jan; 27(1):282-3.
29. Taheri S, Li L, Austin D et al. *Short sleep duration is associated with reduced leptin, elevated ghrelin, and increased body mass index* [Curta duração do sono está associada com redução da leptina, aumento da grelina e do índice de massa corporal]. PLoS Medicine. 2004 dez; 1(3):e62.
30. Nedeltcheva AV et al. *Insufficient sleep undermines dietary efforts to reduce adiposity* [O sono insuficiente mina os esforços dietéticos para reduzir a adiposidade]. Ann. Int. Med. 2010 out. 5; 153(7):435-41.
31. Pejovic S et al. *Leptin and hunger levels in young healthy adults after one night of sleep loss* [Leptina e níveis de fome em adultos jovens e saudáveis após uma noite de perda de sono]. J. Sleep Res. 2010 dez; 19(4):552-8.

(9)
A INVESTIDA DO DR. ATKINS

A hipótese carboidratos-insulina

Como já esclarecemos que a insulina causa obesidade, a nossa próxima pergunta é: quais alimentos fazem com que nossos níveis de insulina aumentem ou despenquem? O candidato mais óbvio é o carboidrato refinado – grãos e açúcares altamente refinados. Isso não nos conduz a uma nova ideia, mas, sim, de volta a uma noção muito antiga que antecede até mesmo William Banting: a ideia de que "carboidratos de engorda" causam obesidade.

Os carboidratos altamente refinados são os alimentos mais reconhecidos por aumentar os níveis de açúcar no sangue. Os altos níveis de açúcar no sangue levam a altos níveis de insulina. Os altos níveis de insulina levam ao ganho de peso e à obesidade. Essa cadeia de causas e efeitos tornou-se conhecida como a hipótese carboidratos-insulina. O homem que se encontrava no centro dessa controvérsia foi o infame dr. Robert Atkins.

Em 1963, o dr. Robert Atkins era um homem gordo. Como William Banting, 100 anos antes, ele precisou fazer algo a respeito. Pesando 100 quilos, ele havia acabado de começar a clinicar na área de Cardiologia em Nova York. Ele tentou as maneiras convencionais de se perder peso, mas sem sucesso. Revendo a literatura médica publicada pelos drs. Pennington e Gordon sobre dietas com baixo teor de carboidratos, ele decidiu testar a própria abordagem *low carb* [baixo teor de carboidrato]. Para sua surpresa, funcionou como anunciado. Sem contar calorias, ele se desfez de seu incômodo peso extra. Começou, então, a prescrever a dieta com baixo teor de carboidratos a seus pacientes e obteve um notável sucesso.

Em 1965, ele apareceu no Tonight Show e, em 1970, estava nas páginas da *Vogue*. Em 1972, ele publicou seu singular livro, *Dr. Atkins' Diet Revolution* [*A revolução dietética do Dr. Atkins*]. Foi um *best-seller* imediato e um dos livros de dieta mais vendidos na história.

A revolução *low carb*

O dr. Atkins nunca afirmou ter inventado a dieta *low carb*. Essa abordagem já existia muito antes de o médico da dieta, antes popular, ter escrito sobre ela. Jean Anthelme Brillat-Savarin escreveu sobre carboidratos e obesidade em 1825. William Banting descreveu o mesmo relacionamento em seu livreto *best-seller*, *Letter on Corpulence, Addressed to the Public* [*Carta aberta sobre a corpulência*], em 1863. Essas ideias existem há cerca de dois séculos.

No entanto, em meados da década de 1950, a teoria da redução calórica da obesidade começava a se tornar popular. Parecia muito mais científico discutir calorias em vez de alimentos. Mas ainda havia obstáculos. O dr. Alfred Pennington escreveu um editorial no *New England Journal of Medicine*, em 1953, em que enfatizava o papel dos carboidratos na obesidade[1]. Os estudos do dr. Walter Bloom, que avaliavam dietas de baixo teor de carboidratos com regimes de jejum, identificaram perda de peso comparável entre os dois[2].

O dr. Irwin Stillman escreveu *The Doctor's Quick Weight Loss Diet* [*A dieta do médico para perda de peso rápida*], em 1967, em que recomendava uma dieta rica em proteínas e com baixo teor de carboidratos[3]. Ele rapidamente vendeu mais de 2,5 milhões de cópias. Uma vez que metabolizar a proteína ingerida requer energia extra (o efeito termogênico dos alimentos), comer mais proteínas deveria, em tese, causar perda de peso. O próprio dr. Stillman perdeu 22 quilos após a adotar a "dieta Stillman", constituída de até 90% de proteína. Ele teria usado a dieta para tratar mais de 10 mil pacientes com sobrepeso. Quando o dr. Atkins juntou-se à briga, a revolução *low carb* já estava bem encaminhada.

O dr. Atkins argumentou, em seu *best-seller* de 1972, que restringir drasticamente os carboidratos manteria os níveis de insulina baixos, reduzindo a fome e, eventualmente, levando à perda de peso. Não demorou muito para que as autoridades nutricionais respondessem. Em 1973, o Conselho de Alimentação e Nutrição da Associação Médica Norte-Americana publicou um forte ataque às ideias de Atkins. A maioria dos médicos naquela época preocupava-se se o alto teor de gordura da dieta não levaria a ataques cardíacos e derrames[4].

No entanto, os proponentes da dieta *low carb* continuavam sua pregação. Em 1983, o dr. Richard Bernstein, ele mesmo diabético do tipo 1 desde os nove anos, abriu uma clínica controversa para tratar os diabéticos com uma rigorosa dieta de baixo teor de carboidratos – um método que contradizia diretamente a maioria dos ensinamentos nutricionais e médicos da época. Em 1997, Bernstein publicou *Dr. Bernstein's Diabetes Solution* [*A solução do dr. Bernstein para a diabetes*]. Em 1992, e novamente em 1999, Atkins atualizou seu *best-seller* com a publicação de *Dr. Atkins' New Diet Revolution* [*A nova revolução dietética do dr. Atkins*]. Os livros de Bernstein e de Atkins se tornariam famosos *best-sellers*, com mais de 10 milhões de cópias vendidas. Em 1993, os cientistas Rachael e Richard Heller escreveram *The Carbohydrate Addict's Diet* [*A dieta dos viciados em carboidratos*], que vendeu mais de seis milhões de cópias. A investida de Atkins havia começado de verdade, e começado bem.

A popularidade da dieta *low carb*, reavivada na década de 1990, inflamou-se até se tornar um incêndio de larga escala em 2002, quando o premiado jornalista Gary Taubes escreveu um polêmico artigo no *New York Times* intitulado "What If It's All

---

1. Pennington AW. *A reorientation on obesity* [*Uma reorientação na obesidade*]. N. Engl. J. Med. 1953 jun. 4; 248(23):959-64.
2. Bloom WL, Azar G, Clark J, MacKay JH. *Comparison of metabolic changes in fasting obese and lean patients* [*Comparação de alterações metabólicas em pacientes obesos e magros em jejum*]. Ann. N. Y. Acad. Sci. 1965 out. 8; 131(1):623-31.
3. Stillman I. The Doctor's Quick Weight Loss Diet. [s. l.]: Ishi Press, 2011.
4. Kolata G. *Rethinking Thin: The New Science of Weight Loss – and the Myths and Realities of Dieting* [*Repensando a magreza: a nova ciência da perda de peso... e os mitos e verdades sobre as dietas*]. Nova York: Picador, 2008.

Been a Big Fat Lie?" [E se tiver sido tudo uma mentira pesada e das grossas?]. Ele argumentava que a gordura ingerida, que há muito se acreditava causar a aterosclerose, era na verdade muito inofensiva para a saúde humana. Ele deu continuidade a esse raciocínio com os *best-sellers Good Calories, Bad Calories* [Boas calorias, más calorias] e *Por que engordamos*, nos quais ele expôs a ideia de que os carboidratos eram a principal causa do aumento de peso.

O império contra-ataca

Essas ideias tomaram algum tempo para se difundir pela comunidade médica. Muitos médicos ainda pressentiam que o *low carb* seria apenas a mais nova moda em uma longa linhagem de dietas fracassadas. A Associação Norte-Americana do Coração (American Heart Association – AHA) publicou seu próprio livro intitulado *No-Fad Diet: A Personal Plan for Healthy Weight Loss* [Dieta sem modismo: um plano individual para perda de peso de forma saudável]. É só um pouco irônico que, ao condenar outras dietas, a AHA recomendaria a única dieta (com baixo teor de gordura) repetidamente comprovada como malsucedida. Mas a religião do baixo teor de gordura havia criado seu santuário em meio à comunidade médica e não tolerava incrédulos. Apesar de uma assombrosa falta de evidências para embasar essa recomendação de dietas com baixo teor de gordura, associações médicas como a AHA e a Associação Médica Norte-Americana (American Medical Association) não perderam tempo para defender suas crenças e denunciar as novas dietas da moda. Mas a investida de Atkins havia sido implacável. Em 2004, mais de 26 milhões de norte-americanos afirmaram fazer algum tipo de dieta com baixo teor de carboidratos. Mesmo as redes de *fast-food* introduziram em seus cardápios hambúrgueres com *low carb*, com a carne envolta em alface em vez do pão. A possibilidade de reduzir permanentemente o excesso de peso e todas as suas complicações para a saúde parecia estar ao alcance de todos.

A AHA admitiu que não havia qualquer comprovação de que a dieta com baixo teor de gordura seria exitosa em longo prazo. Ela também admitiu que a dieta de Atkins evidenciava um perfil de colesterol superior e resultava em uma perda de peso inicial mais rápida. Apesar desses benefícios, a AHA manteve suas preocupações com a aterogenicidade – a taxa na qual formariam-se placas nas artérias. Não havia, claro, nenhuma evidência que embasasse essa preocupação. Com relação à sua própria dieta, com baixo teor de gordura – recomendada por eles, mas cientificamente sem embasamento –, a AHA não teve quaisquer preocupações!

Não houve qualquer preocupação de que uma maior ingestão de açúcar e outros carboidratos refinados pudessem ser prejudiciais. Nenhuma preocupação quanto a dieta com baixo teor de gordura ter se provado um fiasco retumbante por todos estudos dietéticos realizados. Não houve qualquer preocupação de que a obesidade e as epidemias de diabetes estivessem se alastrando debaixo de seus próprios narizes. A AHA tocava rabeca enquanto Roma queimava. Durante os

40 anos que a AHA recomendou uma dieta com baixo teor de gordura, a crise da obesidade cresceu para proporções gigantescas. No entanto, em nenhum momento a AHA se questionou se sua recomendação, totalmente ineficaz, estava de fato ajudando as pessoas. Em vez disso, os médicos jogavam seu jogo favorito: culpar o paciente. Não é nossa culpa que a dieta não funcione. A culpa é deles que não seguiram a dieta.

Dietas *low carb*: uma comunidade médica atordoada

À medida que o novo competidor desafiava a sabedoria dietética convencional, teve início a campanha de insultos e insinuações. Ainda assim, novos estudos começaram a aparecer, em meados dos anos 2000, comparando as "novas" dietas com baixo teor de carboidratos com as convencionais. Os resultados surpreenderiam muita gente, inclusive eu mesmo. O primeiro estudo, publicado no prestigiado *New England Journal of Medicine* em 2003[5], confirmou maior perda de peso em curto prazo com a dieta de Atkins. Em 2007, o *Journal of the American Medical Association* publicou um estudo mais detalhado[6]. Quatro famosos planos de perda de peso diferentes foram comparados em uma prova de confrontação direta. Um deles foi claramente o vencedor: a dieta Atkins. As outras três dietas (Ornish, que tem muito baixo teor de gordura; a Zone, que equilibra proteína, carboidratos e gordura em uma proporção de 30:40:30; e uma dieta padrão com baixo teor de gordura) eram muito semelhantes com relação à perda de peso. No entanto, ao comparar a de Atkins com a de Ornish, ficou claro que não só a perda de peso foi melhor, mas também o perfil metabólico como um todo. A pressão arterial, o colesterol e os açúcares sanguíneos melhoraram em grande medida com a dieta do dr. Atkins.

Em 2008, o estudo DIRECT (na sigla em inglês, Dietary Intervention Randomized Controlled Trial – Ensaio Controlado Randomizado de Intervenção Dietética)[7] mais uma vez confirmou a superior redução de peso em curto prazo da dieta Atkins. Realizado em Israel, ele comparou a dieta mediterrânea, as dietas com baixo teor de gordura e a Atkins. Enquanto a dieta mediterrânea chegava a se contrapor à vigorosa dieta Atkins, poderosa na redução de gordura, o padrão AHA de baixo teor de gordura morreu na praia, triste, cansado e sem amor, exceto pelos médicos acadêmicos. Mais importante ainda, os benefícios metabólicos das dietas Atkins e mediterrânea foram confirmados. A dieta Atkins reduziu os níveis médios de açúcar no sangue em 0,9%, muito mais do que as outras dietas e quase tão efetiva quanto a maioria dos medicamentos.

---

5. Samaha FF et al. *A low carbohydrate as compared with a low-fat diet in severe obesity* [Uma dieta de baixo teor de carboidrato em comparação com uma de baixo teor de gordura na obesidade grave]. N. Engl. J. Med. 2003 maio 22; 348(21):2074-81.
6. Gardner CD et al. *Comparison of the Atkins, Zone, Ornish, and LEARN diets for change in weight and related risk factors among overweight premenopausal women* [Comparação das dietas Atkins, Zone, Ornish e LEARN para alteração do peso e fatores de risco relacionados entre mulheres pré-menopáusicas com sobrepeso]. JAMA. 2007 mar. 7; 297(9):969-77.
7. Shai et al. *Weight loss with a low carbohydrate, Mediterranean, or low-fat die* [Perda de peso com uma dieta de baixo teor de carboidratos, mediterrânea ou com baixo teor de gordura]. N. Engl. J. Med. 2008 jul. 17; 359(3):229-41.

Em seis meses, a dieta com alto teor de proteínas e baixo teor de glicemia manteve perda de peso melhor do que a dieta com baixo teor de gordura[8]. A razão pode estar em parte no fato de que diferentes dietas de perda de peso provocam diferentes mudanças no gasto energético total. O dr. David Ludwig, da Universidade de Harvard[9], descobriu que a dieta com baixo teor de gordura foi a que mais desacelerou o metabolismo corporal. Qual foi a melhor dieta para manter o ritmo metabólico? A dieta com o mais baixo teor de carboidratos. E ela também aparentou reduzir o apetite. O dr. G. Boden escreveu nos *Annals of Internal Medicine* [Anais de medicina interna], em 2005: "Quando tiramos os carboidratos, os pacientes reduziram espontaneamente seu consumo diário de energia em mil calorias por dia"[10]. Os níveis de insulina caíram e a sensibilidade à insulina foi restaurada.

Talvez comer carboidratos refinados leve a "vícios alimentares". Os sinais de saciedade naturais são hormônios que são extremamente poderosos para dissuadir a sobrealimentação. Hormônios como a colecistoquinina e o peptídeo YY respondem a proteínas e gorduras ingeridas para nos avisar que devemos parar de comer. Agora, voltemos ao *buffet* "coma tudo o que aguentar" mencionado no capítulo 5. Em algum momento, você simplesmente não consegue comer mais, e a ideia de consumir mais duas costeletas de porco causa náuseas. Esse sentimento indica que seus hormônios de saciedade estão dizendo que você já teve a sua cota.

Mas e se alguém lhe oferecesse uma pequena fatia de bolo ou de torta de maçã? Agora não parece ser tão difícil assim comer, não é mesmo? Quando crianças, costumávamos chamar isso de fenômeno do "segundo estômago": depois que o primeiro estômago, reservado para comida comum, estivesse cheio, imaginávamos que havia um segundo estômago só para sobremesas. De alguma maneira, apesar de estarmos cheios, ainda temos espaço para carboidratos altamente refinados, como bolos e tortas – mas não para proteínas ou gorduras. Os alimentos altamente refinados e processados por alguma razão não desencadeiam a liberação de hormônios de saciedade, e nós vamos adiante e comemos o bolo.

Pense em alimentos nos quais as pessoas dizem que são "viciadas". Massas, pães, biscoitos, chocolates, batatas fritas. Você percebe alguma coisa em comum entre eles? Todos são carboidratos altamente refinados. Alguém alguma vez já disse ser viciado em peixe? Em maçãs? Em carne? Em espinafre? Provavelmente não. Todos são alimentos deliciosos, mas não são viciantes.

Considere algumas comidas típicas de almoços de fim de semana. Macarrão com queijo, sorvete, torta de maçã, purê de batatas, panquecas. Você notou alguma coisa? Todos são carboidratos altamente refinados. Há evidências de que esses alimentos

---

8. Larsen TM et al. *Diets with high or low protein content and glycemic index for weight-loss maintenance* [Dietas com alto ou baixo teor de proteínas e índice glicêmico para manutenção de perda de peso]. N. Engl. J. Med. 2010 nov. 25; 363(22):2102-13.
9. Ebbeling C et al. *Effects of dietary composition on energy expenditure during weight-loss maintenance* [Efeitos da composição dietética no gasto de energia durante a manutenção da perda de peso]. JAMA. 2012 jun. 27; 307(24):2627-34.
10. Boden G et al. *Effect of a low carbohydrate diet on appetite, blood glucose levels, and insulin resistance in obese patients with type 2 diabetes* [Efeito de uma dieta com baixo teor de carboidratos no apetite, nos níveis de glicose no sangue e na resistência à insulina em pacientes obesos com diabetes tipo 2]. Ann. Intern. Med. 2005 mar. 15; 142(6):403-11.

ativam os sistemas de recompensa em nossos cérebros, o que nos dá uma sensação de "conforto". Os carboidratos refinados são potencialmente viciantes e fáceis de serem consumidos em excesso precisamente porque não há hormônios de saciedade naturais para carboidratos refinados. A razão, é claro, é que os carboidratos refinados não são alimentos naturais, mas, sim, altamente processados. *Sua toxicidade reside no fato de serem processados.*

O declínio de Atkins

Os estudos mencionados pouco antes deixaram os profissionais da medicina atordoados e um pouco desgostosos. Cada uma dessas pesquisas tinha sido realizada quase com o único propósito de destruir a reputação de Atkins. Eles queriam enterrar a dieta de Atkins de vez, mas acabaram por coroá-la. Uma a uma, as preocupações com o movimento *low carb* foram descartadas. A *New Diet Revolution*[11] havia começado. Vida longa à revolução, mas havia contratempos no horizonte.

Pesquisas de longa duração sobre a dieta Atkins não conseguiram confirmar os tão esperados benefícios. O dr. Gary Foster, da Universidade de Temple, publicou resultados de dois anos mostrando que tanto os grupos da dieta de baixo teor de gordura quanto os da Atkins haviam perdido peso, mas, em seguida, recuperado na mesma proporção[12]. Após 12 meses, todos os pacientes do estudo DIRECT, incluindo o grupo Atkins, recuperaram muito do peso que perderam[13]. Uma revisão sistemática de todos os testes dietéticos mostrou que grande parte dos benefícios de uma abordagem baixa em carboidratos evaporaram depois de um ano[14].

Um maior comprometimento com a dieta deveria ser um dos principais benefícios do método Atkins, já que não havia necessidade de contagem de calorias. No entanto, para quem fazia a dieta, seguir as severas restrições alimentares de Atkins não se mostrou mais fácil do que a convencional contagem de calorias. O comprometimento era igualmente baixo em ambos os grupos, com mais de 40% dos indivíduos abandonando a dieta no prazo de um ano.

Em retrospectiva, esse resultado era previsível. A dieta Atkins restringia severamente os alimentos altamente prazerosos, como bolos, biscoitos, sorvetes e outras sobremesas. Esses alimentos obviamente engordam, independentemente da dieta em

---

11. Trocadilho com o título do livro do Dr. Atkins, *Dr. Atkins' New Diet Revolution* [*A nova revolução dietética do Dr. Atkins*]. [N. do T.]
12. Foster G et al. *Weight and metabolic outcomes after 2 years on a low carbohydrate versus low-fat diet* [*O peso e os resultados metabólicos após dois anos em uma dieta com baixo teor de carboidratos versus baixo teor de gordura*]. Ann. Int. Med. 2010 ago. 3; 153(3):147-57.
13. Shai I et al. *Four-year follow-up after two-year dietary interventions* [*Acompanhamento de quatro anos após intervenções dietéticas de dois anos*]. N. Engl. J. Med. 2012 out. 4;367(14):1373-4.
14. Hession M et al. *Systematic review of randomized controlled trials of lowcarbohydrate vs. low-fat/low calorie diets in the management of obesity and its comorbidities* [*Revisão sistemática de ensaios randomizados controlados de dietas com baixo teor de carboidratos versus dietas com baixo teor de gordura/baixas calorias no manejo da obesidade e suas comorbidades*]. Obes. Rev. 2009 jan; 10(1):36-50.

que você acredite. Continuamos a comê-los simplesmente porque causam prazer. A comida é uma celebração, e banquetes têm acompanhado as celebrações ao longo da história humana. Isso é tão verdadeiro no ano 2015 d.C., como foi no ano 2015 a.C. Em aniversários, casamentos e celebrações de feriados, o que comemos? Bolo. Sorvete. Torta. Não é *whey protein* e carne de porco magra. Por quê? Porque queremos ter prazer. A dieta de Atkins não admite esse fato simples, e isso a condenou ao fracasso.

As primeiras experiências realizadas com muitas pessoas confirmaram que a dieta de Atkins não seria duradoura.

Milhões de pessoas abandonaram o método Atkins, e a nova revolução dietética desvaneceu-se, tornando-se apenas mais uma moda passageira. A empresa Atkins Nutritionals, fundada em 1989 pelo dr. Atkins, pediu falência, tendo sofrido grandes perdas à medida que seus consumidores deixavam de seguir a dieta. Os benefícios da perda de peso não conseguiam ser mantidos.

Mas por quê? O que aconteceu? Um dos princípios fundamentais da abordagem *low carb* é que os carboidratos são os que mais aumentam o açúcar no sangue. Os altos níveis de açúcar no sangue levam à alta insulina. A alta insulina é o principal motor da obesidade. Esses fatos parecem bem razoáveis. O que havia de errado?

A hipótese carboidratos-insulina estava incompleta

A hipótese carboidratos-insulina, ou seja, a noção de que os carboidratos causam aumento de peso por causa da secreção de insulina, não estava exatamente errada. Os alimentos ricos em carboidratos certamente aumentam os níveis de insulina em maior medida do que os outros macronutrientes. Altos níveis de insulina certamente levam à obesidade.

No entanto, a hipótese está incompleta. Há muitos problemas, sendo o paradoxo do asiático comedor de arroz, talvez, o mais óbvio. A maioria dos asiáticos, durante pelo menos o último meio século, manteve uma dieta baseada em arroz branco polido, um carboidrato altamente refinado. No entanto, até há pouco tempo, a obesidade era muito rara nessas populações.

O Estudo Internacional de Macronutrientes e Pressão Arterial [International Study of Macronutrients and Blood Pressure – INTERMAP][15] comparou as dietas dos EUA, Reino Unido, China e Japão em detalhes (ver figura 9.1)[16]. Esse estudo foi realizado no final da década de 1990, antes que a globalização ocidentalizasse a dieta asiática.

---

15. Zhou BG et al. Nutrient intakes of middle-aged men and women in China, Japan, United Kingdom, and United States in the late 1990s: The INTERMAP Study [Ingestões nutricionais de homens e mulheres de meia-idade na China, no Japão, no Reino Unido e nos Estados Unidos no final da década de 1990: o estudo INTERMAP]. J. Hum. Hypertens. 2003 set; 17(9):623-30.
16. Origem dos dados da figura 9.1: *ibid*.

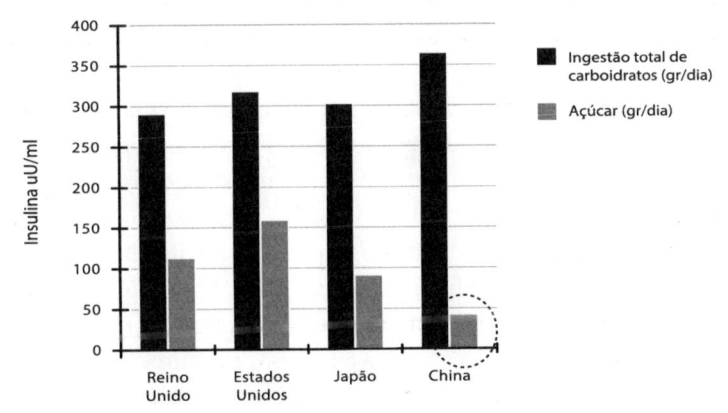

Figura 9.1: O estudo INTERMAP (2003) revelou que, embora as pessoas na China e no Japão ingerissem grandes quantidades de carboidratos, a ingestão de açúcar era menor nesses países do que nos EUA e no Reino Unido.

A ingestão total e percentual de carboidratos na China supera as demais nações. A ingestão de açúcar na China, no entanto, é extremamente baixa em comparação com os outros países. A ingestão de carboidratos do Japão é semelhante à do Reino Unido e a dos EUA, mas o consumo de açúcar é muito menor. Apesar das altas ingestões de carboidratos, as taxas de obesidade na China e no Japão eram muito baixas até recentemente.

Assim, a hipótese de carboidratos e insulina não estava incorreta, mas claramente havia alguma outra coisa acontecendo. A ingestão total de carboidratos não era a história por completo. O açúcar parecia estar contribuindo muito mais para a obesidade do que outros carboidratos refinados.

De fato, muitas sociedades primitivas que comem principalmente carboidratos têm taxas de obesidade muito baixas. Em 1989, o dr. Staffan Lindeberg estudou os moradores de Kitava, uma das Ilhas Trobriand no arquipélago de Papua Nova Guiné – um dos últimos lugares na Terra onde as pessoas mantinham uma dieta em grande parte tradicional. Vegetais ricos em amido, incluindo inhame, batata-doce, taro (inhame-coco) e mandioca, constituíam a base de sua dieta. Estima-se que 69% das calorias ingeridas por eles eram derivadas de carboidratos, e menos de 11%, de comida ocidental processada. Apesar dessa alta ingestão de carboidratos, a insulina era muito baixa entre os habitantes de Kitava, resultando em praticamente nenhuma obesidade. Comparando a população de Kitava com a sueca, de onde vinha o dr. Lindeberg, ele descobriu que, apesar de uma dieta constituída de 70% de carboidratos (não refinados), os nativos de Kitava apresentavam níveis de insulina abaixo do quinto percentil dos suecos[17]. O nativo médio de Kitava apresentava um nível de insulina inferior a 95% dos suecos. O índice de massa corporal dos jovens

---

17. Lindeberg S et al. Low serum insulin in traditional Pacific Islanders: the Kitava Study [Baixa insulina sérica em ilhas tradicionais do Pacífico: o Estudo de Kitava]. Metabolism. 1999 out; 48(10):1216-9.

de Kitava era em média 22 (normal) e diminuía com a idade. A possibilidade de que um maior volume de exercício físico levava a baixos níveis de insulina e menos obesidade foi investigada, mas esse não era o caso.

Da mesma forma, os nativos da ilha japonesa de Okinawa têm uma dieta que é constituída de quase 85% de carboidratos não refinados. O alimento básico de sua dieta é a batata-doce. Eles comem três vezes mais vegetais verdes e amarelos, mas consomem apenas 25% do açúcar das regiões japonesas mais próximas a eles. Apesar do elevado consumo de carboidratos, praticamente não há obesidade na ilha, e o índice de massa corporal média é de apenas 20,4. Eles detêm um dos maiores índices de longevidade do mundo, com um número de pessoas que passam dos 100 anos, três vezes maior do que o de regiões japonesas próximas à ilha.

Claramente, a hipótese carboidratos-insulina é uma teoria incompleta, levando muitos a abandoná-la em vez de tentar conciliá-la com os fatos descobertos. Uma possibilidade é que existe uma diferença importante entre a ingestão de arroz e a de trigo. Os asiáticos tendem a comer arroz, enquanto as sociedades ocidentais tendem a obter seus carboidratos em produtos derivados do trigo e do milho refinados. Também é possível que as mudanças nas taxas de obesidade ocidental estejam relacionadas a mudanças na variedade de trigo que estamos consumindo. O dr. William Davis, autor de *Barriga de trigo*, um *best-seller* do *New York Times*, sugere que o trigo-anão que comemos hoje pode ser muito diferente do trigo original. A variedade de trigo Einkorn foi cultivada desde 3300 a.C. Na década de 1960, à medida que a população mundial aumentava, as técnicas agrícolas destinadas a aumentar o rendimento do trigo levaram a novas variedades denominadas trigo-anão e semi-anão. Atualmente, 99% do trigo comercialmente cultivado é de variedade anã e semi-anã, e pode ser que haja implicações para a saúde ao se consumir essas novas variedades de trigo.

A insulina e a obesidade ainda estão causalmente ligadas. No entanto, não é de todo claro que a alta ingestão de carboidratos seja sempre a principal causa de altos níveis de insulina. Em Kitava, a alta ingestão de carboidratos não levou à elevação da insulina. A noção de que os carboidratos são o único motor de insulina está incorreta. Uma peça crítica do enigma havia sido negligenciada. O açúcar, especificamente, desempenha um papel crucial na obesidade, mas como ele se encaixa? O elo perdido era a resistência à insulina.

(10)
RESISTÊNCIA À INSULINA: A PERSONAGEM PRINCIPAL

Oprah Winfrey travou suas batalhas de perda de peso publicamente por várias décadas. Em seu momento pesado, ela chegou a ter 107,5 quilos. Por volta de 2005, ela conquistou, com muita luta, um peso relativamente esbelto, de 72,6 quilos. Ela estava radiante. Tinha cortado os carboidratos e se exercitado. Possuía um *chef* pessoal e um *personal trainer*. Ela fez tudo "certo". E tinha todas as vantagens que não estão ao alcance do restante de nós. Então, por que, até 2009, ela ganhou 18 quilos? Por que ela não conseguia manter o peso?

Por que a obesidade de longa data é tão difícil de se tratar?

A circunstância temporal, na obesidade, é quase universalmente reconhecida, mas raramente levada em conta. Normalmente, a obesidade é um processo gradual de ganho de 500 gramas a 1 quilo por ano. Durante um período de 25 anos, porém, pode-se acumular até 23 quilos extras. Aqueles que, em algum momento da vida, já foram obesos acham extremamente difícil perder peso. Em contrapartida, as pessoas com ganho de peso recente têm muito mais facilidade para perder o excesso de quilos.

As teorias calóricas sobre a obesidade convencionais acreditam que a perda de 4,5 quilos é a mesma coisa tanto para quem tem excesso de peso por uma semana ou quanto para quem o teve por uma década. No caso de você reduzir as calorias, vai perder peso, mas isso simplesmente não é verdade. Da mesma forma, a hipótese carboidratos-insulina não respeita a duração da obesidade: a redução de carboidratos deve causar emagrecimento, independentemente de por quanto tempo você tenha tido excesso de peso, mas isso também não é verdade.

No entanto, a questão da duração é muito importante. Podemos tentar minimizar seus efeitos, mas a ideia de que a obesidade de longa data é muito mais difícil de tratar soa bastante como verdadeira.

Portanto, devemos reconhecer o fenômeno da dependência do tempo. A obesidade aos 17 anos tem consequências que se desdobram por décadas no futuro[1]. Qualquer teoria totalizante da obesidade deve ser capaz de explicar por que a duração é tão importante.

Os altos níveis de insulina causam ganho de peso. As escolhas alimentares desempenham um papel na elevação dos níveis de insulina. Mas ainda estamos deixando

---

1. Tirosh A et al. *Adolescent BMI trajectory and risk of diabetes versus coronary disease* [Trajetória do adolescente no IMC e risco de diabetes versus doença coronariana]. N. Engl. J. Med. 2011 abr. 7; 364(14):1315-25.

de lado outro fator que aumenta a insulina, que é ao mesmo tempo dependente e independente da dieta: a resistência à insulina.

A resistência à insulina é o verdadeiro vilão dessa história. Ela é a força oculta por trás da maioria dos arqui-inimigos da medicina moderna, entre os quais incluem-se a obesidade, a diabetes, a gordura no fígado, a doença de Alzheimer, doenças cardíacas, câncer, hipertensão arterial e colesterol alto. Mas, diferente dos vilões das histórias em quadrinhos, a síndrome de resistência à insulina, também chamada de síndrome metabólica, é bem real.

Como desenvolvemos resistência?

O corpo humano é caracterizado pelo princípio biológico fundamental da homeostase. No caso de as coisas mudarem em uma direção, o corpo reage mudando na direção oposta para retornar a um estado mais próximo daquele original. Por exemplo, se ficarmos com muito frio, o corpo se adapta, aumentando a geração de calor corporal. No caso de ficarmos com muito calor, o corpo desencadeia a secreção de suor para tentar se esfriar. A adaptabilidade é um pré-requisito para a sobrevivência e, geralmente, é válida para todos os sistemas biológicos. Em outras palavras, o corpo desenvolve resistência. O corpo resiste a mudar para fora de sua zona de conforto adaptando-se a ela.

O que acontece no caso da resistência à insulina? Como discutido anteriormente, um hormônio atua em uma célula como uma chave que se encaixa em uma fechadura. Quando a insulina (a chave) não mais se encaixa no receptor (a fechadura), a célula é chamada de "resistente à insulina". Como o encaixe não é consistente, a porta não se abre completamente. Como resultado, menos glicose entra na célula, que, por sua vez, acredita que há baixa quantidade de glicose circulando pelo corpo. Mas é o contrário. A glicose está se acumulando do lado de fora da porta. Faminta por glicose, a célula exige mais. Para compensar, o corpo produz chaves (insulina) extras. O encaixe ainda não é consistente, mas mais portas são abertas, permitindo que uma quantidade normal de glicose entre.

Suponha que em uma situação normal produzamos 10 chaves (insulina). Cada uma abre uma porta trancada que permite a entrada de duas moléculas de glicose. Com 10 chaves, 20 moléculas de glicose entram na célula. Sob condições de resistência à insulina, a chave não abre a porta por completo. Apenas uma molécula de glicose consegue entrar. Com 10 chaves, apenas 10 moléculas de glicose adentram a célula. Para compensar, produzimos agora um total de 20 chaves. Então, 20 moléculas de glicose conseguem transpor a barreira, mas somente porque nós aumentamos o número de chaves. À medida que desenvolvemos resistência à insulina, nossos corpos aumentam os níveis de insulina para obter o mesmo resultado de glicose na célula. No entanto, pagamos o preço em níveis de insulina constantemente elevados.

Por que isso importa? *Porque a resistência à insulina leva a altos níveis de insulina* e, como vimos, altos níveis de insulina causam obesidade.

Mas o que causou a resistência à insulina em primeiro lugar? O problema está na chave (insulina) ou na fechadura (receptor de insulina)? A insulina é o mesmo hormônio, seja ela encontrada em uma pessoa obesa ou em uma pessoa magra. Não há diferença na sequência de aminoácidos ou em qualquer outra característica mensurável. Portanto, o problema da resistência à insulina deve estar no receptor. O receptor de insulina não responde adequadamente e bloqueia a glicose fora da célula. Mas por quê?

Para começar a resolver esse quebra-cabeça, voltemos um pouco e procuremos as pistas de outros sistemas biológicos. Existem muitos exemplos de resistência biológica. Embora eles não se apliquem especificamente ao problema da insulina/receptor de insulina, eles podem esclarecer o problema da resistência e nos indicar por onde começar.

Resistência a antibióticos

Vamos começar pela resistência aos antibióticos. Quando novos antibióticos são introduzidos, eles matam praticamente todas as bactérias às quais foram projetados para matar. Ao longo do tempo, algumas bactérias desenvolvem a capacidade de sobreviver a doses elevadas desses antibióticos. Elas se tornaram "superbactérias" resistentes a medicamentos, e as infecções que elas causam são difíceis de tratar e, por vezes, podem levar à morte. Infecções de superbactérias são um grande e crescente problema em muitos hospitais urbanos em todo o mundo. Todos os antibióticos começaram a perder a sua eficácia em razão da resistência.

A resistência aos antibióticos não é nova. Alexander Fleming descobriu a penicilina em 1928. A produção em massa foi aperfeiçoada em 1942, com fundos dos governos dos EUA e do Reino Unido para uso na Segunda Guerra Mundial. Em sua fala para o Prêmio Nobel de 1945, intitulada "Penicilina", o dr. Fleming corretamente previu o surgimento da resistência. Ele disse:

> "Existe o perigo de que o homem ignorante possa facilmente usar uma dose muito baixa do medicamento, expondo, por consequência, seus micróbios a quantidades insuficientes para exterminá-los e tornando-os, assim, resistentes ao medicamento. Eis uma situação hipotética ilustrativa. O sr. X tem dor de garganta. Ele compra um pouco de penicilina e se automedica, não o suficiente para matar os estreptococos, mas o suficiente para treiná-los como resistir à penicilina"[2].

Em 1947, os primeiros casos de resistência aos antibióticos foram relatados. Como o Dr. Fleming previu esse desenvolvimento de forma tão confiante? Ele compreendeu a homeostase. A exposição causa resistência. Um sistema biológico que é perturbado tenta retornar ao seu estado original. À medida que usamos um

---
2. Fleming A. "Penicillin". [Fala ao Prêmio Nobel.] Dez, 1945. Disponível em: https://www.nobelprize.org/prizes/medicine/1945/fleming/facts/ Acesso em: 14 set. 2023.

antibiótico cada vez mais, organismos resistentes a ele são naturalmente selecionados para sobreviver e reproduzir. Eventualmente, esses organismos resistentes predominam, e o antibiótico torna-se inútil.

Para evitar o desenvolvimento da resistência aos antibióticos, devemos restringir severamente seu uso. Infelizmente, a reação automática de muitos médicos à resistência aos antibióticos é usar ainda mais antibióticos para "superar" a resistência – o que é paradoxal, já que isso só leva a uma maior resistência. *O uso persistente e de alta dosagem de antibióticos causa resistência aos antibióticos.*

Resistência viral

E quanto à resistência viral? Como nos tornamos resistentes a vírus como difteria, sarampo ou poliomielite por exemplo? Antes do desenvolvimento das vacinas, era a própria infecção viral que criava a resistência a uma infecção adicional. Caso você fosse infectado com o vírus do sarampo enquanto criança, você estaria protegido contra uma nova infecção de sarampo para o resto de sua vida. Grande parte (embora nem todos) dos vírus funciona dessa forma. A exposição causa resistência.

As vacinas funcionam exatamente a partir desse princípio. Edward Jenner, enquanto trabalhava nos campos da Inglaterra, ouviu a recorrente história de que leiteiras desenvolviam resistência ao vírus da varíola fatal porque tinham contraído o vírus da varíola bovina em sua forma leve. Em 1796, ele infectou deliberadamente um jovem com varíola bovina e observou como ele, posteriormente, ficou protegido da varíola comum, um vírus similar. Ao sermos inoculados com um vírus morto ou enfraquecido, acumulamos imunidade sem realmente desenvolvermos a doença por completo. Em outras palavras, os vírus causam resistência viral. Doses maiores, geralmente sob a forma de repetidas vacinações, causam mais resistência.

Resistência às drogas

Quando se usa cocaína pela primeira vez, há uma reação intensa – a "loucura". Com o uso contínuo da droga, a "loucura" torna-se cada vez menos intensa. Às vezes, os usuários começam a usar doses sempre maiores para alcançar a mesma "loucura". Pela exposição à substância, o corpo desenvolve resistência aos seus efeitos – uma condição chamada de "tolerância". As pessoas podem aumentar a tolerância a narcóticos, maconha, nicotina, cafeína, álcool, benzodiazepinas e nitroglicerina.

O mecanismo da resistência às drogas é bem conhecido. Para produzir um efeito desejado, drogas, como hormônios, são como chaves que se encaixam nas fechaduras dos receptores na superfície celular. A morfina, por exemplo, atua sobre os receptores opioides para proporcionar o alívio da dor. Quando há um período prolongado e exposição excessiva a drogas, o corpo reage reduzindo o número de receptores. Mais uma vez, o princípio biológico fundamental da homeostase entra, aqui, em ação. No caso de haver muito estímulo, os receptores celulares são nivelados para baixo, e as chaves também não se encaixam nos bloqueios. O sistema biológico retorna a um estado mais próximo do original. Em outras palavras, *as drogas causam resistência às drogas*.

Ciclos viciosos

A resposta automática ao desenvolvimento da resistência é aumentar a dosagem. Por exemplo, no caso de resistência aos antibióticos, respondemos usando mais antibióticos. Usamos doses mais altas ou medicamentos mais recentes. A resposta automática à resistência às drogas é usar mais drogas. Um alcoólatra toma doses cada vez maiores de álcool para vencer a resistência, o que temporariamente a "supera".

No entanto, esse comportamento é claramente autodestrutivo. Uma vez que a resistência se desenvolve em resposta a níveis altos e persistentes, aumentar a dose de fato aumenta a resistência. Quando uma pessoa usa quantidades sempre maiores de cocaína, ela desenvolve maior resistência. À medida que mais antibióticos são usados, mais resistência antibiótica se desenvolve. Esse ciclo continua até que simplesmente não aumente mais a dose.

E é um ciclo de autorreforço – um ciclo vicioso. A exposição leva à resistência. A resistência leva a maior exposição. E o ciclo continua. O uso de doses mais elevadas tem um efeito paradoxal. O efeito do uso de mais antibióticos é tornar os antibióticos menos efetivos. O efeito de usar mais cocaína é tornar a cocaína menos efetiva.

Então vamos recapitular o que já sabemos:

- Os antibióticos causam resistência aos antibióticos. As altas doses causam uma resistência maior.
- Os vírus causam resistência viral. As altas doses causam uma resistência maior.
- As drogas causam resistência às drogas (tolerância). As altas doses causam uma resistência maior.

Agora voltemos à nossa pergunta original: o que causa a resistência à insulina?

A insulina causa resistência à insulina

Como a resistência à insulina é semelhante a outras formas de resistência, a primeira coisa a observar são os níveis altos e persistentes de insulina. No caso de aumentarmos os níveis de insulina, chegaremos à resistência à insulina? Essa é uma hipótese fácil de se testar – e, por sorte, já foram realizados estudos sobre isso.

Evidências

Um insulinoma é um tipo raro de tumor[3] que segrega, incomumente, grandes quantidades de insulina na ausência de qualquer outra doença significativa. À medida que os níveis de insulina do paciente aumentam, imediatamente seus graus de resistência à insulina aumentam como forma de resposta – um mecanismo de proteção e uma coisa muito boa. Caso a resistência à insulina não se desenvolvesse, os altos níveis de insulina levariam rapidamente a uma quantidade muito baixa de açúcar no sangue. A hipoglicemia grave resultante desse quadro levaria rapidamente a convulsões e à morte. Como o corpo não quer morrer (e tampouco nós), ele se protege por meio do desenvolvimento de resistência à insulina – valendo-se da homeostase. A resistência se desenvolve naturalmente para nos proteger dos níveis de insulina extraordinariamente grandes. *A insulina causa resistência à insulina.*

A cirurgia para remover o insulinoma é o tratamento mais adequado e reduz drasticamente os níveis de insulina do paciente. Com o tumor retirado, a resistência à insulina também é em grande parte revertida, bem como as condições a ela associadas[4]. Assim, reverter os altos níveis de insulina reverte a resistência à insulina.

É bem simples replicar experimentalmente a condição de um insulinoma. Podemos infundir níveis de insulina superiores ao normal em um grupo de voluntários normais, saudáveis e não diabéticos. Podemos induzir a resistência à insulina?[5] Com certeza. Uma infusão de insulina de 40 horas reduziu em expressivos 15% a capacidade dos indivíduos de usar glicose. Dito de outra forma, eles desenvolveram uma resistência à insulina 15% maior. Esta é a implicação dessa descoberta: eu posso torná-lo resistente à insulina. Posso tornar qualquer um resistente à insulina. Tudo o que preciso fazer é lhe dar insulina.

Mesmo usando níveis fisiológicos normais de insulina obteremos exatamente o mesmo resultado[6]. Os homens sem histórico prévio de obesidade, pré-diabetes ou diabetes receberam uma infusão intravenosa de insulina constante por 96 horas. No final, sua sensibilidade à insulina caiu 20%, indo a 40%. As implicações são simplesmente surpreendentes. Com apenas quantidades normais, mas persistentes, de insulina, esses homens saudáveis, jovens e magros podem ser transformados em

---

3. Pontiroli AE, Alberetto M, Pozza G. *Patients with insulinoma show insulin resistance in the absence of arterial hypertension* [Pacientes com insulinoma apresentam resistência à insulina na ausência de hipertensão arterial]. Diabetologia. 1992 Mar;, 35(3):294-5. Pontiroli AE, Alberetto M, Capra F, Pozza G. *The glucose clamp technique for the study of patients with hypoglycemia: insulin resistance as a feature of insulinoma* [A técnica de grampo de glicose para o estudo de pacientes com hipoglicemia: resistência à insulina como característica do insulinoma]. J. Endocrinol. Invest. 1990 mar; 13(3):241-5.
4. Ghosh S et al. *Clearance of acanthosis nigricans associated with insulinoma following surgical resection* [Liquidação de acantose nigricans associada ao insulinoma após ressecção cirúrgica]. QJM. 2008 Nov; 101(11):899-900. DOI: 10.1093/qjmed/hcn098. [Publicação eletrônica: 31 jul. 2008.] Acesso em: 8 abr. 2015.
5. Rizza RA et al. *Production of insulin resistance by hyperinsulinemia in man* [Produção de resistência à insulina por hiperinsulinemia no homem]. Diabetologia. 1985 fev; 28(2):70-5.
6. Del Prato S et al. *Effect of sustained physiologic hyperinsulinemia and hyperglycemia on insulin secretion and insulin sensitivity in man* [Efeito da hiperinsulinemia fisiológica sustentada e hiperglicemia na secreção de insulina e sensibilidade à insulina no homem]. Diabetologia. 1994 out;, 37(10):1025-35.

resistentes à insulina. Eu posso colocar esses homens no caminho para a diabetes e a obesidade simplesmente ao lhes administrar insulina – ou seja, lhes causando resistência à insulina. Em situações normais, é claro, os níveis de insulina não permanecem persistentemente elevados desse jeito.

A insulina é prescrita com mais frequência nos casos de diabetes tipo 2, para controlar o açúcar no sangue, às vezes em doses muito elevadas. Nossa pergunta é: "Grandes doses de insulina causam resistência à insulina?".

Um estudo de 1993 mensurou esse efeito[7]. Introduziram-se os pacientes no tratamento intensivo de insulina. Em seis meses, eles passaram de nenhuma insulina para 100 unidades por dia em média. O açúcar no sangue desses pacientes estava muito, muito bem controlado. Mas quanto mais insulina eles tomavam, mais resistência à insulina desenvolviam – uma relação causal direta, tão inseparável como uma sombra e um corpo. Mesmo que os níveis de açúcar melhorassem, a diabetes piorava! Esses pacientes também ganharam uma média de aproximadamente 8,7 quilos, apesar de reduzirem a ingestão calórica diária em 300 calorias. Não importava. A insulina não só causa resistência à insulina, como também provoca ganho de peso.

Dependência do tempo e obesidade

Então já sabemos que a insulina provoca resistência à insulina. Mas a resistência à insulina também causa aumento de insulina – um ciclo clássico vicioso ou autorreforçador. Quanto maior o nível de insulina, maior a resistência à insulina. Quanto maior a resistência, maiores são os seus níveis. O ciclo continua indo e vindo, um elemento reforçando o outro, até que a insulina seja elevada ao extremo. Quanto mais tempo o ciclo continuar, pior se torna – é por isso que a obesidade é tão dependente do tempo.

As pessoas que ficam presas nesse ciclo vicioso durante décadas desenvolvem uma significativa resistência à insulina. Essa resistência leva a níveis elevados de insulina que independem da dieta da pessoa. Mesmo se você mudasse sua dieta, a resistência manteria seus níveis de insulina elevados. Caso seus níveis de insulina permanecerem altos, o peso do seu corpo permanece alto. O termostato é ajustado para cima, e seu peso inevitavelmente será puxado para cima.

O gordo fica mais gordo. Quanto mais tempo você for obeso, mais difícil fica de reverter a situação. Mas você já sabia disso. A Oprah sabia disso. Todo mundo já sabia disso. A maioria das teorias atuais da obesidade não consegue explicar esse efeito, então, em vez disso, elas o ignoram. Mas a obesidade depende do tempo. Como a ferrugem, ela leva tempo para se desenvolver. Você pode estudar condições

---

[7]. Henry RR et al. *Intensive conventional insulin therapy for type II diabetes* [*Terapia de insulina convencional intensiva para diabetes tipo II*]. Diabetes Care. 1993 jan; 16(1):23-31.

de umidade e composição metálica. Mas se ignorar a natureza de dependência do tempo característica da ferrugem, você não entenderá o processo.

Uma dieta rica em alimentos que provocam uma resposta de insulina pode incitar a obesidade, mas, ao longo do tempo, a resistência à insulina torna-se uma parte cada vez maior do problema e pode virar, de fato, um grande impulsor de altos níveis de insulina. A obesidade se autodesenvolve. Um ciclo de obesidade de longa duração é extremamente difícil de ser quebrado, e as mudanças na dieta, sozinhas, podem não ser suficientes para revertê-la.

O que veio primeiro?

Há um problema interessante aqui, ao estilo de "quem veio primeiro: o ovo ou a galinha?". Altas taxas de insulina levam à resistência à insulina, e a resistência à insulina leva a altos níveis de insulina. Então, o que veio primeiro? Insulina alta ou forte resistência à insulina? Ambos são possíveis. Mas a resposta pode ser encontrada ao se acompanhar o curso temporal da obesidade.

Em um estudo de 1994, os pesquisadores compararam três grupos de pacientes: não obesos, recentemente obesos (há menos de 4,5 anos) e obesos de longa data (há mais de 4,5 anos)[8]. Os não obesos apresentaram níveis mais baixos de insulina. Esse resultado é esperado. Mas ambos os grupos de indivíduos obesos apresentaram níveis de insulina igualmente elevados, o que significa que esses níveis aumentam, mas não continuam a subir ao longo do tempo.

E quanto à resistência à insulina? Bem no início da obesidade, uma pessoa vai manifestar pouca resistência à insulina, mas ela se desenvolve ao longo do tempo. Quanto mais tempo você é obeso, mais resistência à insulina você desenvolve. Gradualmente, essa resistência à insulina fará com que até mesmo seus níveis de insulina em jejum aumentem.

Os altos níveis de insulina são o principal dano. Quando persistentes, eles conduzem gradual e eventualmente à resistência à insulina. Isso, por sua vez, leva a maiores níveis de insulina. Mas o ponto de partida crucial do ciclo vicioso é o alto nível de insulina. Todo o resto acompanha esse fato e se desenvolve com o tempo – e a gordura fica mais gorda.

Compartimentalização da resistência à insulina

Como a resistência à insulina produz obesidade? Sabemos que a área hipotalâmica do cérebro controla o peso do corpo e que a insulina desempenha um papel

---

8. Le Stunff C, Bougneres P. *Early changes in postprandial insulin secretion, not in insulin sensitivity characterize juvenile obesity* [*As primeiras mudanças na secreção de insulina pós-prandial, não na sensibilidade à insulina, caracterizam a obesidade juvenil*]. Diabetes. 1994 maio; 43(5):696-702.

fundamental na definição corporal do peso para cima ou para baixo. À medida que a resistência à insulina se desenvolve, ela se desenvolve em todas as células do corpo, incluindo o cérebro? Caso todas as células sejam resistentes à insulina, então seus níveis elevados não devem aumentar a definição corporal do peso. No entanto, todas as células do corpo não são igualmente resistentes. A resistência à insulina é compartimentalizada.

Os compartimentos principais são cérebro, fígado e músculos. Alterar a resistência de um não altera a resistência nos outros. Por exemplo, a resistência à insulina hepática (fígado) não afeta a resistência à insulina no cérebro ou nos músculos. Quando ingerimos carboidratos em excesso, desenvolvemos resistência à insulina hepática. A intervenção dietética severa reverte a resistência à insulina hepática, mas não terá qualquer efeito sobre a resistência à insulina nos músculos ou no cérebro. A falta de exercícios pode levar à resistência à insulina nos músculos. O exercício aumentará a sensibilidade à insulina ali, mas terá pouco efeito sobre a resistência à insulina no fígado ou no cérebro.

Em resposta à resistência à insulina hepática ou muscular, os níveis globais de insulina aumentam. No entanto, nos centros de apetite do hipotálamo, o efeito dela é inalterado. O cérebro não é resistente à insulina. Quando os altos níveis de insulina atingem o cérebro, ela mantém o seu efeito total para aumentar a definição corporal do peso.

Persistência cria resistência

Os altos níveis hormonais *por si só* não conseguem criar a resistência. Caso contrário, todos nós desenvolveríamos rapidamente uma resistência incapacitante. Somos naturalmente defendidos contra a resistência porque secretamos nossos hormônios – cortisol, insulina, hormônio do crescimento, hormônio paratireoide ou qualquer outro – em sobressaltos. Níveis elevados de hormônios são liberados em determinados momentos para produzir um efeito específico. Depois, os níveis rapidamente caem e permanecem muito baixos.

Considere o ritmo diário do corpo. O hormônio melatonina, produzido pela glândula pineal, é virtualmente indetectável durante o dia. À medida que a noite cai, ele começa a aumentar, e seus níveis atingem o pico nas primeiras horas da manhã. Os níveis de cortisol também aumentam nas primeiras horas da manhã e caem bruscamente logo antes de despertarmos. O hormônio do crescimento é secretado, principalmente, durante o sono profundo e, geralmente, não é detectável durante o dia. Os hormônios estimulantes da tireoide têm picos no início da manhã. A liberação periódica de todos esses hormônios é *essencial* na prevenção da resistência.

Sempre que o corpo é exposto a um estímulo constante, ele se aclimata (mais uma vez, a homeostase está em ação). Você já assistiu um bebê dormir em um aeroporto lotado e barulhento? O som ambiente é muito alto, porém constante. O bebê se adapta desenvolvendo resistência ao ruído. Em termos simples, ele apenas ignora. Agora imagine o mesmo bebê dormindo em uma casa tranquila. Um leve "trek" das tábuas do piso pode ser suficiente para acordá-lo. Mesmo que não seja alto, é muito perceptível. O bebê não está acostumado com o barulho. Altos níveis persistentes criam resistência.

Os hormônios funcionam exatamente da mesma maneira. Na maior parte do tempo, os níveis hormonais estão baixos. De vez em quando ocorre uma curta liberação de hormônios (tireoide, paratireoide, crescimento, insulina – o que quer que seja). Depois desse movimento, os níveis novamente baixam bastante. Ao alternar ciclicamente entre níveis baixos e altos, o corpo não tem oportunidade de se adaptar. A breve liberação de hormônios se encerrou muito antes de a resistência se desenvolver.

O que nosso corpo faz, de fato, é nos manter continuamente em uma sala silenciosa. De vez em quando, ficamos momentaneamente expostos a algum ruído. Sempre que isso acontece, experimentamos o efeito completo. Nós nunca temos a oportunidade de nos acostumarmos com isso – ou seja, de desenvolver resistência.

Altos níveis hormonais, por si só, não levam à resistência. Existem dois requisitos para se desenvolver resistência: altos níveis hormonais e estímulo constante. Já sabemos disso há algum tempo. Na verdade, nos valemos desse fato em nosso benefício na terapia medicamentosa para angina (dor torácica). Os pacientes para os quais é prescrito o uso de um adesivo de nitroglicerina geralmente recebem instruções para colocá-lo pela manhã e retirá-lo à noite.

Ao se alternarem períodos de alto e de baixo efeito medicamentoso, não há como o corpo desenvolver resistência à nitroglicerina. No caso de o adesivo ser usado constantemente, ele rapidamente se torna inútil. Nosso corpo simplesmente desenvolve resistência a drogas.

Como isso se aplica à insulina e à obesidade?

Considere o experimento descrito anteriormente que utilizava infusões constantes de insulina. Mesmo os jovens saudáveis desenvolveram rapidamente resistência à insulina. Mas os níveis de insulina administrados eram normais. O que mudou? *A frequência.* Normalmente, a insulina é liberada em sobressaltos inconstantes, o que impede o desenvolvimento de resistência à insulina. Na condição experimental, o frequente bombardeio de insulina levou o corpo a diminuir a regulação de seus receptores e a desenvolver resistência à insulina. Ao longo do tempo, a resistência à insulina induz o corpo a produzir ainda mais insulina para "superar" essa resistência.

No caso da resistência à insulina, trata-se tanto da composição das refeições quanto do momento apropriado para uma refeição – os dois componentes críticos da resistência à insulina. Os tipos de alimentos consumidos influenciam os níveis de insulina. Devemos comer doces ou azeite? Essa é a questão da composição de macronutrientes, ou de "o que comer". No entanto, a frequência da insulina desempenha um papel fundamental no desenvolvimento da resistência a ela, então também há a questão do momento apropriado para a refeição, ou de "quando comer". Os componentes são igualmente importantes. Porém, infelizmente, nós gastamos quantidades enormes de tempo e energia tentando entender que tipo de coisas deveríamos comer e dedicamos quase nenhum tempo para a questão de quando deveríamos comer. Estamos apenas vendo metade do quadro.

Três refeições ao dia (sem lanches)

Voltemos no tempo para os EUA da década de 1960. A escassez de alimentos causada pela guerra já é coisa do passado. A obesidade ainda não é um grande problema. Por que não? Afinal, eles comiam biscoitos Oreo, KitKats, pão branco e macarrão. Eles consumiam açúcar, embora não tanto quanto viriam a consumir mais tarde. Também faziam três refeições ao dia, sem lanches entre elas.

Vamos considerar que o café da manhã é ingerido às 8:00, e o jantar, às 18:00. Isso significa que eles equilibravam dez horas de refeição com 14 horas de jejum. Os períodos de aumento da insulina (os períodos de alimentação) são equilibrados por outros de diminuição da insulina (o momento do jejum).

Comer grandes quantidades de carboidratos refinados, como açúcar e pão branco, causam maiores níveis de insulina. Então por que a obesidade custou a progredir? A diferença decisiva é que havia um período diário de baixos níveis de insulina. A resistência à insulina requer níveis persistentemente elevados. O jejum noturno trazia períodos de insulina muito baixa, de modo que a resistência não pôde se desenvolver. Um dos principais fatores no desenvolvimento da obesidade não estava presente.

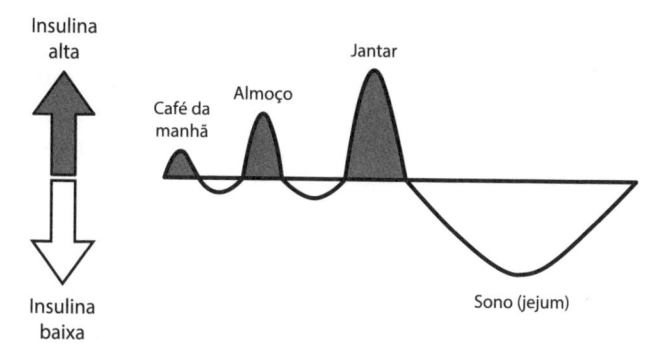

Figura 10.1: Liberação de insulina com um padrão alimentar de três refeições, sem lanches.

Os picos de insulina (refeições) são seguidos por um longo período de jejum (sono), conforme ilustrado na figura 10.1. No entanto, a situação muda completamente quando estamos constantemente expostos à insulina. O que aconteceria se as oportunidades diárias de alimentação aumentassem de três para seis – que é exatamente o que tem ocorrido desde a década de 1970. As mães de toda parte sabiam que comer besteiras entre as refeições era uma má ideia: "Você vai ficar gordo!", "Você não vai jantar direito!". Mas, então, as autoridades nutricionais decidiram que o lanchinho agora era na verdade bom para a gente. Que comer com mais frequência nos tornaria mais magros, por mais ridículo que isso soe. Muitos especialistas em obesidade e médicos sugerem comer com mais frequência, a cada duas horas e 30 minutos.

Uma pesquisa norte-americana com mais de 60 mil adultos e crianças[9] revelou que, em 1977, a maioria das pessoas comia três vezes ao dia. Em 2003, a maioria das pessoas estava comendo de cinco a seis vezes ao dia. Ou seja, três refeições por dia mais dois ou três lanches entre elas. O tempo médio entre as refeições caiu 30%, de 271 minutos para 208 minutos. O equilíbrio entre o estado de "alimentado" (insulina dominante) e o estado em jejum (insulina deficitária) foi completamente destruído (ver figura 10.2). Agora passamos a maior parte do tempo no estado alimentado. Seria um grande mistério por que estamos ganhando peso?

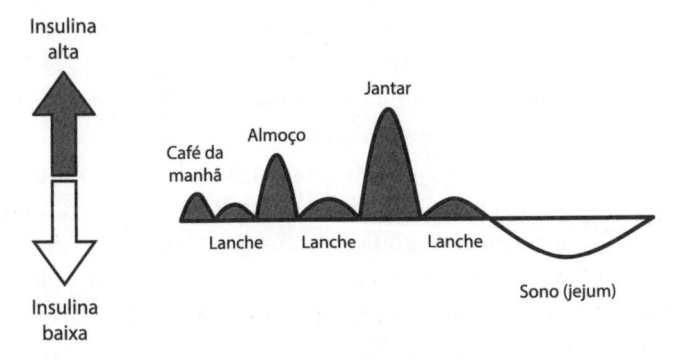

Figura 10.2: Liberação de insulina com um padrão alimentar de várias refeições e lanches.

Mas a história ainda piora. A resistência à insulina, por sua vez, leva a maiores níveis de insulina em jejum. Os níveis de insulina em jejum são normalmente baixos. Agora, em vez de começar o dia com baixa insulina após o jejum noturno, estamos começando com alta insulina. A persistência de altos níveis de insulina leva a uma resistência ainda maior. Em outras palavras, a própria resistência à insulina leva a mais resistência – um ciclo vicioso.

Agora cumprimos os dois pré-requisitos para a resistência à insulina: altos níveis e persistência. Ao se adotar uma dieta com baixo teor de gordura, o consumo de carboidratos refinados aumentou inadvertidamente, o que estimula níveis elevados de insulina, o que, por sua vez, contribui para o aumento de peso.

Mas, no desenvolvimento da obesidade, o aumento no número de refeições é quase duas vezes mais importante que a mudança de dieta[10]. Nós ficamos obcecados com o que devemos comer. Comemos alimentos que praticamente não existiam há dez anos – quinoa,

---

9. Popkin BM, Duffey KJ. *Does hunger and satiety drive eating anymore?* [*A fome e a saciedade levam a comer mais?*]. Am. J. Clin. Nutr. 2010 mai; 91(5):1342-7.

10. Duffey KJ, Popkin BM. *Energy density, portion size, and eating occasions: contributions to increased energy intake in the United States, 1977-2006* [Densidade de energia, tamanho das porções e ocasiões alimentares: contribuições para o aumento da ingestão energética nos Estados Unidos, 1977-2006]. PLoS Med. 2011 jun; 8(6): e1001050. DOI:10.1371/journal.pmed.1001050. Acesso em: 8 abr. 2015.

sementes de chia, açaí. Tudo na esperança de emagrecermos. Mas não dedicamos um pensamento sequer a respeito de quando devemos comer.

Vários mitos são muitas vezes perpetuados para convencer as pessoas de que fazer lanches entre as refeições é algo benéfico. O primeiro mito é que comer com frequência aumentará sua taxa metabólica. Ela aumenta ligeiramente após as refeições para digerir a comida – o efeito termogênico dos alimentos. No entanto, a diferença geral é extremamente pequena[11]. Comer seis pequenas refeições por dia faz com que a taxa metabólica suba seis vezes ao dia, mas apenas um pouco. Comer três refeições maiores por dia faz com que a taxa metabólica suba três vezes ao dia, mas que suba bastante a cada vez. No final, ficam elas por elas. O efeito termogênico total dos alimentos durante mais de 24 horas tanto para a estratégia de comer pouco, mas várias vezes, quanto para a de comer vorazmente, mas poucas vezes, é o mesmo: nenhuma delas produz uma vantagem metabólica. Alimentar-se com mais frequência não ajuda na perda de peso[12].

O segundo mito é que comer com frequência controla a fome, mas é impossível encontrar evidências que comprovem isso. Uma vez que as pessoas decidiram que comer menos, mas a todo tempo, era melhor, imagino que todos os tipos de razões foram inventadas para justificá-lo. Estudos recentes[13], no entanto, não sustentam essa noção.

O terceiro mito é que comer com frequência evita que a glicemia se torne muito baixa. Mas a menos que você tenha diabetes, seus açúcares no sangue são estáveis se você come seis vezes ao dia ou seis vezes por mês. As pessoas têm jejuado por períodos prolongados sem demonstrarem baixo nível de açúcar no sangue, sendo o recorde mundial o número de 382 dias sem comida[14]. O corpo humano desenvolveu mecanismos para lidar com períodos prolongados sem alimentos. Na ausência destes, o corpo queima gordura para obter energia, e os níveis de açúcar no sangue permanecem no intervalo normal, mesmo durante o jejum prolongado, em razão da gliconeogênese.

Nós comemos o tempo todo. As normas sociais, que antes desaprovavam que se comesse senão nas refeições, agora permitem que se coma em qualquer lugar, a qualquer momento. As agências governamentais e as escolas incentivam que se faça lanchinhos, algo que antes era fortemente desencorajado. Nós fomos educados a comer no instante em que saímos da cama. Fomos educados a comer durante todo

---

11. Bellisle F, McDevitt R, Prentice AM. *Meal frequency and energy balance* [Frequência de refeições e equilíbrio energético]. Br. J. Nutr. 1997 abr; 77 Suppl 1:S57-70.
12. Cameron JD, Cyr MJ, Doucet E. *Increased meal frequency does not promote greater weight loss in subjects who were prescribed an 8-week equi-energetic energy restricted diet* [A frequência aumentada de refeições não promove maior perda de peso em indivíduos que receberam uma dieta equienergizada de 8 semanas com restrição energética]. Br. J. Nutr. 2010 abr; 103(8):1098-101.
13. Leidy JH et al. *The influence of higher protein intake and greater eating frequency on appetite control in overweight and obese men* [A influência de uma maior ingestão de proteínas e maior frequência alimentar no controle do apetite em homens com excesso de peso e obesos]. Obesity (Silver Spring). 2010 set; 18(9):1725-32.
14. Stewart WK, Fleming LW. *Features of a successful therapeutic fast of 382 days' duration* [Características de um jejum terapêutico bem-sucedido de 382 dias de duração]. Postgrad. Med. J. 1973 mar; 49(569):203-09.

o dia e novamente antes de dormir. Passamos até 18 horas no estado dominante de insulina, com apenas 6 horas de déficit de insulina. A figura 10.3 ilustra o quanto o equilíbrio entre os estados insulino-dominante e deficitário mudou.

| Insulino-dominante | Insulino-deficitário | Década de 1970 |

| Insulino-dominante | | Década de 1990 |

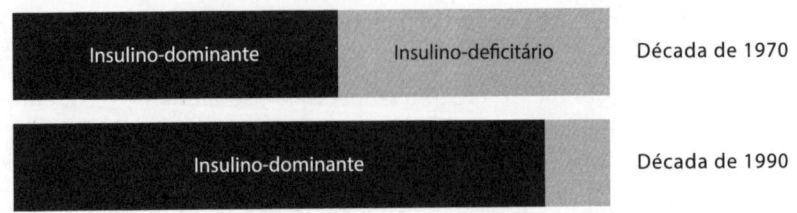

Figura 10.3: O equilíbrio do tempo despendido diariamente no estado insulino-dominante *versus* insulino-deficitário mudou muito desde a década de 1970.

Mais louco ainda: sofremos uma lavagem cerebral para acreditar que comer constantemente é de alguma forma *bom* para nós! Não apenas aceitável, mas *saudável*.

Para poder acomodar todas essas oportunidades de alimentação, as normas sociais também mudaram. Antigamente, toda alimentação só era feita nos momentos das refeições à mesa. Agora, é aceitável que se coma em qualquer lugar. Podemos comer no carro. Podemos comer no cinema. Podemos comer em frente à TV. Podemos comer na frente do computador. Podemos comer enquanto caminhamos. Podemos comer enquanto conversamos. Podemos comer em uma caixa. Podemos comer com uma faixa. Podemos comer no meio da rua. Podemos comer no topo da lua. Já deu para entender, certo?

Milhões de dólares são gastos com lanches para crianças durante todo o dia, e outros milhões mais são gastos para se combater a obesidade infantil. Essas mesmas crianças são repreendidas por engordarem. Outros tantos milhões são gastos para se combater a obesidade de adultos.

O aumento das oportunidades de alimentação levou à persistência de altos níveis de insulina. Os lanchinhos, que costumam ser ricos em carboidratos refinados, também tendem a causar altos níveis de insulina. Nessas condições, devemos esperar que a resistência à insulina se desenvolva.

Nunca consideramos as implicações das mudanças drásticas que temos operado nos momentos de refeição. Pense nisso da seguinte maneira: em 1960, fazíamos três refeições ao dia. Não havia muita obesidade.

Então você realmente acha que devemos comer seis refeições ao dia? Enquanto filmes como *Super Size Me: A dieta do palhaço* ganham todas as manchetes, e enquanto as pessoas ficam alucinadas com relação ao controle das porções, o principal culpado esconde-se por completo – o lanchinho traiçoeiro. Na verdade, muitos profissionais da área da saúde têm se mostrado bem resolutos quanto ao aumento do número de ocasiões alimentares. Essa situação é tão louca quanto parece. Coma mais para pesar menos. Isso nem passa a impressão de que vai funcionar.

E adivinha? Não vai.

(Parte 4)
O FENÔMENO SOCIAL DA OBESIDADE

(11)

BIG FOOD,[1] MAIS COMIDA E A NOVA CIÊNCIA DA DIABESIDADE

Incentivar o aumento das oportunidades de comer refletia o desejo das empresas *big food* de ganhar mais dinheiro. Elas criaram uma categoria inteiramente nova de comida, chamada "lanche" [*snack food*], e a promoveram sem receios. Eles anunciaram na TV, em jornais e revistas, no rádio e na internet.

Mas existe uma forma ainda mais insidiosa de publicidade chamada "patrocínio e pesquisa". As companhias *big food* patrocinam diversas grandes organizações nutricionais. E há ainda as associações médicas. Em 1988, a Associação Norte-Americana do Coração [American Heart Association – AHA] decidiu que seria uma boa ideia começar a aceitar dinheiro para colocar seu selo "Heart Check" [Bem-avaliado para o coração] em alimentos de qualidade nutricional algo duvidosa. O Centro de Ciências em prol do Interesse Público[2] [Center for Science in the Public Interest] estima que, em 2002, a AHA recebeu mais de US$ 2 milhões apenas por esse programa. As empresas de alimentos pagaram U$ 7.500 por um a nove produtos, mas houve um desconto por volume para mais de 25 produtos! Os negócios exclusivos eram, obviamente, mais caros. Em 2009, destaques nutricionais, como Cocoa Puffs[3] e Frosted Mini Wheats[4], ainda constavam da lista de produtos com o selo "Heart Check". A Caminhada pelo Coração de 2013, em Dallas, organizada pela AHA contou com o proeminente patrocínio da Frito-Lay[5], A Fundação do Coração e do Infarto [Heart and Stroke Foundation], no Canadá, não estava melhor na fotografia. Conforme observado no *blog* do dr. Yoni Freedhoff[6], um copo de suco de uva que orgulhosamente ostentava o selo "Health Check" [Bem avaliado para a saúde] continha dez colheres de chá de açúcar. O fato de que esses alimentos eram puro açúcar parecia não incomodar ninguém.

---

1. *Big food* pode ser traduzido como "grandes alimentícias", em referência às maiores empresas de comida processada do mundo, como Nestlé, Pesico, JBS etc., que muitas vezes chegam bem próximo do monopólio de seus respectivos mercados, mas a expressão também faz referência a seu impacto na epidemia de obesidade. [N. do T.]
2. Center for Science in the Public Interest [Internet]. Non-profit organizations receiving corporate funding [Organizações sem fins lucrativos que recebem financiamento corporativo]..
3. Marca norte-americana de cereal matutino sabor chocolate. [N. do T.]
4. Marca norte-americana de cereal matutino feito de trigo processado [*shredded wheat*] e polvilhado com açúcar [*frosted*], com variados sabores artificiais de frutas. [N. do T.]
5. Marca norte-americana de salgadinhos de milho e batatas fritas. [N. do T.]
6. Freedhoff Y. Weighty Matters blog [Internet]. Heart and Stroke Foundation Health Check on 10 teaspoons of sugar in a glass [O selo "Health Check" da Fundação do Coração e do Infarto em 10 colheres de chá de açúcar em um copo]. 9 abr. 2012. Disponível em: http://www.weightymatters.ca/2012/04/heart-and-stroke-foundation-health.html Acesso em: 28 jul. 2023.

Pesquisadores e médicos acadêmicos, como principais formadores de opinião, também não deveriam ser ignorados. Muitos profissionais da área da saúde endossam o uso de *shakes* ou barras que se propõem a substituir artificialmente as refeições, além de prescreverem medicamentos e cirurgias como se estes fossem auxiliares de dieta baseados em evidências. Deixe para lá essa história de manter uma dieta orgânica, integral, com alimentos não processados. Esqueça essa coisa de reduzir açúcares adicionados e amidos refinados, como pão branco. Dê uma olhada na lista de ingredientes de algum *shake* popular para substituição de refeição. Os cinco primeiros ingredientes são água, maltodextrina de milho, açúcar, proteína de leite concentrada e óleo de canola. Essa mistura nauseante de água, açúcar e óleo de canola definitivamente não se enquadra em minha definição de saudável.

Além disso, a imparcialidade – ou falta de – pode ser um problema sério quando se trata de publicar informações médicas e de saúde. A seção de "incentivos recebidos" de alguns artigos publicados em revistas e na internet pode ocupar mais de meia da página. As fontes de financiamento têm enorme influência nos resultados de estudos[7]. Em um estudo de 2007 que analisou especificamente os refrigerantes, o dr. David Ludwig, da Universidade de Harvard, descobriu que aceitar incentivos de empresas cujos produtos foram revisados aumentou a probabilidade de um resultado favorável em aproximadamente 700%! Essa descoberta é ecoada no trabalho de Marion Nestlé, professora de Estudos de Nutrição e Alimentos na Universidade de Nova York. Em 2001, ela concluiu que é "difícil encontrar estudos que não chegaram a conclusões favorecendo o interesse comercial do patrocinador"[8].

A raposa, ao que parece, era quem agora cuidava do galinheiro. Promotores comerciais das empresas de *big food* ganharam a permissão para se infiltrarem nos salões sagrados da medicina. Empurrar frutose para as pessoas? Sem problemas. Empurrar medicamentos para a obesidade? Sem problemas. Empurrar *shakes* de substituição artificial de refeições? Sem problemas.

Mas a epidemia de obesidade também não poderia ser ignorada, e um culpado devia ser encontrado. As "calorias" eram o bode expiatório perfeito. "Coma menos calorias", eles diziam. Mas coma mais de todo o restante. Nenhuma empresa vende "calorias", nem há uma marca chamada "Calorias". Assim como não existe uma comida chamada "calorias". Sem nome e sem rosto, as calorias eram a vítima ideal. As "calorias" podiam agora levar toda a culpa.

Eles dizem que doces não engordam. As calorias é que engordam. Eles dizem que 100 calorias de refrigerante de cola engordam tanto quanto 100 calorias de brócolis. Eles dizem que uma caloria é uma caloria. Você não sabia? Mas mostre-me

---

7. Lesser LI, Ebbeling CB, Goozner M et al. *Relationship between funding source and conclusion among nutrition-related scientific articles* [Relação entre fonte de financiamento e conclusão entre artigos científicos relacionados à nutrição]. PLoS Med. 2007 jan 9; 4(1): e5. DOI:10.1371/journal.pmed.0040005 Acesso em: 8 abr. 2015.

8. Nestlé, M. Food company sponsorship of nutrition research and professional activities: A conflict of interest? [Patrocínios de empresas alimentícias na pesquisa nutricional e atividades profissionais: um conflito de interesses?]. Public Health Nutr. 2001 out; 4(5):1015-22.

uma única pessoa que ficou gorda comendo muito brócolis cozidos no vapor. Eu sei que isso não acontece. Você sabe disso.

Além disso, não podemos simplesmente manter nossa dieta tradicional e acrescentar gorduras ou proteínas ou lanches e esperar que vamos perder peso. Contra todo o bom-senso, as recomendações para perda de peso geralmente envolvem comer mais. Basta dar uma olhada na tabela 11.1.

Comer seis vezes ao dia
Comer muita proteína
Comer mais vegetais
Consumir mais ômega 3
Comer mais fibras
Consumir mais vitaminas
Comer entre as refeições
Consumir pouca gordura
Tomar café da manhã
Consumir mais cálcio
Comer mais grãos integrais
Comer mais peixe

Tabela 11.1: Recomendações convencionais para perda de peso.

Por que alguém recomendaria algo tão completamente estapafúrdio? Porque ninguém ganha dinheiro quando você come menos. No caso de você ingerir mais suplementos, as empresas de suplementos ganham dinheiro. No caso de você beber mais leite, os produtores de leite ganham dinheiro. No caso de você tomar um café da manhã maior, as empresas de produtos de café da manhã ganham dinheiro. Caso você faça mais lanches entre as refeições, as empresas de lanches ganham dinheiro. A lista continua e continua. Um dos piores mitos é que comer com mais frequência causa perda de peso. Comer biscoitos, salgadinhos e tantos outros processados para perder peso? Soa bem estúpido. E é.

Comer entre as refeições: não vai fazer você emagrecer

Os profissionais de saúde agora promovem vigorosamente os lanchinhos, que antes eram fortemente desencorajados. Mas estudos confirmam que lanchar significa comer mais. Os indivíduos que eram obrigados a lanchar entre as refeições[9] consumiriam um pouco menos de calorias na refeição subsequente, mas não o suficiente para compensar as calorias extras do próprio lanche. Esta constatação era verdadeira tanto para lanches gordurosos quanto açucarados. Aumentar a frequência das refeições não resulta em perda de peso[10]. Sua avó estava certa. Comer entre as refeições faz você ficar gordo.

A qualidade da dieta também sofre substancialmente porque os lanches tendem a ser altamente processados. Esse fato beneficia principalmente as empresas *big food*, uma vez que vender comida processada em vez de comida de verdade gera um lucro muito maior. A necessidade de conveniência e comodidade só leva a carboidratos refinados. Afinal, biscoitos e bolachas são basicamente açúcar e farinha – e eles não chegam a estragar.

Café da manhã: a refeição que é mais importante de ser cortada?

A maioria dos norte-americanos considera o café da manhã a refeição mais importante do dia. Tomar um café da manhã saudável é considerado a pedra angular de uma dieta saudável. Pulá-lo, dizem, nos deixará com fome e propensos a comer demais no restante do dia. Embora acreditemos que essa é uma verdade universal, na verdade trata-se apenas de um costume norte-americano. Muitas pessoas na França (uma nação famosa pela magreza) tomam apenas café preto pela manhã e ignoram o café da manhã completo. O termo francês para café da manhã, *petit déjeuner* (pequeno-almoço, como em Portugal) implicitamente reconhece que essa deve ser uma refeição "pequena".

O Registro Nacional de Controle de Peso [National Weight Control Registry] foi estabelecido em 1994 e monitora pessoas que mantiveram uma perda de peso de 14 quilos por mais de um ano. A maioria (78%) dos participantes toma café da manhã[11]. Isso, dizem, é prova de que tomar o café da manhã ajuda a perder peso. Mas qual é a porcentagem daqueles que tomavam café da manhã e não perderam peso? Sem saber, é impossível tirar conclusões sólidas. E se 78% daqueles que não perderam peso também tomassem café da manhã? Esses dados não estão disponíveis.

---

9. Stubbs RJ, Mazlan N, Whybrow S. *Carbohydrates, appetite and feeding behavior in humans* [Carboidratos, apetite e comportamento alimentar em seres humanos]. J. Nutr. 2001 out. 1; 131(10):2775-81S.
10. Cameron JD, Cyr MJ, Doucet E. *Increased meal frequency does not promote greater weight loss in subjects who were prescribed an 8-week equi-energetic energy restricted diet* [A frequência aumentada de refeições não promove maior perda de peso em sujeitos que receberam uma dieta restrita de energia equienergética por 8 semanas]. Br. J. Nutr. 2010 abr; 103(8):1098-101.
11. Wyatt HR et al. *Long-term weight loss and breakfast in subjects in the National Weight Control Registry* [Perda de peso a longo prazo e café da manhã em indivíduos no Registro Nacional de Controle de Peso]. Obes. Res. 2002 fev; 10(2):78-82.

Além disso, o próprio Registro Nacional de Controle de Peso corresponde a uma população altamente selecionada[12] e não representativa da população em geral. Por exemplo, 77% dos registrados são mulheres, 82% possuem nível superior, e 95% são caucasianos. Além disso, uma associação (por exemplo, entre perda de peso e café da manhã) não significa causalidade. Uma revisão sistemática feita em 2013[13] sobre o consumo de café da manhã descobriu que a maioria dos estudos interpretava a evidência disponível em favor de seu próprio viés. Os autores que anteriormente acreditavam que o café da manhã protegia contra a obesidade interpretavam a evidência como um embasamento. Na verdade, há poucos ensaios controlados, e a maioria não mostra nenhum efeito protetor por se tomar café da manhã.

Simplesmente não é necessário comer no momento em que acordamos. Imaginamos a necessidade de nos "abastecermos" para o dia que teremos pela frente. No entanto, nosso corpo já fez isso automaticamente. Todas as manhãs, pouco antes de acordarmos, um ritmo circadiano natural solapa nossos corpos com uma mistura inebriante de hormônio do crescimento, cortisol, epinefrina e norepinefrina (adrenalina). Esse coquetel estimula o fígado a produzir nova glicose, dando-nos essencialmente uma dose de coisas boas para nos despertar. Esse efeito é chamado fenômeno do amanhecer, e foi bem descrito há décadas.

Muita gente não sente fome pela manhã. O cortisol e a adrenalina naturais que são liberados estimulam uma resposta suave de "lutar ou fugir" que ativa o sistema nervoso simpático. Nosso corpo está se preparando para a ação da manhã, não para comer. Todos esses hormônios liberam glicose no sangue para obter energia de forma rápida. Nós já estamos abastecidos e prontos para partir. Simplesmente não há necessidade de reabastecimento com cereais açucarados, pão branco, biscoitos e bolos. A fome matinal é, muitas vezes, um comportamento aprendido ao longo de décadas, e que começa na infância.

A palavra "desjejum" significa literalmente isto: a refeição que rompe o nosso jejum, que é o período em que estamos dormindo e, portanto, não estamos comendo. Caso façamos nossa primeira refeição ao meio-dia, o salmão grelhado com salada será o nosso "des-jejum" e não há nada de errado nisso.

Acredita-se que um grande café da manhã funcione para reduzir a ingestão de alimentos ao longo do restante do dia. No entanto, nem sempre parece ser esse o caso[14]. Estudos mostram que as porções de almoço e jantar tendem a permanecer constantes, independentemente da quantidade de calorias ingeridas no café da manhã. Quanto mais se come no café da manhã, maior a ingestão calórica total durante

---

12. Wing RR, Phelan S. *Long term weight loss maintenance* [Manutenção de perda de peso a longo prazo]. Am. J. Clin. Nutr. 2005 jul; 82(1 Suppl):222S-5S.
13. Brown AW et al. *Belief beyond the evidence: using the proposed effect of breakfast on obesity to show 2 practices that distort scientific evidence* [Crença além da evidência: usando o efeito proposto do café da manhã sobre a obesidade para mostrar duas práticas que distorcem a evidência científica]. Am. J. Clin. Nutr. 2013 nov; 98(5):1298-308.
14. Schusdziarra V et al. *Impact of breakfast on daily energy intake* [Impacto do café da manhã na ingestão diária de energia]. Nutr. J. 2011 jan 17; 10:5. DOI: 10.1186/1475-2891-10-5 Acesso em: 8 abr. 2015.

todo o dia. Pior ainda, tomar café da manhã aumenta o número de oportunidades de refeição em um dia. Quem toma café da manhã, portanto, costuma comer mais e comer mais vezes – uma combinação mortal[15].

Além disso, muitas pessoas confessam que não têm fome logo que acordam e se obrigam a comer apenas porque acreditam que essa é a opção mais saudável. Por mais ridículo que pareça, muitas pessoas se forçam a comer mais com a intenção última de perder peso. Em 2014, um ensaio clínico aleatório controlado de 16 semanas de consumo de café da manhã descobriu que "ao contrário das opiniões amplamente difundidas, isso não teve efeito discernível sobre a perda de peso"[16].

Muitas vezes nos dizem que pular o café da manhã atrapalhará nosso metabolismo. O projeto Bath Breakfast [Banho e desjejum][17], um estudo controlado aleatório, descobriu que "ao contrário da crença popular, não havia adaptação metabólica ao café da manhã". O gasto total de energia era o mesmo se alguém tomasse café da manhã ou não. Quem tomava o desjejum consumia em média de 539 calorias extras por dia em comparação com aqueles que o pulavam – um resultado consistente com outros testes.

O principal problema com a manhã é que estamos sempre com pressa. Portanto, queremos a conveniência, o preço baixo e o conforto dos alimentos processados. Os cereais açucarados são os reis da mesa do café da manhã, tendo as crianças como alvo principal. A maioria (73%) das crianças comem cereais açucarados com regularidade. Em contraste, apenas 12% comem com frequência ovos no desjejum. Outros alimentos fáceis de preparar ou conseguir, como torradas, pães, iogurtes açucarados, doces e confeitos, panquecas, rosquinhas, bolinhos, aveia instantânea e suco de frutas, também são populares. Claramente, o carboidrato refinado barato reina com tranquilidade aqui.

O café da manhã é a refeição mais importante do dia – para as *big food*. Reconhecendo a oportunidade perfeita de vender alimentos altamente lucrativos e altamente processados, as empresas *big food* foram atraídas pelo dinheiro fácil como tubarões o são por sangue fresco. "Tome café da manhã!", eles vociferam. "Essa é a refeição mais importante do dia!", berram eles. E o que era ainda melhor: havia aí uma oportunidade de se "educar" os médicos, nutricionistas e outros profissionais da área da saúde. Essas pessoas tinham uma respeitabilidade que as empresas *big food* jamais viriam a possuir. Então o dinheiro jorrou.

Há algumas perguntas de bom-senso que você pode se fazer sobre o café da manhã. Você está com fome quando toma o café da manhã? Caso não esteja, ouça o seu corpo e não coma. O desjejum lhe dá fome? Caso você coma uma torrada e beba um copo

---

15. Reeves S et al. *Experimental manipulation of breakfast in normal and overweight/obese participants is associated with changes to nutrient and energy intake consumption patterns* [A manipulação experimental do café da manhã em participantes normais e com sobrepeso/obesidade está associada a mudanças nos padrões de consumo de nutrientes e de energia]. Physiol. Behav. 2014 jun. 22; 133:130-5. DOI: 10.1016/j.physbeh.2014.05.015 Acesso em: 8 abr. 2015.

16 Dhurandhar E et al. *The effectiveness of breakfast recommendations on weight loss: a randomized controlled trial* [A eficácia das recomendações de café da manhã sobre a perda de peso: um ensaio controlado randomizado]. Am. J. Clin. Nutr. 2014 jun. 4. DOI: 10.3945/ajcn.114.089573 Acesso em: 8 abr. 2015.

17. Betts Ja et al. *The causal role of breakfast in energy balance and health: a randomized controlled trial in lean adults* [O papel causal do café da manhã no equilíbrio energético e na saúde: um estudo controlado randomizado em adultos magros]. Am. J. Clin. Nutr. 2014 ago; 100(2): 539-47.

de suco de laranja pela manhã... você vai ter fome uma hora depois? Caso sim, então não tome o café da manhã. Caso você tenha fome e queira tomar o café da manhã, então o faça. Mas evite açúcares e carboidratos refinados. E pular o café da manhã não lhe dá a liberdade de comer um sonho recheado com creme de confeiteiro como um lanche do meio da manhã.

Frutas e vegetais: os fatos

Uma das recomendações mais capciosas para perda de peso é comer mais frutas e vegetais, que inegavelmente são alimentos relativamente saudáveis. Contudo, se o seu objetivo é perder peso, então segue-se logicamente que comer deliberadamente mais alimentos saudáveis não será benéfico, a menos que você se valha deles para substituir outra coisa menos saudável na sua dieta. No entanto, as diretrizes nutricionais não seguem esse raciocínio. Por exemplo, a Organização Mundial da Saúde (OMS) escreveu: "A prevenção da obesidade implica a necessidade de: promover a ingestão de frutas e vegetais"[18].

As Diretrizes Dietéticas para os Norte-Americanos, de 2010, também enfatizam a importância de se aumentar o consumo de frutas e vegetais. Na verdade, essa recomendação faz parte das Diretrizes Dietéticas desde o início. Frutas e vegetais são ricos em micronutrientes, vitaminas, água e fibras. Eles também podem conter antioxidantes e outros fitoquímicos saudáveis. O que não é evidente é que o aumento de sua ingestão deve deslocar de nossa dieta alimentos menos saudáveis. Supõe-se que, com a densidade de baixa energia e o alto grau de fibras das frutas e vegetais, nossa saciedade aumentará e, portanto, comeremos menos alimentos ricos em calorias. Caso essa seja a principal estratégia para a perda de peso, nossa recomendação deveria ser "substitua pão por vegetais". Mas não é. Nosso conselho é simplesmente "coma mais frutas e vegetais". É mesmo possível comer mais para perder peso?

Em 2014, pesquisadores reuniram todos os estudos disponíveis sobre o aumento da ingestão de frutas e vegetais e a perda de peso[19]. Eles não conseguiram encontrar um único estudo que embasasse essa hipótese. A combinação de todos os estudos também não revelou nenhum benefício para a perda de peso. Em outras palavras, você não pode comer mais para emagrecer, mesmo que o alimento seja tão saudável quanto um vegetal.

Então, devemos comer mais frutas e vegetais? Sim, com certeza. *Mas apenas se eles*

---

18. *Diet, nutrition and the prevention of chronic disease: report of a joint WHO/FAO expert consultation* [Dieta, nutrição e prevenção de doenças crônicas: relatório de uma consulta conjunta de especialistas da OMS/FAO]. Genebra: Organização Mundial da Saúde, 2003. p. 68. Disponível em: https://www.who.int/publications/i/item/924120916X Acesso em: 14 set. 2023.
19. Kaiser KA et al. *Increased fruit and vegetable intake has no discernible effect on weight loss: a systematic review and meta-analysis* [O aumento da ingestão de frutas e vegetais não tem efeito discernível sobre a perda de peso: revisão sistemática e metanálise]. Am. J. Clin. Nutr. 2014 ago; 100(2):567-76.

estão substituindo outros alimentos não saudáveis em sua dieta. Substituir. Não acrescentar[20].

A nova ciência da diabesidade

A resistência excessivamente alta à insulina é a doença conhecida como diabetes tipo 2. Alta resistência à insulina leva a níveis elevados de açúcar no sangue, que são um sintoma dessa doença. Em termos práticos, isso significa que a insulina causa não apenas obesidade, como também a diabetes tipo 2. A causa originária comum de ambas as doenças são os níveis altos e persistentes de insulina. Ambas são doenças de hiperinsulinemia (níveis elevados de insulina). Por serem tão semelhantes, ambas as doenças estão começando a ser observadas como uma síndrome, apropriadamente denominada diabesidade.

Os altos níveis de insulina que causam tanto a obesidade como a diabetes tipo 2 têm implicações profundas. O tratamento para ambas é diminuir os níveis de insulina, mas os tratamentos atuais se concentram no aumento dos níveis de insulina, o que é exatamente errôneo. Dar insulina para alguém com diabetes tipo 2 vai piorar, não melhorar, a doença. Mas baixar os níveis de insulina pode curar a diabetes tipo 2? Com certeza. Porém, esclarecer os muitos mal-entendidos relacionados a essa doença exigiria outro livro.

Nossas próprias desastrosas e equivocadas mudanças dietéticas implantadas desde a década de 1970 criaram o desastre da diabesidade. Nós enxergamos o inimigo, e ele era nós mesmos. Coma mais carboidratos. Coma com mais frequência. Tome café da manhã. Coma mais. Ironicamente, essas mudanças dietéticas foram prescritas para reduzir a incidência de doenças cardíacas, mas, em vez disso, nós as fomentamos, uma vez que a diabesidade é um dos fatores de risco mais fortes para doenças cardíacas e acidentes vasculares cerebrais. Nós tentamos apagar um incêndio com gasolina.

---

20. Muraki I et al. *Fruit consumption and the risk of type 2 Diabetes* [Consumo de frutas e risco de diabetes tipo 2]. BMJ. 2013 ago. 28; 347:f5001. DOI: 10.1136/bmj.f5001 Acesso em: 8 abr. 2015.

(12)

POBREZA E OBESIDADE

O Centro de Controle de Doenças de Atlanta mantém estatísticas detalhadas sobre a prevalência de obesidade nos Estados Unidos, a qual varia de forma surpreendente entre as regiões. Também é bastante perceptível que os estados com menos obesidade em 2010 têm, não obstante, taxas mais altas do que as encontradas em estados com maior obesidade em 1990 (ver figura 12.1)[1].

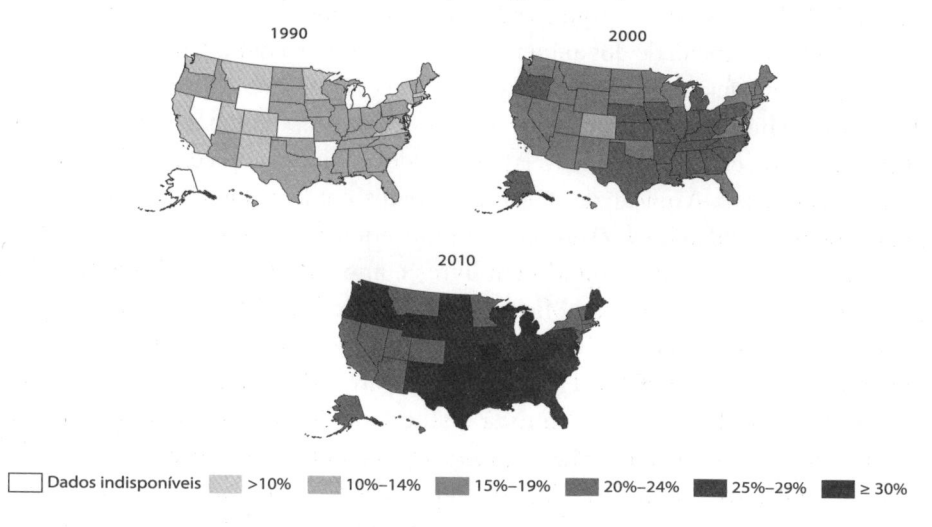

Figura 12.1: Tendências da obesidade entre os adultos dos EUA.

No geral, tem havido um enorme aumento na obesidade nos Estados Unidos. Apesar da similaridade em termos de cultura e genética entre as populações do Canadá e dos Estados Unidos, as taxas de obesidade neste último são muito maiores. Esse fato sugere que as políticas governamentais devem desempenhar algum papel no desenvolvimento da obesidade. Os estados do Sul, como o Texas, tendem a ter muito mais obesidade do que os do Oeste (Califórnia, Colorado) e do Nordeste.

O *status* socioeconômico tem sido conhecido por ter desempenhado certo papel no desenvolvimento da obesidade na medida em que a pobreza se correlaciona de forma estreita com essa condição. Os estados com maior pobreza tendem a ter uma incidência maior de obesidade. Os estados do Sul são relativamente menos afluentes que aqueles do Oeste e do Nordeste. Com uma renda anual média, em 2013,

---

1. *Centers for Disease Control and Prevention. Obesity trends among U.S. adults between 1985 and 2010* [*Tendências da obesidade entre os adultos dos EUA entre 1985 e 2010*]. Disponível em: www.cdc.gov/obesity/downloads/obesity_trends_2010.ppt Acesso em: 28 jul. 2023.

de US$ 39.031[2], o Mississippi é o estado mais pobre dos EUA. Ele também tem o maior nível de obesidade: 35,4%[3]. Mas por que a pobreza está ligada à obesidade?

Teorias, calorias e o preço do pão

Há uma teoria sobre a obesidade chamada hipótese de recompensa alimentar, que postula que a qualidade gratificante do alimento impulsiona a sobrealimentação. Talvez as taxas de obesidade tenham aumentado porque a comida é hoje mais saborosa do que jamais foi, fazendo com que as pessoas comam mais. As recompensas reforçam o comportamento, e o comportamento alimentar é recompensado pela palatabilidade da comida – aquilo que a torna deliciosa.

A maior palatabilidade dos alimentos não é acidental. As mudanças sociais resultaram em mais refeições sendo feitas fora de casa, em restaurantes e estabelecimentos de *fast-food*. Muitos alimentos preparados nesses locais podem ser especificamente projetados para serem hiperpalatáveis pelo uso de produtos químicos, aditivos e outros processos artificiais. A adição de açúcar e temperos, como o glutamato monossódico, pode enganar o paladar e fazê-lo acreditar que aquele alimento é mais gratificante.

Este argumento é apresentado em livros como *Sal, Açúcar e a Gordura: Como a indústria alimentícia nos fisgou*[4], de Michael Moss, e *The End of Overeating: Taking control of the insatiable american appetite* [*O fim da sobrealimentação: assumindo o controle do insaciável apetite norte-americano*][5], de David Kessler. Os açúcares adicionados, o sal e a gordura, e a combinação desses itens, têm uma quantidade desproporcional de culpa por nos induzir a comer demais. Mas as pessoas têm comido sal, açúcar e gordura nos últimos 5 mil anos. Eles não são ingredientes recém-incorporados à dieta humana. Sorvete, uma combinação de açúcar e gordura, tem sido um deleite de verão há mais de 100 anos. Barras de chocolate, biscoitos, bolos e doces existiam muito antes da epidemia de obesidade emergir na década de 1970. As crianças se deliciavam com seus biscoitos Oreo, na década de 1950, sem desenvolverem obesidade.

A premissa básica desse argumento é que a comida era mais gostosa em 2010 do que o era em 1970, porque os cientistas de alimentos a planejaram para ser assim. Então nós não conseguimos evitar de ingerir calorias em excesso e, assim, nos tornarmos obesos. A implicação é que os "falsos" alimentos são mais saborosos e

---

2. *United States Census Bureau* [Internet]. *State and country quick facts* [Fatos resumidos dos estados e do país]. Atualizado em: 24 mar. 2015. Disponível em: http://quickfacts.census.gov/qfd/states/28000.html Acesso em: 8 abr. 2015.
3. Levy J. *Mississippians most obese, Montanans least obese* [Habitantes do Mississippi são os mais obesos, habitantes de Montana são os menos obesos]. Gallup [Internet]. Disponível em: http://www.gallup.com/poll/167642/mississippians-obese--montanans-least-obese.aspx Acesso em: 8 abr. 2015.
4. Moss M. *Salt Sugar Fat: How the Food Giants Hooked Us*. Toronto: Signal Publishing, 2014. [Ed. bras.: *Sal, açúcar e a gordura: como a indústria alimentícia nos fisgou*. Rio de Janeiro: Intrínseca, 2015.]
5. Kessler D. *The End of Overeating: Taking Control of the Insatiable North American Appetite*. Toronto: McClelland & Stewart Publishing, 2010.

mais gratificantes que os da comida de verdade. Mas é muito difícil acreditar nessa história. Um alimento "falso", altamente processado, como um prato congelado, desses que se anunciam na TV, é mesmo mais gostoso que um *sashimi* de salmão fresco mergulhado em *shoyu* com raiz forte? Ou um macarrão instantâneo, com o seu "molho" artificial, é realmente mais atrativo que uma picanha, de uma vaca criada nos campos, assada na brasa?

Mas a associação feita entre a obesidade e a pobreza apresenta um problema. A hipótese de recompensa alimentar presumiria que a obesidade deveria prevalecer de maneira mais intensa entre os ricos, uma vez que eles podem dar-se ao luxo de comprar mais alimentos altamente gratificantes. Mas o que acontece é exatamente o oposto. Grupos de baixa renda sofrem mais obesidade. Para ir direto ao ponto, os ricos podem comprar alimentos que são gratificantes e caros, enquanto os pobres podem pagar apenas por alimentos gratificantes que são mais baratos. Bife e lagosta são muito gratificantes, e caros. Refeições em restaurantes, que são caras em comparação com a comida caseira, são também altamente gratificantes. Uma maior prosperidade financeira resulta em maior acesso a diferentes tipos de alimentos altamente gratificantes, o que deve resultar em mais obesidade. Mas não.

No caso dessa situação não resultar da dieta, então, talvez, o problema seja falta de exercícios. Talvez os ricos possam dar-se ao luxo de fazer academia e, portanto, são mais fisicamente ativos, o que causaria menos obesidade. Na mesma linha, talvez as crianças mais abastadas possam participar de esportes coletivos, levando a menos obesidade. Embora essas ideias possam parecer razoáveis no início, uma maior reflexão revela muitas discrepâncias. A maior parte dos exercícios é gratuita e, muitas vezes, não requer mais do que um par de tênis. Caminhada, corrida, futebol, basquete, flexões, abdominais e calistenia exigem um custo mínimo ou nenhum, e todos são formas excelentes de exercício. Muitas ocupações, como as da construção civil ou agricultura, envolvem esforços físicos significativos ao longo do dia. Esses trabalhos exigem levantamento de peso, dia após dia. Compare isso com um advogado em um escritório ou com um banqueiro de investimentos de Wall Street. Eles passam até 12 horas por dia empoleirados na frente de um computador, seu esforço físico limita-se a caminhar da mesa ao elevador. Apesar dessa grande diferença na atividade física diária, as taxas de obesidade são maiores no grupo menos abastado, mas mais fisicamente ativo.

Nem a recompensa alimentar nem o esforço físico podem explicar a associação entre a obesidade e a pobreza. Então, o que impulsiona a obesidade nos pobres? O mesmo que impulsiona a obesidade em qualquer parte: carboidratos refinados.

Para aqueles em condição de pobreza, os alimentos precisam ter preços acessíveis. Certos tipos de gordura alimentar bons para o consumo são razoavelmente baratos. No entanto, nós, em regra geral, tomamos um copo de óleo vegetal no jantar. Além disso, as recomendações oficiais dos governos são de se seguir uma dieta com baixo teor de gordura. As proteínas alimentares, como a carne e os laticínios, tendem a ser relativamente caras. Proteínas vegetais menos onerosas, como *tofu* ou legumes, por outro lado, são bem acessíveis, mas não gozam de muita popularidade entre os norte-americanos.

Só restam os carboidratos. Caso os carboidratos refinados sejam significativamente mais baratos do que outras fontes de alimento, então aqueles que vivem na pobreza comerão carboidratos refinados. Na verdade, os carboidratos processados são produtos de custo muito baixo. Um pão inteiro costuma custar US$ 1,99. Um pacote de macarrão, US$ 0,99. Compare esses preços com os de queijo ou bife, que podem chegar a custar US$ 10 ou US$ 20. Não se pode comparar os baixos preços dos carboidratos não refinados, como frutas e vegetais frescos, com os dos alimentos processados. Um único quilo de cerejas, por exemplo, pode custar nos Estados Unidos US$ 6,99.

Por que os carboidratos altamente refinados são tão baratos? Por que os carboidratos não processados são muito mais caros? O governo reduz o custo de produção com fortes subsídios agrícolas, mas nem todos os alimentos recebem tratamento igual. A figura 12.2[6] indica quais alimentos (e programas) recebem o máximo de subsídios.

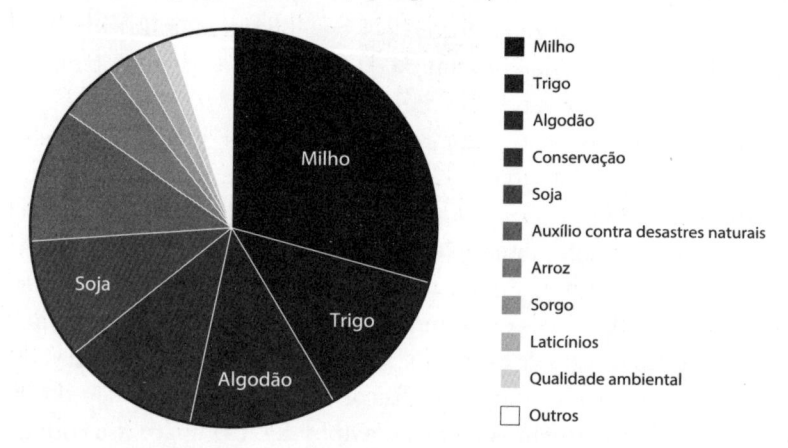

Figura 12.2: Subsídios agrícolas dos EUA, 1995-2012.

Em 2011, os Grupos de Pesquisa de Interesse Público dos Estados Unidos [United States Public Interest Research Groups] observaram que "o milho recebe uma surpreendente parcela de todos os subsídios agrícolas dos EUA, totalizando 29%, e o trigo, mais 12%"[7]. O milho é transformado em carboidratos altamente refinados para consumo, incluindo xarope de milho, xarope de milho com alta concentração de frutose e amido de milho. Quase nunca se consome a baga integral do

---
6. Os dados do gráfico da figura 12.2 vêm de: Environmental Working Group (EWG). EWG farm subsidies [Subsídios agrícolas EWG]. Disponível em: http://farm.ewg.org/ Acesso em: 28 jul. 2023.
7. Russo M. Apples to twinkies: comparing federal subsidies of fresh produce and *junk food* [De maçãs a bolinhos: comparação de subsídios federais para produtos frescos e *junk food*]. US PIRG Education Fund, set. 2011 Disponível em: http://www.foodsafetynews.com/files/2011/09/Apples-to-Twinkies-USPIRG.pdf. Acesso em: 28 jul. 2023.

Pobreza e obesidade | 131

trigo, mas sim seu produto já posteriormente processado, transformado em farinha e consumido em uma grande variedade de alimentos.

Os carboidratos não processados, por outro lado, não recebem praticamente nenhuma ajuda financeira. Enquanto a produção em massa de milho e trigo recebe um apoio generoso, não se pode dizer o mesmo para repolho, brócolis, maçãs, morangos, espinafre, alface e mirtilos. A figura 12.3[8] compara o subsídio recebido pelos produtores de maçãs com aquele recebido pelos produtores de aditivos alimentares, que incluem xarope de milho, xarope de milho de alta frutose, amido de milho e óleos de soja. *Os aditivos alimentares recebem quase 30 vezes mais subsídios.* Mais triste de tudo, de todos os produtores de frutas e vegetais, os de maçãs são os que *mais* recebem incentivos. Todos os outros têm um apoio financeiro insignificante.

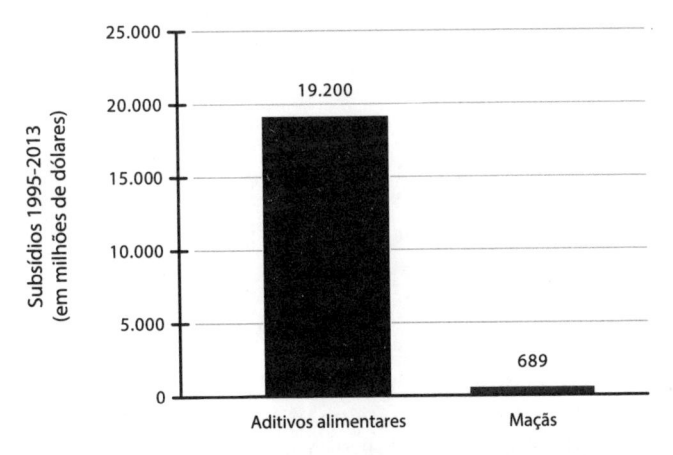

Figura 12.3: Os aditivos alimentares recebem muito mais subsídios que alimentos integrais.

O governo está subsidiando, com nossos impostos, os mesmos alimentos que estão nos tornando obesos. A obesidade é efetivamente o resultado dessa política pública. Os subsídios federais incentivam o cultivo de grandes quantidades de milho e trigo, que são processados em muitos alimentos. Esses alimentos, por sua vez, tornam-se muito mais acessíveis, o que incentiva seu consumo. O consumo em larga escala de carboidratos altamente processados leva à obesidade. Então será necessário mais dinheiro de nossos tributos para apoiar programas antiobesidade. E mais dinheiro ainda para o tratamento médico de problemas relacionados à obesidade.

Teria sido uma grande conspiração para nos deixar doentes? É duvidoso. Os enormes subsídios foram apenas o resultado de programas para tornar os alimentos acessíveis, o que começou para valer na década de 1970. Naquela época, a principal preocupação com a saúde não era a obesidade, mas a "epidemia" de doenças

---
8. Dados do gráfico da figura 12.3: *Ibid.*

cardíacas que se acreditava ser o resultado do excesso de gordura alimentar. A base da pirâmide alimentar, os alimentos a serem consumidos por cada um de nós todos os dias, era constituída de pão, macarrão, batata e arroz. Obviamente, o dinheiro jorrou em forma de subsídios para os cultivadores desses alimentos, cuja produção foi encorajada pelo Ministério da Agricultura dos EUA. Os grãos refinados e produtos derivados do milho logo se tornaram acessíveis a todos. A obesidade veio logo atrás, como uma sombra.

Vale ressaltar que, na década de 1920, o açúcar era relativamente caro. Um estudo de 1930[9] mostrou que a diabetes tipo 2 era muito mais comum entre os estados mais ricos do Norte em comparação com os estados mais pobres do Sul. Como, no entanto, o açúcar se tornou extremamente barato, essa relação se inverteu. Agora, é a pobreza que está associada à diabetes tipo 2, e não o contrário.

Evidência do povo Pima

Os índios Pima do Sudoeste dos EUA têm as maiores taxas de diabetes e obesidade da América do Norte. Estima-se que 50% dos Pima adultos são obesos e, desses, 95% têm diabetes[10]. Novos níveis de obesidade são, mais uma vez, vistos ao lado da pobreza extrema. O que aconteceu?

A dieta tradicional Pima dependia da agricultura, da caça e da pesca. Todos os relatórios do século XIX sugerem que os Pima eram "ativos" e tinham boa saúde. No início dos anos 1900, os postos comerciais norte-americanos começaram a se estabelecer. O modo de vida ancestral dos Pima, com suas tradições de agricultura e caça, bem como sua dieta, foi completamente interrompido. Os carboidratos refinados, em particular o açúcar branco e a farinha, começaram a substituir os alimentos tradicionais, uma vez que ambas as substâncias podiam ser armazenadas à temperatura ambiente por longos períodos sem que se deteriorassem. Na década de 1950, a obesidade havia se disseminado entre os Pima, junto com a pobreza extrema.

Essa situação não diz respeito exclusivamente aos índios Pima. A obesidade e a diabetes tornaram-se um problema colossal de saúde para praticamente todos os povos nativos da América do Norte, e essa tendência já se fazia notar nos anos 1920, décadas antes da atual epidemia, que teve início em 1977.

Por quê? Na época em que abundavam alimentos integrais naturais, como vegetais, caça selvagem e pescados, os Pima não desenvolveram nem obesidade nem diabetes. Bastou que seu estilo de vida e dieta tradicionais fossem interrompidos para a obesidade se alastrar desenfreadamente.

---

9. Mills CA. *Diabetes* mellitus: *is climate a responsible factor in the etiology? [Diabetes* mellitus*: o clima é um fator responsável na etiologia?]*. Arch. Inten. Med. 1930 out; 46(4):569-81.
10. Marchand LH.*The Pima Indians: Obesity and diabetes* [*Os índios Pima: obesidade e diabetes*]. National Diabetes Information Clearinghouse (NDICH) [Internet]. Disponível em: https://web.archive.org/web/20150610193111 Acesso em: 8 abr. 2015.

Pode-se sugerir que a obesidade é o resultado de um estilo de vida moderno, incluindo o aumento do uso não apenas de carros, mas também de computadores, *videogames* e máquinas que auxiliam no trabalho: a natureza cada vez mais sedentária de nossos estilos de vida poderia ser a causa subjacente da obesidade.

Ao examinar mais de perto, essa explicação se sustenta como uma mesa com apenas uma perna. As tribos nativas dos EUA desenvolveram obesidade nos anos 1920, décadas antes do uso generalizado de carros. A epidemia de obesidade da América do Norte aumentou por volta de 1977. Mas não houve um aumento correspondente nas milhagens dos veículos naquele ano. Há apenas um aumento constante de 1946 a 2007[11].

Outras pessoas sugerem que o aumento da prevalência de *fast-foods* pode contribuir para a crise da obesidade. Novamente, não há um pico acentuado que corresponda ao número de restaurantes, estabelecimentos de *fast-food* ou coisas do tipo, em 1977. Há apenas um aumento gradual ao longo de décadas. Da mesma forma, a obesidade tornou-se profusa entre os Pima décadas antes de o *fast-food* se tornar amplamente disseminado. A surpresa reside, na verdade, no fato de a obesidade ter se tornado generalizada entre todas as populações nativas da América do Norte já na década de 1920, mesmo que o restante da população norte-americana ainda estivesse relativamente magra.

O que explica a experiência dos Pima? É bem simples. O que impulsiona a obesidade nos s Pima é a mesma coisa que engorda em todas as pessoas: *carboidratos altamente refinados*. Quando os Pimas substituíram seus alimentos tradicionais, não processados, por açúcar e farinha altamente refinados, eles se tornaram obesos. Em 1977, as novas *Diretrizes Dietéticas* causaram um aumento acentuado da ingestão percentual de carboidratos alimentares. A obesidade veio logo atrás, como uma consequência disso.

A teoria hormonal da obesidade ajuda a explicar muitas inconsistências aparentes na epidemiologia da obesidade. O fator determinante da obesidade é a insulina e, em muitos casos, a amplo e fácil acesso a carboidratos refinados. Essa percepção ajuda a explicar uma questão igualmente premente: obesidade infantil.

---

11. U.S. PIRG [internet]. Report: 21st century transportation [Relatório: transporte do século XXI]. 14 maio 2013. Disponível em: http://uspirg.org/reports/usp/new-direction. Acesso em: 23 jul. 2023. Davies A. The age of the car in America is over [A era do carro nos EUA já passou]. Business Insider [Internet], 20 maio 2013. Disponível em: http://www.businessinsider.com/the-us-driving-boom-is-over-2013-5 Acesso em: 26 jul. 2023.

(13)
OBESIDADE INFANTIL

Alarmados pelo assombroso aumento da obesidade e da diabetes tipo 2 em crianças em idade escolar, centenas de milhões de dólares foram despendidos para contra-atacá-las. A primeira escolha no nosso arsenal foi a famosa estratégia do "coma menos, movimente-se mais", que detinha um incontestável registro de fracassos. Ainda assim, enquanto as autoridades nutricionais combatiam, apenas um plano de dieta liderava. Os Institutos Nacionais de Saúde dos EUA financiaram o estudo Healthy [Saudável], um grande esforço de três anos[1] que envolveu 42 escolas do sexto ao oitavo ano. Metade das escolas receberia uma intervenção multicomponencial, enquanto a outra metade continuava suas rotinas usuais. O estudo incentivou certos objetivos nutricionais e de atividades físicas, incluindo:

- Redução do teor médio de gordura dos alimentos;
- Fornecimento de pelo menos duas porções de frutas e legumes por aluno;
- Fornecimento de pelo menos duas porções de alimentos à base de grãos e/ou leguminosas;
- Restrição de sobremesas e salgadinhos a um máximo de 200 calorias por item;
- Restrição de bebidas que não fossem água, leite desnatado e suco de fruta 100% integral e incentivo a mais de 225 minutos de atividade física moderada a vigorosa por semana.

Era o nosso velho amigo "coma menos, movimente-se mais". Não muito astuto, mas tão familiar como um velho cobertor. Havia programas implantados em sala de aula, boletins para pais, *marketing* social (identidade visual, cartazes e outras publicidades na escola), eventos estudantis e distribuição de brindes (camisetas, *squeezes*). Ambos os grupos começaram com aproximadamente 50% dos estudantes considerados obesos ou com sobrepeso. Ao fim do terceiro ano, o grupo do "coma menos, movimente-se mais" reduziu esse número para 45%. Sucesso! Enquanto o grupo que seguiu sua rotina habitual chegou ao fim do estudo com esse número em... 45%. Não houve benefício mensurável para o grupo de dieta e exercício físico. *Essa estratégia de perda de peso foi praticamente inútil.*

Mas quem já tentou a abordagem "coma menos, movimente-se mais" e não falhou? O estudo Healthy foi apenas o mais recente em uma série ininterrupta de fracassos.

---

1. Foster GD et al. The HEALTHY Study Group. *A school-based intervention for diabetes risk reduction* [O Grupo de Estudos HEALTHY. *Uma intervenção baseada na escola para a redução do risco de diabetes*]. N. Engl. J. Med. 2010 jul. 29; 363(5):443-53.

Obesidade: não mais uma exclusividade de adultos

Nos anos de 1977 a 2000, a prevalência de obesidade infantil aumentou em todas as faixas etárias. A obesidade em crianças de 6 a 11 anos aumentou de 7% para 15,3%. Entre adolescentes de 12 a 19 anos, mais do que triplicou, de 5% para 15,5%. As doenças relacionadas à obesidade, como a diabetes tipo 2 e a pressão arterial elevada, antes raras entre crianças, estão se tornando mais comuns. A obesidade sofreu uma metástase e passou de uma preocupação relacionada apenas a adultos para uma também pediátrica.

A obesidade infantil também leva à obesidade adulta e a futuros problemas de saúde, particularmente problemas cardiovasculares[2]. O Bogalusa Heart Study[3] [Estudo do Coração de Bogalusa] concluiu: "a obesidade infantil persistiu até a idade adulta jovem", o que é óbvio para quase todo mundo. A obesidade infantil é um preditor de aumento da mortalidade[4], mas, o mais importante, é um fator de risco reversível. As crianças com excesso de peso que conseguem atingir um peso normal quando se tornam adultas têm o mesmo risco de mortalidade do que aquelas que nunca tiveram excesso de peso.

A obesidade começou a afligir crianças cada vez mais novas. Em um estudo abrangendo um período de 22 anos, encerrado em 2001, crianças de todas as idades mostram uma maior prevalência de obesidade, mesmo na faixa etária de zero a seis meses[5].

Essa descoberta é especialmente interessante. As teorias convencionais da obesidade, baseadas em contagem de calorias, são incapazes de explicar essa tendência. A obesidade é considerada um problema de equilíbrio energético, associado a comer demais ou se exercitar de menos. Uma vez que as crianças de seis1 meses só comem quando pedem e, muitas vezes, são apenas amamentados, é impossível que comam demais. E, como as crianças de seis meses não andam, é impossível que se exercitem de menos. Nessa mesma linha de descobertas, registrou-se que o peso ao nascer aumentou em média 200 gramas nos últimos 25 anos[6]. O recém-nascido não pode comer demais ou se exercitar de menos.

O que está acontecendo aqui?

---

2. Must A, Jacques PF, Dallal GE et al. *Long-term morbidity and mortality of overweight adolescents: a follow-up of the Harvard Growth Study of 1922 to 1935* [Morbidade e mortalidade a longo prazo de adolescentes com excesso de peso: um acompanhamento do estudo de crescimento de Harvard de 1922 a 1935]. N. Engl. J. Med. 1992 nov; 327(19):1350-5.
3. Deshmukh-Taskar P, Nicklas TA, Morales M et al. *Tracking of overweight status from childhood to young adulthood: the Bogalusa Heart Study* [Rastreamento do status de excesso de peso desde a infância até a idade adulta jovem: o estudo do coração de Bogalusa]. Eur. J. Clin. Nutr. 2006 jan; 60(1):48-57.
4. Baker JL, Olsen LW, Sørensen TI. *Childhood body-mass index and the risk of coronary heart disease in adulthood* [Índice de massa corporal da infância e risco de doença cardíaca coronária na idade adulta]. N. Engl. J. Med. 2007 dez; 357(23):2329-37.
5. Kim J et al. *Trends in overweight from 1980 through 2001 among preschool-aged children enrolled in a health maintenance organization* [Tendências de sobrepeso de 1980 a 2001 entre crianças em idade pré-escolar inscritas em uma organização de zelo da saúde]. Obesity (Silver Spring). 2006 jul; 14(7):1107-12.
6. Bergmann RL et al. *Secular trends in neonatal macrosomia in Berlin: influences of potential determinants* [Tendências seculares na macrossomia neonatal em Berlim: influências de potenciais determinantes]. Paediatr. Perinat. Epidemiol. 2003 jul; 17(3):244-9.

Foram levantadas numerosas hipóteses para explicar a obesidade dos recém-nascidos. Uma teoria popular sugere que, em nosso mundo moderno, certos produtos químicos (obesogênicos) levam à obesidade. Esses químicos são com frequência disruptores endócrinos, (ou seja, eles perturbam os sistemas hormonais funcionais normais do corpo). Como a obesidade é um desequilíbrio hormonal, e não calórico, essa noção faz algum sentido intuitivo. Contudo, a maioria dos dados vem de estudos com animais.

Por exemplo, os pesticidas atrazina e DDE podem causar obesidade em roedores[7]. No entanto, não há dados disponíveis relacionados a humanos. Sem essas informações, é difícil determinar de modo conclusivo se um produto químico é obesogênico ou não. Além disso, os estudos usam concentrações de produtos químicos que são centenas ou mesmo milhares de vezes maiores do que a exposição humana normal. Embora esses produtos químicos sejam quase certamente tóxicos, é difícil saber como ele se associa à condição humana comum da obesidade.

É a insulina

A resposta fica mais simples uma vez que entendemos a teoria da obesidade hormonal. A insulina é o principal motor hormonal do ganho de peso. Ela causa a obesidade adulta, dos recém-nascidos, a infantil e entre os adolescentes.

De onde viriam os níveis elevados de insulina em uma criança? Da mãe.

O dr. David Ludwig examinou recentemente a relação entre o peso de 513.501 mulheres e o de seus 1.164.750 descendentes[8]. O aumento do ganho de peso materno está fortemente associado ao aumento do ganho de peso neonatal. Uma vez que tanto a mãe como o feto compartilham o mesmo suprimento de sangue, quaisquer desequilíbrios hormonais, como altos níveis de insulina, são transmitidos de forma automática e direta através da placenta da mãe para o feto em formação.

Macrossomia fetal é um termo usado para fetos que são grandes para sua idade gestacional. Há uma série de fatores de risco, mas os principais entre eles são diabetes gestacional materna, obesidade materna e ganho de peso materno. O que essas condições têm em comum? Elevados níveis maternos de insulina. Esses níveis elevados são transmitidos ao feto em desenvolvimento e fazem-no engordar bastante.

A consequência lógica de muita insulina no recém-nascido é o desenvolvimento da resistência à insulina, o que leva a níveis ainda mais elevados dela em um clássico ciclo vicioso. Os altos níveis de insulina produzem obesidade tanto no recém-nascido quanto no bebê de seis meses. A origem da obesidade infantil e da obesidade adulta

---

7. Holtcamp W. *Obesogens: an environmental link to obesity* [Obesogênicos: um vínculo ambiental com a obesidade]. Environ. Health Perspect. f 2012 fev;120(2):a62-a68.
8. Ludwig DS, Currie J. *The association between pregnancy weight gain and birth weight* [A associação entre o ganho de peso da gravidez e o peso ao nascer]. Lancet. 2010 set. 18; 376(9745):984-90.

é a mesma: insulina. Não se trata de duas doenças distintas, mas de dois lados da mesma moeda. Os bebês de mães com diabetes *mellitus* gestacional têm três vezes mais risco de desenvolverem obesidade e diabetes ao longo da vida, e um dos maiores fatores de risco para a obesidade na idade adulta jovem é a obesidade na infância[9]. Aqueles que são obesos na infância têm mais de 17 vezes o risco de obesidade na idade adulta! Mesmo os bebês cujas mães não têm diabetes gestacional, mas são grandes para a sua idade, também estão em risco.

Eles têm o dobro do risco de síndrome metabólica.

A conclusão triste, porém inevitável, é que agora estamos passando a nossa obesidade para os nossos filhos. Por quê? Porque agora estamos marinando nossos filhos na insulina desde o útero, então eles desenvolvem uma obesidade mais grave e mais cedo. Como a obesidade é dependente do tempo, e como ela piora, os bebês gordos tornam-se crianças gordas. As crianças gordas tornam-se adultos gordos. E os adultos gordos têm bebês gordos que, por sua vez, vão passar a obesidade para a geração seguinte.

O que realmente prejudicou nossa capacidade de combater a obesidade infantil, porém, é uma simples falta de compreensão sobre as verdadeiras causas do ganho de peso. Um foco único e equivocado na redução da ingestão calórica e no aumento do exercício levou a programas governamentais que quase não têm chance de sucesso. Não faltavam recursos ou força de vontade; faltava conhecimento e uma perspectiva diferente para a compreensão da obesidade.

Os mesmos métodos, as mesmas falhas

Vários estudos em larga escala sobre a prevenção da obesidade infantil tiveram início no final dos anos 1990. O Instituto Nacional do Coração, Pulmão e Sangue empreendeu o estudo Pathways[10] [Caminhos] com um custo de US$ 20 milhões ao longo de oito anos. O dr. Benjamin Caballero, diretor do Centro de Nutrição Humana da Escola de Saúde Pública Johns Hopkins Bloomberg, liderou esse ambicioso esforço envolvendo 1.704 crianças em 41 escolas. Algumas escolas receberam o programa especial de prevenção à obesidade, enquanto outras continuaram seu programa padrão.

As crianças indígenas norte-americanas de baixa renda, em risco de obesidade e diabetes, recebiam café da manhã e almoço no refeitório da escola, onde as lições sobre alimentos "saudáveis" eram logo em seguida reforçadas. Foram introduzidas pausas para exercícios especiais ao longo do dia letivo. O objetivo nutricional específico

---

9. Whitaker RC et al. *Predicting obesity in young adulthood from childhood and parental obesity* [Previsão de obesidade na idade adulta jovem a partir da obesidade infantil e da dos pais]. N. Engl. J. Med. 1997 set. 25; 337(13):869-73.
10. Caballero B et al. *Pathways: A school-based randomized controlled trial for the prevention of obesity in American Indian schoolchildren* [Caminhos: um ensaio controlado randomizado baseado na escola para a prevenção da obesidade em indígenas norte-americanos em idade escolar]. Am. J. Clin. Nutr. 2003 nov; 78(5):1030-8.

era reduzir a ingestão de gordura a menos de 30%. Em poucas palavras, esta foi a mesma dieta com baixo teor de gordura e de calorias combinada com o aumento do exercício que falhou miseravelmente como remédio para obesidade adulta.

As crianças aprenderam como manter uma dieta com baixo teor de gordura? Claro que sim. A gordura alimentar, no início, representava 34% das calorias ingeridas e, ao longo do estudo, caiu para 27%. Eles passaram a ingerir menos calorias? Claro que sim. O grupo sob intervenção apresentou uma média de 1.892 calorias por dia, enquanto o grupo controle ficou em 2.157 calorias diárias. Fantástico! As crianças estavam consumindo 265 calorias a menos por dia. Elas aprenderam suas lições extremamente bem, comendo menos calorias e menos gorduras no geral. Ao longo de três anos, os contadores de calorias esperavam uma perda de aproximadamente 37 quilos! Mas o peso das crianças de fato mudou? *Nem um pouquinho.*

A atividade física não era diferente entre os dois grupos. Apesar do reforço da Educação Física implementado nas escolas, a atividade física total medida pelo acelerômetro não era diferente – o que deveria ter sido esperado, dado o efeito conhecido da compensação. As crianças que eram muito ativas na escola reduziram sua atividade em casa. Crianças relativamente sedentárias na escola aumentavam sua atividade uma vez fora de lá.

Esse estudo foi de vital importância. O fracasso da estratégia de baixo teor de gordura e baixa caloria deveria ter levado a uma busca por métodos mais eficazes para controlar a crise da obesidade infantil. Isso deveria ter incentivado um exame de consciência para se encontrar a causa subjacente da obesidade e como tratá-la racionalmente. Então, o que aconteceu?

Os resultados foram tabulados. O estudo foi redigido. Em 2003 ele foi publicado, causando um retumbante... silêncio. Ninguém queria ouvir a verdade. A abordagem "coma menos, movimente-se mais", tão adorada pela medicina acadêmica, havia fracassado mais uma vez. Era mais fácil ignorar a verdade do que confrontá-la. E foi o que aconteceu.

Outros estudos confirmaram esses resultados. O dr. Philip Nader, da Universidade da Califórnia, em São Diego, escolheu 5.106 alunos do terceiro ao quinto anos para educá-los sobre comida "saudável" e aumento de exercícios físicos.[11] Cinquenta e seis escolas receberam esse programa especial, e 40 escolas (o grupo controle), não. Mais uma vez, as crianças que receberam doutrinação extra comeram uma dieta com baixo teor de gordura e mantiveram esse conhecimento durante anos depois. Foi "o maior estudo randomizado baseado em escolas já realizado". Eles comeram menos e se exercitaram mais. Só que não perderam peso nenhum.

Os programas de obesidade em recintos comunitários foram igualmente ineficazes. Os Estudos Multilocais de Melhora da Saúde das Meninas de Memphis,

---

11. Nader PR et al. *Three-year maintenance of improved diet and physical activity: the CATCH cohort* [Manutenção de três anos de dieta melhorada e atividade física: a coorte CATCH]. Arch. Pediatr. Adoles. Med. 1999 jul; 153(7):695-705.

realizados em 2010, envolveram garotas de 8 a 10 anos em um centro comunitário de Memphis[12]. O aconselhamento em grupo incentivava os indivíduos a "reduzir o consumo de bebidas adoçadas com açúcar e alimentos com alto teor calórico, aumentar a ingestão de água, legumes e frutas". A mensagem aqui é muito confusa, mas bem típica. Devemos reduzir o açúcar? Devemos reduzir a gordura? Devemos reduzir calorias? Devemos comer mais frutas? Devemos comer mais legumes?

O programa reduziu com sucesso a ingestão calórica diária de 1.475 para 1.373 em um ano, e ainda mais em dois anos, para 1.347. Em contraste, o grupo de controle aumentou sua ingestão calórica diária de 1.379 para 1.425 em dois anos. As meninas perderam peso? Em uma palavra: não. Para piorar a situação, a porcentagem de gordura corporal aumentou de 28% para 32,2% ao final dos dois anos. Um fracasso impressionante para todos os envolvidos, e ainda outra demonstração da impactante decepção causada pela teoria da contagem de calorias. As calorias não geram ganho de peso, portanto reduzi-las não levará a uma perda de peso.

Mas os resultados persistentemente negativos não foram suficientes para mudar as crenças arraigadas. Ambos os drs. Caballero e Nader, em vez de questionar suas crenças anteriores, acreditaram que seus tratamentos não tinham ido suficientemente longe — uma postura psicologicamente muito mais fácil de ser mantida.

Embora pareça absurdo, quando se trata de obesidade infantil, parece que aceitamos o *status quo*. Uma dieta com baixo teor de gordura e baixo número de calorias, combinada com o exercício, é comprovadamente ineficaz para perda de peso — uma descoberta que confirma nosso próprio bom-senso e nossas observações. Mas, em vez de repensar a nossa estratégia fracassada, nós insistimos nela, depositando toda a nossa esperança de que dessa vez ela vai funcionar.

Sucesso afinal

Compare isso com o estudo australiano Romp and Chomp[13] [Brincar e mastigar], realizado de 2004 a 2008. O programa visou quase 12 mil crianças com idade de zero a cinco1 anos. Mais uma vez, as creches foram divididas em dois grupos. Um grupo continuaria seus programas habituais, enquanto o outro grupo de intervenção recebeu a iniciativa educacional Romp and Chomp. Mas em vez de dar múltiplas mensagens de saúde confusas, os dois principais objetivos nutricionais do estudo foram direcionados e muito específicos:

---

12. Klesges RC et al. *The Memphis Girls Health Enrichment Multi-site Studies (GEMS)* [Os Estudos Multilocais de Melhora da Saúde de das Meninas de Memphis (EMMM)]. Arch. Pediatr. Adolesc. Med. 2010 nov; 164(11):1007-14.
13. Silva-Sanigorski AM et al. *Reducing obesity in early childhood: results from Romp & Chomp, an Australian community-wide intervention program* [Reduzir a obesidade na primeira infância: resultados do estudo Romp & Chomp, um programa australiano de intervenção em toda a comunidade]. Am. J. Clin. Nutr. 2010 abr; 91(4):831-40.

1. Reduzir significativamente o consumo de bebidas com alto teor de açúcar e promover o consumo de água e leite.
2. Reduzir significativamente o consumo de lanches altamente calóricos e aumentar o consumo de frutas e vegetais.

Em vez de reduzir gorduras e calorias, o estudo reduziu os lanches e o açúcar. Como outros programas, ele tentou aumentar o exercício e envolver as famílias o máximo possível. Mas, em grande parte, seus métodos eram quase como o conselho de sua avó para perder peso:

1. Corte os açúcares e os amidos.
2. Pare de lanchar.

Essas estratégias atacam os piores infratores da secreção de insulina e de sua consequente resistência a ela. Lanches tendem a ser biscoitos, salgadinhos, bolachas e outros alimentos com taxas elevadas de carboidratos refinados, portanto reduzir os lanches significava reduzir a ingestão de carboidratos refinados. Reduzir o açúcar e os carboidratos refinados reduzirá os níveis de insulina. Reduzir a frequência de lanches impede altos níveis persistentes de insulina, um componente-chave da resistência à insulina. Essas estratégias reduzem os níveis de insulina – o problema central e crucial da obesidade. O programa diminuiu o consumo de lanches industrializados e suco de frutas (em aproximadamente meio copo por dia). Os resultados desse estudo não podiam ser mais diferentes dos anteriores. Tanto as crianças de dois quanto as de 3,5 anos apresentaram redução de peso significativamente melhor em comparação com o grupo de controle. A prevalência de obesidade foi reduzida de 2% para 3%. Sucesso afinal!

No sudoeste da Inglaterra, seis escolas lançaram um programa chamado "Ditch the Fizz" [Abandone as bolhas][14]. O único objetivo era reduzir o consumo de refrigerantes entre crianças de 7 a 11 anos. O programa conseguiu reduzir o consumo diário em cerca de 150 mililitros, o que resultou em uma diminuição da obesidade em 0,2%. Embora possa parecer trivial, a obesidade aumentou entre o grupo de controle em 7,5%. Reduzir o uso de bebidas açucaradas é um método altamente eficaz de prevenção da obesidade infantil.

Esse programa foi eficaz porque continha uma mensagem muito específica: reduzir o consumo de refrigerantes. Outros programas são muito ambiciosos e vagos e, muitas vezes, trazem múltiplas mensagens misturadas que se repetem em um *loop* infinito. A importância de reduzir a ingestão de bebidas açucaradas pode se perder na cacofonia.

---

14. James J *et al. Preventing childhood obesity by reducing consumption of carbonated drinks: cluster randomised controlled trial* [Prevenção da obesidade infantil reduzindo o consumo de bebidas carbonatadas: ensaio controlado randomizado em conjunto]. BMJ. 2004 mai. 22; 328(7450):1237.

O que sua avó dizia

Embora estudos após estudos tenham demonstrado o fracasso das estratégias convencionais de perda de peso, mergulhamos de cabeça em programas de exercícios nacionais. Gastamos dinheiro e energia promovendo exercícios ou construindo *playgrounds* em uma tentativa equivocada de reduzir a obesidade infantil. Quando cresci, na década de 1970, em Ontário, no Canadá, tínhamos o programa ParticipACTION [ParticipAÇÃO], que foi resgatado em 2007, com um custo de US$ 5 milhões. O objetivo explícito da ParticipACTION é o aumento da atividade física entre as crianças, com o lema "Vamos voltar a brincar". (Tendo observado meus próprios filhos brincarem exuberantemente por toda parte, eu de alguma forma duvido que o "brincar" corra risco de desaparecer.) O programa original, que durou da década de 1970 até a de 1990, certamente não conseguiu diminuir a crise da obesidade, mas em vez de enterrar essas ideias cansadas, nós a ressuscitamos.

Michelle Obama lançou o Let's Move! [Vamos nos mexer!], campanha com o ambicioso objetivo de acabar com a obesidade infantil. Sua estratégia? Coma menos, movimente-se mais. Ela acredita mesmo que esse conselho funcionará agora, depois de 40 anos de fracasso ininterrupto? Insulina, não calorias, causa ganho de peso. Não é (e nunca foi) uma questão de restrição de calorias. É uma questão de redução da insulina.

Apesar dos erros, as notícias sobre obesidade infantil são boas. Recentemente, um inesperado raio de esperança brilhava em meio à escuridão. Em 2014, o *Journal of the American Medical Association* informou que as taxas de obesidade para o grupo etário de 2 a 5 anos caíram 43% entre 2003 e 2012[15]. Não houve alteração nas taxas de obesidade para jovens ou adultos. No entanto, uma vez que a obesidade infantil está fortemente ligada à obesidade adulta, essa é realmente uma boa notícia.

Alguns grupos perderam tempo em felicitar-se por um trabalho benfeito. Eles acreditam que sua campanha de atividade física e redução calórica tem desempenhado um papel fundamental nesse sucesso. Eu não acredito nisso.

A resposta é mais direta. O consumo de açúcares adicionados aumentou desde 1977, juntamente com a obesidade. No final dos anos 1990, mais atenção foi focada no papel fundamental que o açúcar desempenha no ganho de peso. A verdade irrefutável permaneceu que o açúcar provoca ganho de peso, sem qualidades nutricionais redentoras. A ingestão de açúcar começou a cair em 2000, e depois de um período de cinco a dez anos, também a obesidade foi reduzida. Vemos isso primeiro na faixa etária mais jovem, pois eles tiveram a menor exposição a altos níveis de insulina e, portanto, têm menos resistência à ela.

A parte mais irônica de todo esse malfadado episódio é que já conhecemos as respostas.

---

15. Ogden CL *et al. Prevalence of childhood and adult obesity in the United States, 2011-2012* [*Prevalência da obesidade infantil e adulta nos Estados Unidos, 2011-2012*]. JAMA. 2014 fev. 26; 311(8):806-14.

O pediatra dr. Benjamin Spock escreveu sua bíblia clássica de zêlos infantis, *Baby and Child Care* [*Cuidados com bebês e crianças*], em 1946. Por mais de 50 anos, foi o segundo livro mais vendido do mundo, depois da Bíblia. Em relação à obesidade infantil, ele escreve:

> "Sobremesas pesadas podem, e devem, ser omitidas sem qualquer problema, por qualquer pessoa que seja obesa e esteja tentando reverter essa situação. A quantidade de alimentos simples e amiláceos (cereais, pães, batatas) ingerida é o que determina... quanto [peso] ganham ou perdem"[16].

Isso, é claro, era exatamente o que sua avó diria. "Corte os açúcares e os alimentos com amido. Sem lanches." Se ao menos tivéssemos ouvido nossas avós em vez de o governo.

---

16. Spock B. Doctor Spock's baby and child care. Nova York: Pocket Books, 1987. p. 536.

(Parte 5)

O QUE HÁ DE ERRADO COM NOSSA DIETA?

(14)
OS EFEITOS MORTAIS DA FRUTOSE

O açúcar engorda. Esse fato nutricional é quase universalmente incontestado. As *Diretrizes dietéticas para os norte-americanos*, de 1977, claramente advertiam sobre os perigos do excesso de açúcar na dieta, mas a mensagem se perdeu na histeria antigordura que se seguiu. A gordura alimentar era a maior preocupação dos consumidores atentos a questões de saúde, e o açúcar dos alimentos foi ignorado ou esquecido. Pacotes de jujubas e outros doces orgulhosamente se afirmavam como "livres de gordura". O fato de serem praticamente 100% açúcar não parece ter incomodado ninguém. O consumo de açúcar cresceu de forma constante de 1977 a 2000, em paralelo com as elevadas taxas de obesidade. A diabetes demorou ainda dez anos para se alastrar.

O açúcar é tóxico?

O pior valor é, de longe, a bebida adoçada com açúcar: refrigerantes e, mais recentemente, chás e sucos. Os refrigerantes representam uma indústria de US$ 75 bilhões que, até recentemente, não sabia o que era crise. A ingestão per capita de bebidas adoçadas com açúcar dobrou na década de 1970. Nos anos 1980, as bebidas açucaradas literalmente vendiam mais que água. Em 1998, os norte-americanos estavam bebendo 207 litros por ano. Até o ano 2000, as bebidas açucaradas representavam 22% do açúcar consumido na dieta norte-americana, em comparação com 16% em 1970. Nenhum outro grupo alimentar chegou perto[1].

Posteriormente, a bebida adoçada com açúcar perdeu implacavelmente popularidade. De 2003 a 2013, o consumo de refrigerantes nos Estados Unidos caiu cerca de 20%[2]. Os chás gelados e as bebidas esportivas açucarados tentaram segurar o seu lugar, mas não conseguiram desviar os ventos da mudança. Em 2014, a Coca-Cola enfrentou nove anos consecutivos de declínio das vendas à medida que as preocupações com o açúcar relacionados à saúde pululavam. Preocupados com as ameaças à saúde e as cinturas que inflavam como balões, as pessoas estavam menos inclinadas a beber uma bebida tóxica e açucarada.

As bebidas açucaradas agora enfrentam forte oposição política – da proposição de impostos sobre refrigerantes ao recente esforço do prefeito de Nova York, Michael

---

1. Suddath, C. Stanford, D. *Coke confronts its big fat problem* [*Coca-Cola enfrenta seu pesado problema de gordura*]. *Bloomberg Businessweek* [Internet]. 31 jul. 2014. Disponível em: http://www.bloomberg.com/bw/articles/2014-07-31/coca-cola-sales-decline-health-concerns-spur-relaunch Acesso em: 8 abr. 2015.
2. *Ibid.*

Bloomberg, para proibir a venda de bebidas em embalagens supergrandes. Alguns dos problemas, é claro, são autoinfligidos. A Coca-Cola passou décadas convencendo as pessoas a tomarem mais refrigerantes. E foi extremamente bem-sucedida, mas a que custo? À medida que a crise da obesidade aumentava, as empresas se encontravam sob fogo contínuo de todos os lados.

Mas os defensores do açúcar não foram tão facilmente derrotados. Sabendo que estavam lutando uma batalha perdida em grande parte da América do Norte e da Europa, eles passaram a focar na Ásia para compensar os lucros perdidos. O consumo asiático de açúcar está crescendo a quase 5% ao ano[3], ao mesmo tempo que se estabilizou ou caiu na América do Norte. O resultado foi uma catástrofe de diabetes. Em 2013, estima-se que 11,6% dos adultos chineses tenham diabetes tipo 2, eclipsando até mesmo o campeão de longa data: os EUA, com 11,3%[4]. Desde 2007, 22 milhões de chineses foram diagnosticados com diabetes – um número próximo da população de Austrália[5]. As coisas ficam ainda mais chocantes quando você considera que apenas 1% dos chineses tinham diabetes tipo 2 em 1980[6]. Em uma única geração, a taxa de diabetes cresceu assustadores 1.160%. O açúcar, mais do que qualquer outro carboidrato refinado, parece ser particularmente o que engorda e leva à diabetes tipo 2.

O consumo diário de bebidas adoçadas com açúcar não só traz um risco significativo de aumento de peso, mas também aumenta em 83% o risco de desenvolver diabetes quando comparado com a ingestão de menos de uma unidade de bebida açucarada por mês[7]. Mas o culpado é o açúcar ou são as calorias? Pesquisas adicionais sugeriram que a prevalência de diabetes aumentou 1,1% a cada 150 calorias extras de açúcar consumidas por pessoa em um dia[8]. Nenhum outro grupo de alimentos apresentou relação significativa com a diabetes. Diabetes correlaciona-se com o açúcar, não com calorias.

A sacarose, contra toda a lógica e o bom-senso, não havia sido considerada má para os diabéticos. Em 1983, o dr. J. Bantle, um endocrinologista proeminente,

---

3. S&D (Group sucres et denrées) [Internet]. *World sugar consumption* [*Consumo mundial de açúcar*]. Disponível em: http://www.sucden.com/statistics/4_world-sugar-consumption. Acesso em: 9 abr. 2015.
4. Xu, Y. *et al. Prevalence and control of diabetes in Chinese adults* [*Prevalência e controle de diabetes em chineses adultos*]. *JAMA*, 4 set. 2013, 310(9):948-59.
5. Loo, D. *China "catastrophe" hits 114 million as diabetes spreads* [*A "catástrofe" chinesa atinge 114 milhões à medida que a diabetes se espalha*]. *Bloomberg.News* [Internet]. 3 set. 2013 Sep 3. Disponível em: http://www.bloomberg.com/news/articles/2013-09-03/china-catastrophe-hits-114-million-as-diabetes-spreads. Acesso em: 8 abr. 2015.
6. Huang, Y. *China's looming diabetes epidemic* [*Epidemia iminente de diabetes na China*]. *The Atlantic* [Internet], 13 set. 2013. Disponível em: http://www.theatlantic.com/china/archive/2013/09/chinas-looming-diabetes-epidemic/279670/ Acesso em: 8 abr. 2015.
7. Schulze, M. B. et al. *Sugar-sweetened beverages, weight gain and incidence of type 2 diabetes in young and middle aged women* [*Bebidas açucaradas, ganho de peso e incidência de diabetes tipo 2 em mulheres jovens e de meia idade*]. *JAMA*, 25 ago. 2004, 292(8):927-34.
8. Basu, S.; Yoffe, P.; Hills. N.; Lustig, R. H. *The relationship of sugar to population-level diabetes prevalence: an econometric analysis of repeated cross-sectional data* [*A relação de açúcar com a prevalência de diabetes no nível populacional: uma análise econométrica de dados transversais repetidos*]. PlOS One [Internet]. 2013; 8(2):e57873 DOI: 10.1371/journal.pone.0057873 Acesso em: 8 abr. 2015.

afirmou no *New York Times*[9] que "a mensagem que se passa é que os diabéticos podem comer alimentos que contenham açúcar comum, se eles mantiverem a quantidade de calorias constante, no mesmo nível". A agência norte-americana para questões de alimentação, a Food and Drug Administration (FDA), realizou uma revisão abrangente em 1986[10]. Citando mais de mil referências, a Sugars Task Force [Força-tarefa para os açúcares] declarou que "não há qualquer evidência conclusiva que demonstre que os açúcares ofereçam perigo". Em 1988, a FDA reafirmaria o açúcar como "Geralmente Reconhecido como Seguro". Em 1989, o relatório da Academia Nacional de Ciências intitulado Dieta e saúde: Implicações para a redução do risco de doença crônica entrou na discussão com o argumento de que "o consumo de açúcar (por aqueles com uma dieta adequada) não foi estabelecida como um fator de risco para qualquer doença crônica que não cárie dentária em humanos"[11].

Sim, cáries. Parecia não haver preocupação se comer mais açúcar aumentaria o nível de açúcar no sangue. Mesmo em 2014, o *site* da Associação Norte-Americana para a Diabetes afirmou que "os especialistas concordam que você pode substituir pequenas quantidades de açúcar por outros alimentos contendo carboidratos em seu plano de alimentação"[12].

Por que o açúcar engorda tanto? Açúcar é geralmente considerado "calorias vazias", que contêm poucos nutrientes. Também se considera que ele torna os alimentos mais "palatáveis" e "gratificantes", o que incentiva seu consumo excessivo e, por consequência, a obesidade. Mas talvez o efeito de engorda do açúcar se deva à sua natureza de carboidrato altamente refinado. Ele estimula a produção de insulina, o que provoca ganho de peso. entretanto, mais uma vez, a maioria dos carboidratos refinados, como o arroz e as batatas, também o fazem.

O que há de especial no açúcar que o faz parecer particularmente tóxico? O estudo INTERMAP comparou as dietas asiáticas e ocidentais na década de 1990[13]. Os chineses, apesar das ingestões muito mais altas de carboidratos refinados, apresentaram taxas muito mais baixas de diabetes. Parte do motivo dessa vantagem reside no fato de que seu consumo de açúcar era muito menor.

A sacarose difere de outros carboidratos de uma maneira importante. O problema? Frutose.

---

9. Lyons, R. D. *Study insists diabetics can have some sugar* [Estudo insiste que os diabéticos podem consumir um pouco de açúcar]. *New York Times* [Internet]. 7 jul. 1983. Disponível em: http://www.nytimes.com/1983/07/07/us/study-insists--diabetics-can-have-some-sugar.html Acesso em: 8 abr. 2015.
10. Glinsmann, W. H. et al. *Evaluation of health aspects of sugars contained in carbohydrate sweeteners* [Avaliação dos aspectos de saúde dos açúcares contidos em edulcorantes de carboidratos]. *J. Nutr.*, nov. 1986, 116(11S):S1-S216.
11. National Research Council (US) Committee on Diet and Health. *Diet and health: implications for reducing chronic disease risk* [Dieta e saúde: implicações para a redução do risco de doença crônica]. Washington, D.C.: National Academies Press (EUA), 1989. p. 7.
12. American Diabetes Association [Internet]. *Sugar and desserts* [Açúcar e sobremesas]. Ed. 27 jan. 2015.
13. Zhou, B. F. et al. *Nutrient intakes of middle-aged men and women in China, Japan, United Kingdom, and United States in the late 1990s* [Ingestões nutricionais de homens e mulheres de meia-idade na China, Japão, Reino Unido e Estados Unidos no final da década de 1990]. *J. Hum. Hypertens.*, set. 2003, 17(9):623-30.

Princípios básicos do açúcar

A glicose, um açúcar com a estrutura molecular básica de um anel de seis faces, pode ser usado por praticamente todas as células do corpo. A glicose é o principal açúcar encontrado no sangue e circula por todo o corpo. No cérebro, é a fonte de energia preferida. As células musculares vão buscar avidamente a glicose do sangue para um rápido aumento da energia. Certas células, como os glóbulos vermelhos, só podem usar glicose para obterem energia. A glicose pode ser armazenada no organismo sob várias formas, tais como o glicogênio no fígado. Se as reservas de glicose estiverem baixas, o fígado pode produzir nova glicose por meio do processo de gliconeogênese (literalmente significa "fazer nova glicose").

A frutose, um açúcar com a estrutura molecular básica de um anel de cinco faces, encontra-se, naturalmente, nas frutas. Ela é metabolizada apenas no fígado e não circula no sangue. O cérebro, os músculos e a maioria dos outros tecidos não podem usar a frutose para obterem energia diretamente. Ingerir frutose não modifica sensivelmente o nível de glicose no sangue. Tanto a glicose como a frutose são açúcares simples, ou monossacarídeos.

O açúcar de mesa é chamado sacarose, e é composto por uma molécula de glicose ligada a outra de frutose. A sacarose é 50% glicose, 50% frutose. O xarope de milho de alta frutose é composto por 55% de frutose e 45% de glicose. Os carboidratos são compostos de açúcares. Quando estes carboidratos contêm um único açúcar (monossacarídeos) ou dois açúcares (dissacarídeos), eles são chamados de carboidratos simples. Quando muitas centenas, ou mesmo milhares, de açúcares estão ligados em cadeias longas (polissacarídeos), eles são chamados carboidratos complexos.

No entanto, reconhece-se há muito tempo que essa classificação tem fornecido pouca informação fisiologicamente útil, uma vez que apenas diferencia os açúcares com base no tamanho da cadeia os compõem. Já se pensou previamente que os carboidratos complexos eram digeridos mais lentamente, causando menos aumento no açúcar no sangue, mas isso não é verdade. Por exemplo, o pão branco, que é composto de carboidratos complexos, causa um pico muito rápido de açúcar no sangue, quase tão alto como uma bebida açucarada.

O dr. David Jenkins, no início dos anos 1980, reclassificou os alimentos de acordo com o seu efeito sobre a glicose no sangue, o que forneceu uma comparação útil entre os diferentes carboidratos. Esse trabalho pioneiro levou ao desenvolvimento do índice glicêmico. A glicose recebeu o valor de 100, e todos os outros alimentos são medidos de acordo com esse critério. Pão, tanto o integral quanto o branco, tem um índice glicêmico de 73, comparável com a Coca-Cola, cujo índice é 63. Amendoins, por outro lado, têm um valor glicêmico muito baixo, de 7.

Existe uma suposição tácita de que a maioria dos efeitos negativos dos carboidratos se deve a seu efeito sobre a glicemia, mas essa ideia não é necessariamente verdadeira. A frutose, por exemplo, tem um índice glicêmico extremamente baixo.

Além disso, deve notar-se que o índice glicêmico mede a glicemia (nível de açúcar no sangue), e não os níveis de insulina no sangue.

Frutose: o açúcar mais perigoso

Onde a frutose se encaixa? A frutose não aumenta sensivelmente a glicemia, mas ainda está fortemente ligada à obesidade e à diabetes do que a glicose. Do ponto de vista nutricional, nem frutose nem glicose contêm nutrientes essenciais. Como adoçante, ambos são semelhantes. No entanto, a frutose parece particularmente ruim para a saúde humana.

A frutose anteriormente era considerada um adoçante benigno por causa do baixo índice glicêmico. A frutose é encontrada naturalmente em frutas, e é o carboidrato natural mais doce. Qual poderia ser o problema com ela?

O problema, como ocorre com frequência, é uma questão de escala. O consumo de frutas contribuiu com apenas pequenas quantidades de frutose para a nossa dieta, na faixa de 15 a 20 g por dia. As coisas começaram a mudar com o desenvolvimento do xarope de milho de alta frutose. O consumo de frutose aumentou constantemente até o ano 2000, quando alcançou 9% do total de calorias. Os adolescentes em particular eram usuários pesados de frutose, consumindo 72,8 g por dia[14].

O xarope de milho de alta frutose foi desenvolvido na década de 1960 como um equivalente líquido da sacarose. A sacarose era processada a partir de cana-de-açúcar ou da beterraba. Embora não fosse exatamente cara, não se pode dizer que era barata. O xarope de milho de alta frutose, no entanto, podia ser processado a partir do enormes volumes de milho barato que fluíam do Centro-Oeste americano – e esse foi o fator decisivo a favor do xarope de milho de alta frutose. Ele era barato.

O xarope de milho de alta frutose encontrou um parceiro natural nos alimentos processados. Uma vez que é líquido, ele poderia ser facilmente incorporado em alimentos processados. Mas suas vantagens não paravam por aí. Basta considerar que ele:

- É mais doce do que a glicose;
- Evita queima da comida no *freezer*;
- Ajuda a dourar;
- Mistura facilmente;
- Aumenta a validade;
- Mantém pães macios e tem baixo índice glicêmico.

Não demorou para o xarope de milho com alta frutose passar a integrar quase todos os alimentos processados. Molho de tomate, sopas, pães, biscoitos, bolos, *ketchup* – é só pensar em algum elemento, ele provavelmente deve conter xarope

---

14. Duffey, K. J.; Popkin, B. M. *High-Fructose Corn syrup: Is this what's for dinner?* [*Xarope de milho de alta frutose: É isso que tem para o jantar?*]. *Am. J. Clin. Nutr.*, 2008, 88(suppl):1722S-32S.

de milho de alta frutose. Ele era barato, e as grandes empresas de alimentos se preocupavam mais com seus custos do que com qualquer outra coisa no mundo. Os fabricantes de alimentos não desperdiçaram a menor oportunidade para usar xarope de milho de alta frutose em tudo o que aparecesse.

A frutose tem um índice glicêmico extremamente baixo. A sacarose e o xarope de milho de alta frutose, com cerca de 55% de frutose, apresentam índices glicêmicos significativamente melhores do que a glicose. Além disso, a frutose produz apenas um aumento suave dos níveis de insulina em comparação com a glicose, o que levou muitas pessoas a considerar a frutose uma forma de adoçante mais benéfica à saúde. A frutose também é o principal açúcar das frutas, o que aumentava seu prestígio. Um açúcar de fruta totalmente natural que não eleva açúcar no sangue? Soa muito saudável. Um lobo em pele de cordeiro? Pode apostar sua vida. A diferença entre glicose e frutose pode literalmente matá-lo.

A maré começou a virar em 2004, quando o dr. George Bray, do Centro de Pesquisa Biomédica Pennington, da Universidade do Estado da Louisiana, mostrou que o aumento da obesidade acompanhava de perto o aumento do uso do xarope de milho de alta frutose (ver a figura 14.1)[15]. No imaginário popular, o xarope de milho de alta frutose tornou-se um grave problema de saúde. Outros apontaram para o fato de o uso de xarope de milho com alta frutos e aumentar proporcionalmente à diminuição do uso da sacarose. O aumento da obesidade realmente espelhava o aumento no consumo total de frutose, fosse esta proveniente da sacarose ou do xarope de milho.

Mas por que a frutose era tão ruim?

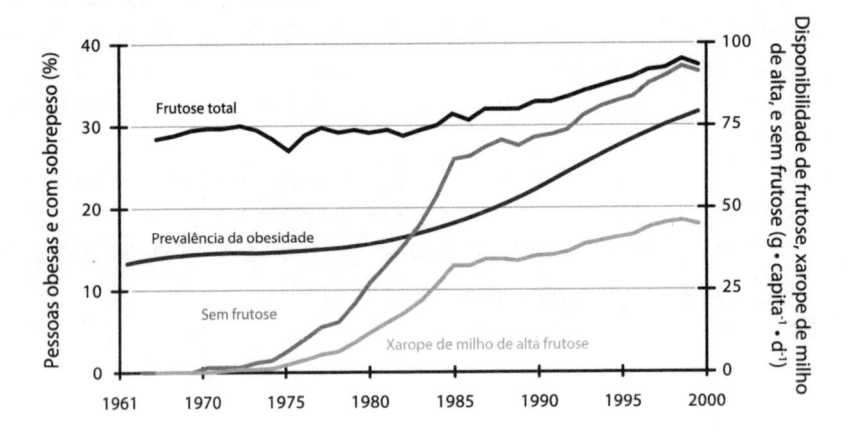

Figura 14.1: As taxas de obesidade têm aumentado em proporção com a ingestão de xarope de milho de alta frutose.

---

15. Bray, G. A.; Nielsen, S. J.; Popkin, B. M. *Consumption of high-fructose corn syrup in beverages may play a role in the epidemic of obesity* [O consumo de xarope de milho de alta frutose em bebidas pode desempenhar algum papel na epidemia de obesidade]. *Am. J. Clin. Nutr.*, abr. 2004, 79(4) 537-43.

Metabolismo da frutose

À medida que os perigos da frutose alimentar receberam um maior escrutínio, os pesquisadores se esforçavam para investigá-la melhor. A glicose e a frutose diferem de muitas maneiras significativas. Enquanto quase todas as células do corpo podem usar glicose para obter energia, nenhuma célula consegue utilizar a frutose. A glicose requer insulina para uma máxima absorção; a frutose, não. Uma vez dentro do corpo, apenas o fígado pode metabolizar a frutose. Se, por um lado, a glicose pode se dispersar por todo o corpo para ser usada como energia, a frutose, por outro, é guiada como um míssil em direção ao fígado.

Frutose excessiva sobrecarrega significativamente o fígado, já que outros órgãos não podem ajudar. É a diferença entre apertar com um martelo e pressionar com um ponto de agulha: muito menos pressão é necessária se toda a força for direcionada para um único ponto.

No fígado, a frutose é rapidamente metabolizada em glicose, lactose e glicogênio. O corpo lida com o excesso de consumo de glicose por meio de várias vias metabólicas bem definidas, como armazenamento de glicogênio e lipogênese de novo (criação de novas gorduras). Nenhum desses sistemas funciona para a frutose. Quanto mais você come, mais metaboliza. O fator decisivo é que o excesso de frutose é transformado em gordura no fígado. Níveis elevados de frutose deixam o fígado gordo. *O fígado gordo é absolutamente crucial para o desenvolvimento da resistência à insulina no fígado.*

Que a frutose provoca diretamente resistência à insulina é um fato descoberto há muito tempo. Em 1980, experimentos já demonstravam que a frutose (mas não a glicose) causava o desenvolvimento da resistência à insulina em seres humanos[16]. Os indivíduos saudáveis receberam mil calorias extras por dia de glicose ou frutose. O grupo de glicose não apresentou alteração na sensibilidade à insulina. O grupo de frutose, no entanto, mostrou uma piora de 25% de sua sensibilidade à insulina – e isso depois de apenas sete dias!

Um estudo de 2009 mostrou que a pré-diabetes poderia ser induzida em voluntários saudáveis em apenas oito semanas. Indivíduos saudáveis ingeriram 25% de suas calorias diárias em forma de sucos artificiais em pó, adoçados com glicose ou frutose. Embora pareça alto, muitas pessoas consomem essa mesma proporção de açúcar em suas dietas[17]. Com seu baixo índice glicêmico, a frutose aumentou muito menos a glicemia.

---

16. Beck-Nielsen, H. et al. *Impaired cellular insulin binding and insulin sensitivity induced by high-fructose feeding in normal subjects* [Diminuição da ligação de insulina celular e sensibilidade à insulina induzida por alimentação de alta frutose em indivíduos normais]. Am. J. Clin Nutr., fev. 1980, 33(2):273-8.
17. Stanhope, K. L. et al. *Consuming fructose-sweetened, not glucose-sweetened, beverages increases visceral adiposity and lipids and decreases insulin sensitivity in overweight/obese humans* [Consumir bebidas acrescidas de frutose e não adoçadas com glicose aumenta a adiposidade visceral e os lipídios e diminui a sensibilidade à insulina em humanos com sobrepeso/obesidade]. JCI, 1º maio 2009, 119(5):1322-34.

O grupo da frutose, mas não o da glicose, *desenvolveu pré-diabetes em oito semanas*. Os níveis de insulina, bem como os de resistência à insulina, foram significativamente maiores no grupo da frutose.

Portanto, apenas seis dias de excesso de frutose já causarão resistência à insulina. Em oito semanas, a pré-diabetes já começa a se estabelecer. O que acontece, então, após décadas de alto consumo de frutose? O excesso de frutose leva diretamente à resistência à insulina.

Mecanismos

A insulina é normalmente liberada quando comemos. Ela separa uma parte da glicose recebida para ser usada como energia e uma parte para ser armazenada para uso posterior. Em curto prazo, a glicose é armazenada como glicogênio no fígado, mas o espaço de armazenamento desse órgão para essa substância é limitado. Uma vez cheio, o excesso de glicose é armazenado como gordura: ou seja, o fígado começa a produzir gordura a partir da glicose por meio da lipogênese de novo.

Após a refeição, à medida que os níveis de insulina caem, esse processo se reverte. Sem a entrada de energia alimentar, aquela energia armazenada precisa ser recuperada. As reservas de glicogênio e gordura no fígado são transformadas em glicose e distribuídas para o resto do corpo para fornecer energia. O fígado funciona como um balão. À medida que a energia é armazenada, ele se enche. Quando há necessidade de energia, ele murcha. O equilíbrio dos períodos de alimentação e jejum ao longo de um dia garante que nenhuma gordura seja obtida ou perdida.

Mas o que acontece se o fígado já estiver cheio de gordura? A insulina então tenta forçar a entrada de mais gordura e açúcar no fígado, mesmo que este já esteja cheio dessas substâncias. Assim como é mais difícil encher um balão que já está totalmente inflado, a insulina também encontra mais dificuldade para tentar empurrar mais gordura para dentro de um fígado já gordo. São necessários níveis cada vez maiores de insulina para mobilizar a mesma quantidade de energia alimentar para dentro de um fígado gordo. O corpo está agora resistente ao trabalho da insulina, já que os níveis normais não serão suficientes para empurrar o açúcar para dentro do fígado. *Voilà*: resistência à insulina no fígado.

O fígado, como um balão superinflado, tentará expelir o açúcar de volta à circulação, então também serão necessários níveis de insulina continuamente elevados para mantê-lo armazenado no fígado. Se os níveis de insulina começam a cair, a gordura e o açúcar armazenados são esguichados para fora. Para compensar, o corpo continua a aumentar os níveis de insulina.

Dessa forma, a resistência à insulina leva a maiores níveis de insulina. Os níveis elevados de insulina incentivam um maior armazenamento de açúcar e gordura no fígado, o que provoca ainda mais sobrecarga de gordura no fígado já gordo, causando mais resistência à insulina – um clássico ciclo vicioso.

A sacarose, uma mistura com 50 de glicose e 50 de frutose, desempenha, então, um duplo papel na obesidade. A glicose é um carboidrato refinado que estimula diretamente a insulina. O consumo excessivo de frutose causa o fígado gordo, que imediatamente resulta na resistência à insulina. Em longo prazo, a resistência à insulina também leva ao aumento dos níveis de insulina, que depois se retroalimenta para ampliar a resistência à insulina.

A sacarose estimula a produção de insulina tanto em curto quanto em longo prazo. Dessa forma, a sacarose é duas vezes pior que a glicose. O efeito da glicose é óbvio no índice glicêmico, mas o efeito da frutose está completamente disfarçado. Este fato induziu os cientistas a minimizar o papel da sacarose na obesidade.

Mas, finalmente, o efeito de engorda do açúcar foi reconhecido. Reduzir os açúcares e os doces sempre foi o primeiro passo na redução de peso em praticamente todas as dietas ao longo da história. Os açúcares não são simplesmente calorias vazias ou carboidratos refinados. Eles são muito mais perigosos do que isso, pois estimulam tanto a insulina como a resistência à insulina.

O efeito de extraengorda do açúcar se deve à estimulação da resistência à insulina da frutose, que passa desapercebido por anos ou até décadas antes de se tornar óbvio. Os estudos de alimentação em curto prazo perdem completamente de vista esse efeito, como evidenciado por uma recente análise sistêmica. Analisando muitos estudos que duraram menos de uma semana, concluiu-se que a frutose não causa qualquer efeito especial que não aqueles causados por suas calorias[18]. É como analisar estudos de tabagismo que duraram várias semanas e concluir que o tabagismo não causa câncer de pulmão. Os efeitos do açúcar, bem como os da obesidade, se desenvolvem ao longo de décadas, não de dias.

Isso explica o aparente paradoxo do asiático comedor de arroz. Os estudos INTERMAP, da década de 1990, descobriram que os chineses comiam quantidades muito grandes de arroz branco, mas tinham pouca obesidade. A chave era que o consumo de sacarose era extremamente baixo, o que minimizava o desenvolvimento da resistência à insulina.

Uma vez que o consumo de sacarose começou a aumentar, eles começaram a desenvolver resistência à insulina. Combinado com a ingestão de carboidratos originais (arroz branco), estava dado o chute inicial para o desastre de diabetes que eles agora enfrentam.

O que fazer?

Se você quer evitar ganhar peso, corte todos os açúcares adicionados da sua dieta. Ao menos sobre isso todos devem concordar. Não os substitua por adoçantes artificiais – como veremos no próximo capítulo, eles são igualmente ruins.

---

18. Sievenpiper, J. L. et al. *Effect of fructose on body weight in controlled feeding trials: a systematic review and meta-analysis* [*Efeito da frutose no peso corporal em ensaios de alimentação controlada: uma revisão sistemática e meta-análise*]. Ann. Intern. Med., 21 fev. 2012, 156(4):291-304.

Apesar de toda a desgraça e tristeza da epidemia de obesidade, na verdade estou muito otimista de que possamos ter virado essa página. As evidências estão finalmente se acumulando. O implacável aumento da obesidade nos Estados Unidos recentemente começou a desacelerar e, pela primeira vez, começou a diminuir em alguns estados[19]. Segundo os Centros de Controle de Doenças, a taxa de novos casos de diabetes tipo 2 também está começando a desacelerar[20]. Nessa vitória, o papel desempenhado pela redução dos açúcares na dieta certamente não é pequeno.

---

19. Ogden, C. L. *et al. Prevalence of childhood and adult obesity in the United States, 2011-2012* [Prevalência da obesidade infantil e adulta nos Estados Unidos, 2011-2012]. *JAMA*, 26 fev. 2014, 311(8):806-14.
20. Geiss, L. S. *et al. Prevalence and incidence trends for diagnosed diabetes among adults aged 20 to 79 years, United States, 1980-2012* [Tendências de prevalência e incidência de diabetes diagnosticada entre adultos de 20 a 79 anos nos Estados Unidos, 1980-2012]. *JAMA*, 24 set. 2014, 312(12):1218-26.

(15)

A ILUSÃO DOS REFRIGERANTES DIETÉTICOS

Em uma cálida noite de junho de 1879, o químico russo Constantin Fahlberg sentou-se para jantar e mordiscou um pedaço de pão extremamente doce. O que ele achou notável foi que aquele pão não levava açúcar em sua feitura. Mais cedo naquele dia, ao trabalhar com derivados de alcatrão de hulha no laboratório, um composto experimental extraordinariamente doce havia caído sobre suas mãos, e mais tarde foi inserido naquele pãozinho. De volta a seu laboratório, ele provou tudo que havia à vista. Ele havia acabado de descobrir a sacarina, o primeiro adoçante artificial do mundo.

A busca por adoçantes

Originalmente sintetizado como um aditivo para bebidas de diabéticos, a popularidade da sacarina cresceu lentamente[1], e, por fim, outros compostos doces e com baixas calorias foram sintetizados.

O ciclamato foi descoberto em 1937, mas foi tirado de circulação nos Estados Unidos em 1970, em razão das preocupações relacionadas ao câncer de bexiga. O aspartame, por sua vez, foi descoberto em 1965. Aproximadamente 200 vezes mais doce do que a sacarose, o aspartame é um dos edulcorantes mais conhecidos em virtude do seu potencial para causar câncer em animais. No entanto, obteve aprovação para uso em 1981. A popularidade do aspartame, desde então, foi eclipsada pelo acesulfame de potássio, seguido pela atual campeã, a sucralose. Refrigerantes dietéticos são a fonte mais óbvia de consumo em nossa dieta desses produtos químicos, mas iogurtes, barras de doce, cereais de café da manhã e muitos outros alimentos processados "sem açúcar" também o contêm.

As bebidas dietéticas contêm poucas calorias e nada de açúcar. Portanto, substituir um refrigerante regular por um refrigerante dietético parece ser uma boa maneira de reduzir a ingestão de açúcar e ajudar a perder alguns quilos. Com as crescentes preocupações com a saúde relacionadas ao excesso de açúcar, os fabricantes de alimentos responderam lançando cerca de 6 mil novos produtos artificialmente adoçados.

---

1. Yang, Q. *Gain weight by "going diet?" Artificial sweeteners and the neurobiology of sugar cravings* [Ganho de peso por "estar em dieta"? Adoçantes artificiais e a neurobiologia da ânsia por açúcar]. *Yale J. Biol. Med.*, 2010 jun; 83(2):101-8.

A ingestão de edulcorantes artificiais tem aumentado significativamente na população dos Estados Unidos (ver figura 15.1)[2] com 20% a 25% dos adultos norte-americanos rotineiramente ingerem estes produtos químicos, principalmente de bebidas.

Adoçantes não nutritivos
Ingestão *per capita*

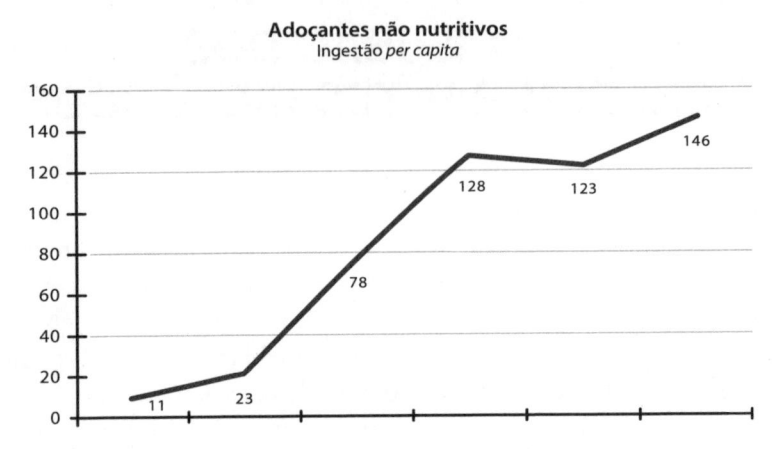

[Gráfico de linha mostrando valores: 11, 23, 78, 128, 123, 146]

Figura 15.1: O consumo per capita de adoçantes artificiais aumentou mais de 12 vezes entre 1965 e 2004.

Desde sua humilde origem em 1960 até o ano 2000, o consumo de refrigerantes dietéticos aumentou mais de 400%. Coca-Cola *diet* é o segundo refrigerante mais popular, logo atrás da Coca-Cola normal. Em 2010, as bebidas dietéticas constituíam 42% das vendas de Coca-Cola nos Estados Unidos. Apesar do entusiasmo inicial, o uso de edulcorantes artificiais recentemente se estabilizou, principalmente em razão das preocupações envolvendo segurança. Pesquisas indicam que 64% dos participantes tinham preocupações com a saúde relacionadas a edulcorantes artificiais, e 44% faziam um esforço deliberado para reduzir a sua ingestão ou para evitá-los no geral[3].

E assim seguiu-se a busca por mais edulcorantes "naturais" com baixas calorias. O néctar agave desfrutou de uma rápida onda de popularidade. Ele é processado a partir da planta de agave, que cresce na região sudoeste dos Estados Unidos, México e partes da América do Sul. Tinha-se a impressão de que o agave era uma alternativa mais saudável ao açúcar em virtude do seu índice glicêmico menor. O dr. Mehmet Oz, um cardiologista popular na televisão norte-americana, promoveu brevemente os benefícios do néctar de agave antes de mudar de opinião ao perceber que ele era constituído principalmente de frutose (80%)[4]. O baixo índice glicêmico do agave devia-se simplesmente ao seu alto teor de frutose.

---

2. Mattes, R. D.; Popkin, B. M. *Nonnutritive sweetener consumption in humans: effects on appetite and food intake and their putative mechanisms* [Consumo de adoçantes não nutritivos em seres humanos: efeitos sobre o apetite e a ingestão de alimentos e seus mecanismos putativos]. *Am. J. Clin. Nutr.*, jan. 2009, 89(1):1-14. (Este artigo também é a fonte dos dados da figura 15.1.)
3. Gardner, C. et al. *Nonnutritive sweeteners: current use and health perspectives: a scientific statement from the American Heart Association and the American Diabetes Association* [Adoçantes não nutritivos: uso atual e perspectivas de saúde: uma declaração científica da Associação Norte-Americana do Coração e da Associação Norte-Americana de Diabetes]. *Circulation*, 24 jul. 2012, 126(4):509-19.
4. Oz, M. *Agave: why we were wrong* [Agave: por que estávamos errados]. The Oz Blog, 27 fev. 2014. Disponível em: http://blog.doctoroz.com/dr-oz-blog/agave-why-we-were-wrong Acesso em: 9 abr. 2015.

O próximo produto formidável a chegar ao mercado foi a *stevia*. Ela é extraída das folhas da *Stevia rebaudiana*, uma planta nativa da América do Sul. Tem 300 vezes a doçura do açúcar regular e um efeito mínimo sobre a glicose. Amplamente utilizada no Japão desde 1970, ela se tornou popular recentemente na América do Norte. Tanto o néctar de agave como os edulcorantes derivados da *stevia* são altamente processados. Nesse quesito, eles não são melhores do que o próprio açúcar – um composto natural derivado de beterraba ou cana-de-açúcar.

À procura de provas

Em 2012, tanto a Associação Norte-Americana de Diabetes quanto a Associação Norte-Americana do Coração emitiram uma declaração conjunta[5] que apoia o uso de adoçantes com baixas calorias para auxiliar na perda de peso e na melhora da saúde. A Associação Norte-Americana de Diabetes afirma em seu *site* que "alimentos e bebidas que usam adoçantes artificiais são outra opção que pode ajudar a controlar sua ânsia por algo doce"[6]. Mas as evidências são surpreendentemente escassas.

Presumir que os edulcorantes artificiais de baixas calorias são benéficos apresenta um problema imediato e óbvio. O consumo *per capita* de alimentos dietéticos disparou nas últimas décadas. Se as bebidas dietéticas reduzem substancialmente a obesidade ou a diabetes, por que essas duas epidemias continuaram inalteradas? A única conclusão lógica é que as bebidas dietéticas não ajudam de fato.

Existem estudos epidemiológicos substanciais para sustentar essa ideia. A Sociedade Norte-Americana do Câncer realizou uma pesquisa com 78.694 mulheres[7], na esperança de descobrir que os adoçantes artificiais tiveram um efeito benéfico sobre o peso. Em vez disso, a pesquisa mostrou exatamente o contrário. Após o ajuste para o peso inicial, durante um período de um ano, aquelas que utilizavam adoçantes artificiais eram significativamente mais propensas a ganhar peso, embora o aumento de peso fosse relativamente modesto (aproximadamente um quilo).

A dra. Sharon Fowler, do Centro de Ciências da Saúde da Universidade do Texas, em San Antonio, no Estudo do Coração de San Antonio, de 2008[8], analisou prospectivamente 5.158 adultos em oito anos. Ela descobriu que, em vez de reduzir a obesidade, as bebidas dietéticas aumentaram substancialmente, em 47%, o risco de desenvolvê-la. Ela escreve: "Estes resultados levantam a questão de se seu uso

---
5. Gardner, C. *et al*. Nonnutritive sweeteners: current use and health perspectives: a scientific statement from the American Heart Association and the American Diabetes Association. *Op. cit.*
6. American Diabetes Association [Internet]. Low calorie sweeteners [Adoçantes de baixa caloria]. Ed. 16 dez. 2014. Disponível em: http://www.diabetes.org/food-and-fitness/food/what-can-i-eat/understanding-carbohydrates/artificial-sweeteners Acesso em: 12 abr. 2015.
7. Stellman, S. D.; Garfinkel, L. *Artificial sweetener use and one-year weight change among women* [Uso de edulcorantes artificiais e mudança de peso entre mulheres durante um ano]. *Prev. Med.*, mar. 1986, 15(2);195-202.
8. Fowler, S. P. *et al. Fueling the obesity epidemic? Artificially sweetened beverage use and long-term weight gain* [Apoiando a epidemia de obesidade? O uso de bebidas artificialmente adoçadas e o aumento de peso a longo prazo]. *Obesity*, ago. 2008, 16(8):1894-900.

[de adoçantes artificiais] pode estar incentivando – ao invés de combatendo – nossa crescente epidemia de obesidade."

As más notícias para os refrigerantes dietéticos continuavam a aparecer. Ao longo dos dez anos do Northern Manhattan Study[9], a dra. Hannah Gardener, da Universidade de Miami, descobriu, em 2012, que o consumo de refrigerantes dietéticos estava associado a um aumento de 43% no risco de eventos vasculares (acidentes vasculares cerebrais e ataques cardíacos). O Estudo de Risco de Aterosclerose em Comunidades[10] (Atherosclerosis Risk in Communities Study – ARIC), realizado em 2008, identificou um aumento de 34% na incidência da síndrome metabólica em usuários de refrigerantes dietéticos, o que é consistente com os dados do Estudo do Coração de Framingham[11], de 2007, que demonstrou uma incidência de síndrome metabólica 50% maior. Em 2014, o dr. Ankur Vyas, do Hospital das Clínicas da Universidade de Iowa, apresentou um estudo[12] que acompanhou 59.614 mulheres ao longo de 8,7 anos no Estudo Observacional do Women's Health Initiative. O estudo identificou um aumento de 30% no risco de eventos cardiovasculares (ataques cardíacos e AVC) naqueles que consomem duas ou mais bebidas dietéticas por dia. Os benefícios contra ataques cardíacos, acidentes vasculares cerebrais, diabetes e síndrome metabólica eram igualmente vagos. Os adoçantes artificiais não são bons. Eles são maus, muito maus.

Apesar de reduzir o consumo de açúcar, refrigerantes dietéticos não reduzem o risco de obesidade, síndrome metabólica, acidentes vasculares cerebrais ou ataques cardíacos. Mas por quê? Porque é a insulina, e não as calorias, que, em última instância, levam à obesidade e à síndrome metabólica.

A questão que importa é esta: os edulcorantes artificiais aumentam os níveis de insulina? A sucralose[13] aumenta a insulina em 20%, apesar de não conter calorias nem açúcar. Esse efeito sobre a insulina também foi registrado com relação a outros edulcorantes artificiais, incluindo o adoçante "natural" *stevia*. Apesar de ter um efeito mínimo sobre os açúcares sanguíneos, o aspartame e a *stevia* elevaram os

---

9. Gardener, H. *et al. Diet soft drink consumption is associated with an increased risk of vascular events in the Northern Manhattan Study* [O consumo de refrigerantes diet está associado a um elevado risco de eventos vasculares no Northern Manhattan Study]. *J. Gen. Intern. Med.*, set. 2012, 27(9):1120-6.
10. Lutsey, P. L.; Steffen, L. M.; Stevens, J. *Dietary intake and the development of the metabolic syndrome: the Atherosclerosis Risk in Communities Study* [A ingestão dietética e o desenvolvimento da síndrome metabólica: o risco de aterosclerose no estudo das comunidades]. *Circulation.*, 12 fev. 2008, 117(6):754-61.
11. Dhingra, R.; Sullivan, L.; Jacques, P. F. *et al. Soft drink consumption and risk of developing cardiometabolic risk factors and the metabolic syndrome in middle-aged adults in the community* [Consumo de bebida suavizada e risco de desenvolvimento de fatores de risco cardiometabólicos e síndrome metabólica em adultos de meia-idade na comunidade]. *Circulation.*, 31 jul. 2007, 116(5):480-8.
12. American College of Cardiology. *Too many diet drinks may spell heart trouble for older women, study suggests* [Muitas bebidas dietéticas podem significar problemas cardíacos para mulheres mais velhas, sugere estudo]. *ScienceDaily* [Internet], 29 jul. 2023. Disponível em: http://www.sciencedaily.com/releases/2014/03/140329175110.html Acesso em: 9 abr. 2015.
13. Pepino, M. Y. *et al. Sucralose affects glycemic and hormonal responses to an oral glucose load* [A sucralose afeta as respostas glicêmicas e hormonais a uma carga oral de glicose]. *Diabetes Care*, set. 2013, 36(9):2530-5.

níveis de insulina ainda mais do que o açúcar de mesa[14]. Os adoçantes artificiais que elevam a insulina devem ser prejudiciais, não benéficos. Eles podem diminuir as taxas de calorias e de açúcar, mas não de insulina. E no entanto é a insulina que desencadeia ganho de peso e diabetes.

Os edulcorantes artificiais também podem causar danos ao aumentar o desejo por açúcar. O cérebro pode ter uma sensação de incompletude da recompensa ao perceber uma doçura sem calorias, o que pode causar sobrecompensação, aumento do apetite e desejo por açúcar[15]. Estudos funcionais de ressonância magnética mostram que a glicose ativa os centros de recompensa do cérebro por completo – enquanto a sucralose não o faz[16]. A ativação incompleta desse sistema poderia estimular a ânsia por doces para ativar completamente os centros de recompensa. Em outras palavras, você pode acabar desenvolvendo o hábito de comer alimentos doces, o que pode levar a comer em excesso. Na verdade, os testes mais controlados mostram que não há redução na ingestão calórica com o uso de edulcorantes artificiais[17].

A prova mais forte desse fracasso vem de dois ensaios randomizados recentes. O dr. David Ludwig, de Harvard, dividiu aleatoriamente dois grupos de adolescentes com sobrepeso[18]. Um dos grupos consumiu apenas água e bebidas dietéticas, enquanto o grupo controle continuou a consumir suas bebidas habituais. Ao final de um período de dois anos, o grupo que ficou com os refrigerantes dietéticos consumia muito menos açúcar do que o grupo de controle. Isso é bom – mas essa não é a pergunta que devemos fazer. Beber refrigerante dietético faz alguma diferença no que se refere à obesidade adolescente? A resposta curta é não. Não houve diferença de peso significativa entre os dois grupos.

Outro estudo randomizado de curto prazo sobre o aspartame, envolvendo 163 mulheres obesas não demonstrou melhor perda de peso ao longo de 19 semanas[19]. Mas um ensaio[20] envolvendo 641 crianças de peso normal identificou uma perda de peso estatisticamente significativa associada ao uso de edulcorantes artificiais. No entanto, a diferença não foi tão dramática quanto se esperava. Ao final de um período 18 meses, houve apenas uma diferença de 400 gramas entre o grupo que usou adoçantes artificiais e o grupo controle.

---

14. Anton, S. D. *et al. Effects of stevia, aspartame, and sucrose on food intake, satiety, and postprandial glucose and insulin levels* [*Efeitos de stevia, aspartame e sacarose na ingestão de alimentos, saciedade e níveis pós-prandiais de glicose e insulina*]. *Appetite*, ago. 2010, 55(1):37-43.
15. Yang, Q. Gain weight by "going diet?" Artificial sweeteners and the neurobiology of sugar cravings. *Op. cit.*
16. Smeets, P. A. *et al. Functional magnetic resonance imaging of human hypothalamic responses to sweet taste and calories* [*Ressonância magnética funcional de respostas hipotalâmicas humanas ao gosto doce e às calorias*]. *Am. J. Clin. Nutr.*, nov. 2005, 82(5):1011-6.
17. Bellisle, F.; Drewnowski, A. *Intense sweeteners, energy intake and the control of body weight* [*Adoçantes intensos, consumo de energia e controle do peso corporal*]. *Eur. J. Clin. Nutr.*, jun. 2007, 61(6):691-700.
18. Ebbeling, C. B. *et al. A randomized trial of sugar-sweetened beverages and adolescent body weight* [*Um ensaio randomizado de bebidas adoçadas com açúcar e peso corporal adolescente*]. *N. Engl. J. Med.*, 11 out. 2012, 367(15):1407-16.
19. Blackburn, G. L. *et al. The effect of aspartame as part of a multidisciplinary weight-control program on short- and long-term control of body weight* [*O efeito do aspartame como parte de um programa multidisciplinar para controle de peso no controle a curto e longo prazos do peso corporal*]. *Am. J. Clin. Nutr.*, fev. 1997, 65(2):409-18.
20. De Ruyter, J. C. *et al. A trial of sugar-free or sugar sweetened beverages and body weight in children* [*Um ensaio sobre bebidas açucaradas ou sem açúcar e peso corporal em crianças*]. *NEJM*, 11 out. 2012, 367(15):1397-406.

Resultados conflitantes como esses, muitas vezes, geram confusão no campo da ciência nutricional. Um estudo demonstrará certos benefícios, enquanto outro indicará exatamente o oposto. Geralmente, o fator decisivo é quem pagou pelo estudo. Os pesquisadores examinaram os resultados de 17 diferentes estudos sobre bebidas açucaradas e ganho de peso[21]. Um total de 83,3% dos estudos patrocinados por empresas de alimentos não atestava a relação entre bebidas açucaradas e ganho de peso. Mas os estudos financiados de forma independente mostraram exatamente o oposto: 83,3% deles identificavam uma forte relação entre bebidas açucaradas e ganho de peso.

A horrível verdade

O árbitro final, portanto, deve ser o bom senso. Reduzir os açúcares da dieta é certamente benéfico. Mas isso não significa que a substituição de açúcar por produtos químicos completamente artificiais e de segurança duvidosa seja uma boa ideia. Alguns pesticidas e herbicidas também são considerados seguros para o consumo humano. No entanto, não há por que irmos atrás deles para consumi-los.

A redução calórica é a principal vantagem dos edulcorantes artificiais. Mas não são calorias que impulsionam a obesidade; é a insulina. Uma vez que os adoçantes artificiais também elevam os níveis de insulina, não há vantagens em consumi-los. Ingerir produtos químicos que não são alimentos (como aspartame, sucralose ou acesulfame de potássio) não é uma boa ideia. Eles são sintetizados em grandes cubas químicas e incorporados aos alimentos porque são doces e não vão matá-lo. Ingerir pequenas quantidades de cola também não vai nos matar. Isso não significa que devamos comer cola.

O ponto principal é que esses produtos químicos não ajudam a perder peso e, na verdade, podem acabar fazendo com que você engorde. Eles podem incrementar um certo desejo que vai induzi-lo a comer doces em excesso. E comer continuamente alimentos doces, mesmo que estes não contenham calorias, pode nos levar a querer outras comidas doces.

Os ensaios randomizados confirmam nossa própria experiência pessoal e bom senso. Sim, beber refrigerante dietético vai implicar na redução da ingestão de açúcar. Mas não, isso não ajudará a perder peso. Provavelmente, você já devia saber disso. Pense em todas as pessoas que você vê bebendo refrigerantes dietéticos. Você conhece alguém que disse que consumir refrigerantes dietéticos fez com que ele ou ela perdesse muito peso?

Ao menos uma pessoa?

---

21. Bes-Rastrollo, M. *et al.* Financial conflicts of interest and reporting bias regarding the association between sugar-sweetened beverages and weight gain: a systematic review of systematic reviews [Conflitos de interesses financeiros e tendenciosidade de relatórios com relação à associação entre bebidas açucaradas e ganho de peso: uma revisão sistemática de revisões sistemáticas]. *PLoS Med.*, dez. 2013, 10(12) e1001578 DOI: 10.1371/ journal.pmed.1001578 Acesso em: 8 abr. 2015.

(16)

OS CARBOIDRATOS E A FIBRA PROTETORA

A controvérsia cerca os pobres carboidratos. Eles são bons ou ruins? De meados dos anos 1950 aos anos 1990, eles eram os mocinhos, os heróis. Com baixo teor de gordura, esperava-se que eles seriam nossa salvação para a "epidemia" de problemas cardíacos. Em seguida, o ataque Atkins do final da década de 1990 os enquadrou como os vilões da dieta. Muitos dos advogados da dieta Atkins evitavam todos os carboidratos – mesmo legumes e frutas. Mas, então, eles são bons ou maus?

Insulina e resistência à insulina levam à obesidade. Os carboidratos *refinados*, como o açúcar e farinha brancos, causam a maior elevação dos níveis de insulina. Esses alimentos engordam muito, mas isso não significa necessariamente que todos os carboidratos sejam igualmente ruins. Os "bons" carboidratos (frutas e legumes integrais) são substancialmente diferentes dos "ruins" (açúcar e farinha). O brócolis provavelmente não vai deixá-lo gordo, não importa o quanto você coma. Mas comer até mesmo quantidades modestas de açúcar certamente pode causar ganho de peso. No entanto, ambos são carboidratos. Como distinguimos os dois?

Índice glicêmico e carga glicêmica

O dr. David Jenkins, da Universidade de Toronto, começou a enfrentar essa questão em 1981 a partir do índice glicêmico. Os alimentos foram classificados de acordo com sua capacidade de elevar os níveis de glicose. Uma vez que a proteína e a gordura na dieta não aumentaram significativamente a glicemia, elas foram excluídas do índice glicêmico, que mede apenas alimentos que contenham carboidratos. Nesses alimentos, o índice glicêmico e o efeito de estímulo de insulina estão intimamente correlacionados.

O índice glicêmico usa porções idênticas de 50 gramas de carboidratos. Por exemplo, você pode pegar alimentos como cenouras, melancias, maçãs, pão, panquecas, barras de chocolate e aveia, medir uma porção de cada um que contenha 50 gramas de carboidratos e, em seguida, avaliar o efeito que eles têm sobre a glicemia. Em seguida, você compara os alimentos com o padrão de referência – a glicose –, ao qual se atribui um valor de 100.

No entanto, uma dose padrão de alimentos pode não conter 50 g de carboidratos. Por exemplo, a melancia tem um índice glicêmico muito alto, de 72, mas contém apenas 5% de carboidratos em peso. A maior parte do peso da melancia é água.

Você precisaria comer um quilo de melancia para consumir 50 gramsas de carboidratos – muito além do que uma pessoa comeria de uma só vez. Uma tortilha de milho, no entanto, tem um índice glicêmico de 52. A tortilha é 48% composta de carboidratos, então você só teria que comer 104 gramas de tortilha (algo próximo ao que uma pessoa poderia comer durante uma refeição razoável) para consumir 50 gramas de carboidratos.

O índice de carga glicêmica tenta corrigir essa distorção ao ajustar-se ao tamanho da porção. A melancia revela uma carga glicêmica muito baixa, de 5, enquanto a tortilha de milho tem uma marca bem alta, de 25. Mas, quer você se paute pelo índice glicêmico, quer pela carga glicêmica, você encontrará uma clara distinção entre carboidratos refinados e alimentos tradicionais não refinados. Os alimentos refinados ocidentais têm marcas de índice glicêmico e de carga glicêmica muito elevadas. Os alimentos integrais tradicionais têm baixos níveis de carga glicêmica, apesar de conter quantidades similares de carboidratos – uma característica distintiva essencial (ver figura 16.1)[1]. Os carboidratos não são inerentemente de engorda. A sua toxicidade reside na forma como são processados.

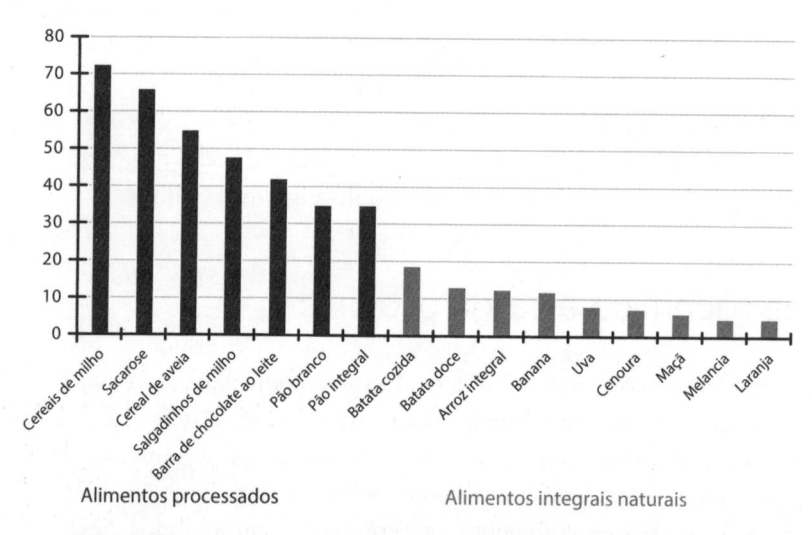

Figura 16.1: Valores de carga glicêmica para alguns alimentos comuns.

Refinar algum alimento aumenta significativamente o seu índice glicêmico ao purificar e concentrar os carboidratos. Remover gordura, fibra e proteína significa que o carboidrato pode ser digerido e absorvido muito rapidamente. No exemplo do trigo, a moagem mecânica moderna, que substituiu quase completamente a tradicional moagem a pedra, reduz o trigo a um pó branco muito fino que conhecemos

---

[1]. Os dados para o gráfico da figura 16.1 foram obtidos em: Cordain, L.; Eades, M. R.; Eades, M. D. Hyperinsulinemic diseases of civilization: more than just Syndrome X [Doenças hiperinsulinêmicas da civilização: mais do que apenas a Síndrome X]. *Comparative Biochemistry and Physiology: Part A*, 2003, 136:95-112. Disponível em: https://pubmed.ncbi.nlm.nih.gov/14527633/ Acesso em: 14 set. 2023.

como farinha. Os usuários de cocaína sabem que pós muito finos são absorvidos na corrente sanguínea muito mais rapidamente do que os grãos – que é o que possibilita "êxtases" mais intensos, tanto para cocaína quanto para a glicose. O trigo refinado faz com que nossos níveis de glicose aumentem. E os de insulina acompanham esse movimento.

O refinamento incentiva o consumo em excesso, por exemplo, fazer um copo de suco de laranja requer quatro ou cinco laranjas. É muito fácil beber um copo de suco, mas comer cinco laranjas, nem tanto. Ao remover dos alimentos tudo o que não seja carboidrato, tendemos a consumir excessivamente o que resta. Se tivéssemos de comer toda a fibra e massa de cinco laranjas, poderíamos pensar duas vezes antes de decidir fazê-lo. O mesmo se aplica aos grãos e vegetais.

O problema é uma questão de equilíbrio. Nossos corpos se adaptaram ao equilíbrio de nutrientes dos alimentos naturais. Ao refinar os alimentos e consumir apenas um determinado componente, o equilíbrio é arruinado por completo. As pessoas têm comido carboidratos não refinados há milhares de anos sem desenvolver obesidade ou diabetes. O que mudou, e bem recentemente, é que agora grãos refinados foram escolhidos predominantemente como nossos carboidratos básicos.

Trigo: o grão que escolhemos

O trigo há muito tempo tem sido um símbolo da nutrição. Ele, junto com o arroz e o milho, foi um dos primeiros alimentos domesticados na história humana. No entanto, atualmente, com a sensibilidade ao glúten e a obesidade, o trigo não tem um único amigo para chamar de seu. Mas como o trigo pode ser assim tão mau?

Conforme discutido no capítulo 9, o trigo foi cultivado desde a Antiguidade. Mas, na década de 1950, as preocupações malthusianas com a superpopulação e a fome mundial emergiram mais uma vez. Norman Borlaug, que mais tarde ganharia o Prêmio Nobel da Paz, começou a fazer testes com variedades de trigo de maior rendimento, e assim nasceu a variedade de trigo-anão.

Atualmente, cerca de 99% de todo o trigo cultivado no mundo são variedades anãs ou semianãs. Mas enquanto o dr. Borlaug cultivava cepas de origem natural, seus sucessores rapidamente se voltaram para novas tecnologias com vistas a melhorar as mutações. As novas variedades de trigo não foram testadas quanto à segurança, e simplesmente presumiu-se, nesta nova era atômica, que eram seguras.

É claro que as atuais variedades anãs de trigo não são as mesmas de 50 anos atrás. O Broadbalk Wheat Experiment[2] [Experimento do trigo de largas faixas de cultivo] documentou a mudança no conteúdo nutricional do trigo durante o último

---

2. Fan, M. S. et al. *Evidence of decreasing mineral density in wheat grain over the last 160 years* [Evidência de diminuição da densidade mineral no grão de trigo nos últimos 160 anos]. *J. Trace. Elem. Med. Biol.*, 2008, 22(4):315-24. DOI: 10.1016/j.jtemb.2008.07.002 Acesso em: 8 abr. 2015.

meio século. Mesmo que a produção de grãos tenha disparado durante a Revolução Verde, o conteúdo de micronutrientes caiu. O trigo de hoje simplesmente não é tão nutritivo quanto o das gerações anteriores. Isso certamente não é uma boa notícia.

Outra pista para o caráter mutante do trigo é o enorme aumento da prevalência da doença celíaca, que é uma reação à proteína do glúten que prejudica o intestino delgado. O trigo é, de longe, a fonte predominante de glúten na dieta ocidental, muitas vezes por um fator igual ou maior que 100. Ao comparar amostras de sangue arquivadas de integrantes da Força Aérea durante um período de 50 anos, os pesquisadores descobriram que a prevalência de doença celíaca parece ter quadruplicado[3]. Poderia esse quadro ter sido causado pelas novas variedades de trigo? Essa questão ainda não foi respondida satisfatoriamente, mas a possibilidade é preocupante.

Os métodos de processamento mudaram significativamente ao longo dos séculos. As bagas de trigo eram tradicionalmente moídas por grandes moinhos de pedra movidos por animais ou seres humanos. O método moderno de moagem mecânica de farinha substituiu a pedra tradicional. O farelo, os flocos, os gérmens e os óleos são removidos de forma eficiente e completa, deixando o branco e puro amido. A maioria das vitaminas, proteínas, fibras e gorduras são removidas juntamente com a casca externa e o farelo. A farinha é moída até virar um pó tão fino que sua absorção pelo intestino é extremamente rápida. O aumento da taxa de absorção de glicose amplifica o efeito da insulina. As farinhas integrais de trigo ou de outros grãos mantêm parte do farelo e dos gérmens, mas implicam o mesmo problema referente à absorção rápida.

Os amidos são centenas de açúcares, todos ligados entre si. A maior parte (75%) do amido encontrado na farinha branca é organizada em cadeias ramificadas chamadas amilopectinas; o restante, organizado em amilose. Existem algumas classes de amilopectina: A, B e C. As leguminosas são particularmente ricas em amilopectina C, que é muito pouco digerida. À medida que o carboidrato não digerido se move através do cólon, a flora intestinal produz gases que causam o "futum" familiar do comedor de feijão. Enquanto feijões e legumes são constituídos de grandes proporções de carboidratos, boa parte deles não é absorvida.

A amilopectina B, encontrada em bananas e batatas, é intermediária em termos de absorção. O mais facilmente digerido é a amilopectina A, encontrada – adivinhe onde – no trigo. O trigo é convertido em glicose de forma mais eficiente do que praticamente qualquer outro amido.

No entanto, apesar de todas as preocupações discutidas neste capítulo, os estudos observacionais demonstram consistentemente que os grãos integrais protegem contra a obesidade e a diabetes. Onde está a desconexão? A resposta para essa pergunta é: fibra.

---

3. Rubio-Tapia, A. *et al. Increased prevalence and mortality in undiagnosed celiac disease* [Maior prevalência e mortalidade na doença celíaca não diagnosticada]. Gastroenterology, jul. 2009, 137(1):88-93.

Os benefícios da fibra

A fibra é a parte não digerível dos alimentos, geralmente de um carboidrato. Tipos comuns de fibra incluem celulose, hemicelulose, pectinas, betaglucanos, frutanos e resinas.

A fibra é classificada como solúvel ou insolúvel com base na sua dissolução na água. Feijões, farelo de aveia, abacate e frutas silvestres são boas fontes de fibra solúvel. Grãos integrais, gérmens de trigo, sementes de linhaça, vegetais folhosos e castanhas são boas fontes de fibra insolúvel. A fibra também pode ser classificada como fermentável ou não fermentável. As bactérias normais que residem no intestino grosso têm a capacidade de fermentar certas fibras não digeridas no acetato, butirato e propionato de ácidos graxos de cadeia curta, e pode ser usada como fonte de energia. Eles também podem ter outros efeitos hormonais benéficos, incluindo a diminuição da produção de glicose do fígado[4]. Geralmente, a fibra solúvel é mais fermentável do que insolúvel.

A fibra possui múltiplos mecanismos que agem para nos manter saudáveis, mas a importância de cada um é profundamente desconhecida. Alimentos ricos em fibra requerem mais mastigação, o que pode ajudar a reduzir a ingestão de alimentos em excesso. Horace Fletcher (1849-1919) acreditava piamente que mastigar cada bocada de alimento 100 vezes curaria a obesidade e aumentaria a força muscular. Fazer isso ajudou-o a perder 18 quilos, e o método Fletcher para perda de peso tornou-se popular no início do século XX.

A fibra pode diminuir a palatabilidade dos alimentos e, assim, também induzir a redução na ingestão de alimentos. A fibra "incha" os alimentos e diminui a sua densidade de energia. A fibra solúvel absorve água para formar um gel, o que aumenta ainda mais o seu volume. Esse efeito ajuda a preencher o estômago, o que aumenta a saciedade. (A distensão estomatológica pode sinalizar uma sensação de plenitude ou saciedade através do nervo vago.) O aumento do volume também pode significar que o estômago leva mais tempo para se esvaziar. Portanto, após refeições ricas em fibras, níveis de glicose e insulina se elevam mais lentamente. Em alguns estudos, metade da variância da resposta de glicose aos alimentos de amido dependia do seu conteúdo de fibras[5].

No intestino grosso, o volume aumentado de fezes pode levar ao aumento da excreção calórica. Por outro lado, a fermentação no cólon pode produzir ácidos graxos de cadeia curta[6]. Aproximadamente 40% da fibra dietética pode ser metabolizada dessa maneira. Um estudo demonstrou que uma dieta de baixa qualidade resultou em

---
4. Thornburn, A.; Muir, J.; Proietto, J. *Carbohydrate fermentation decreases hepatic glucose output in healthy subjects* [A fermentação de carboidratos diminui a produção de glicose hepática em indivíduos saudáveis]. *Metabolism*, jun. 1993, 42(6):780-5.
5. Trout, D. L.; Behall, K. M.; Osilesi, O. *Prediction of glycemic index for starchy foods* [Previsão do índice glicêmico para alimentos amiláceos]. *Am. J. Clin. Nutr.*, dez. 1993, 58(6):873-8.
6. Jeraci, J. L. *Interaction between human gut bacteria and fibrous substrates* [Interação entre bactérias intestinais humanas e substratos fibrosos]. In: Spiller, G. A. (ed.). *CRC Handbook of Dietary Fiber in Human Nutrition*. Boca Raton (FL): CRC Press, 1993. p. 648.

uma absorção calórica 8% mais alta[7]. Em suma, a fibra pode diminuir a ingestão de alimentos, desacelerar a absorção de alimentos no estômago e no intestino delgado e, em seguida, ajudar os alimentos a sair rapidamente pelo intestino grosso – efeitos os quais são todos potencialmente benéficos no tratamento da obesidade.

A ingestão de fibras caiu consideravelmente ao longo dos séculos. Nas dietas do Paleolítico, estima-se que ela equivalia a algo entre 77 e 120 gramas diárias[8]. Nas dietas tradicionais, estima-se que ela continha 50 gramas diárias de fibra alimentar[9]. Em contrapartida, as dietas norte-americanas modernas contêm apenas 15 gramas diárias.[10] De fato, mesmo as Diretrizes Dietéticas da Associação Norte-Americana do Coração para Adultos Norte-Americanos Saudáveis só recomendam o consumo diário de 25 a 30 gramas[11]. No entanto, a remoção de fibras alimentares de nossa dieta é um componente-chave do processamento de alimentos. E melhorar a textura, o sabor e o consumo de alimentos aumenta diretamente os lucros das empresas de alimentos.

A fibra recebeu atenção pública na década de 1970 e, em 1977, as novas *Diretrizes Alimentares* recomendavam que "comêssemos alimentos com amido e fibra adequados". Com isso, a fibra foi alçada ao panteão da sabedoria nutricional convencional. A fibra era boa para você, mas era difícil mostrar exatamente como ela podia fazer bem.

No início, acreditava-se que a alta ingestão de fibras reduzia o câncer de cólon. Os estudos subsequentes trouxeram uma amarga decepção. O estudo prospectivo Nurses' Health Study[12]. de 1999, acompanhou 88.757 mulheres por 16 anos, e não identificou nenhum benefício significativo na redução do risco de câncer de cólon. Da mesma forma, um estudo randomizado sobre alta ingestão de fibras realizado no ano 2000 não demonstrou qualquer redução nas lesões pré-cancerosas chamadas adenomas[13].

Se a fibra não era útil na redução do câncer, talvez ela pudesse ser benéfica na redução da doença cardíaca. O Ensaio sobre Dieta e Reinfarto, de 1989, acompanhou 2.033 homens após o primeiro ataque cardíaco que foram submetidos de forma

---

7. Wisker, E.; Maltz, A.; Feldheim, W. *Metabolizable energy of diets low or high in dietary fiber from cereals when eaten by humans* [Energia metabolizável de dietas baixas ou altas em fibras alimentares a partir de cereais quando ingeridas por seres humanos]. *J. Nutr.*, ago. 1988, 118(8):945-52.
8. Eaton, S. B.; Eaton, S. B. III; Konner, M. J.; Shostak, M. *An evolutionary perspective enhances understanding of human nutritional requirements* [Uma perspectiva evolutiva aumenta a compreensão dos requisitos nutricionais humanos]. *J. Nutr.*, jun. 1996, 126(6): 1732-40.
9. Trowell, H. *Obesity in the Western world* [Obesidade no mundo ocidental]. *Plant foods for man*, 1975; 1:157-68.
10. U.S. Department of Agriculture ARS. *CSFII/DHKS data set and documentation: the 1994 Continuing Survey of Food Intakes by Individuals and the 1994–96 Diet and Health Knowledge Survey.* Springfield (VA): National Technical Information Service, 1998.
11. Krauss, R. M. et al. Dietary guidelines for healthy American adults [Diretrizes Dietéticas da Associação Norte--Americana do Coração para Adultos Norte-Americanos Saudáveis]. Circulation, 1º out. 1996, 94(7):1795-1899.
12. Fuchs, C. S. et al. Dietary fiber and the risk of colorectal cancer and adenoma in women [Fibra alimentar e risco de câncer colorretal e adenoma em mulheres]. *N. Engl. J. Med.*, 21 jan. 1999, 340(3):169-76.
13. Alberts, D. S. et al. Lack of effect of a high-fiber cereal supplement on the recurrence of colorectal adenomas [Falta de efeito de um suplemento de cereal rico em fibras sobre a recorrência de adenomas colorretais]. *N. Engl. J. Med.*, 20 abr. 2000, 342(16):1156-62.

aleatória a três dietas diferentes[14]. Para o espanto dos pesquisadores, a dieta de baixo teor de gordura da Associação Norte-Americana do Coração não parecia reduzir o risco de infarto. E quanto a uma dieta rica em fibras? Nenhum benefício foi constatado.

A dieta mediterrânea (que é rica em gordura), por outro lado, demonstrou ser benéfica, como o dr. Ancel Keys havia suspeitado anos antes. Estudos recentes, como o PREDIMED[15], confirmam os benefícios de se consumir mais gorduras naturais, como nozes e azeite. Então, comer mais gordura é benéfico.

Mas era difícil crer que, de alguma forma, a fibra era boa. Muitos estudos de correlação, incluindo aquele com os Pima e os indígenas canadenses, associam menor índice de massa corporal com maior consumo de fibras[16]. Mais recentemente, o estudo observacional CARDIA[17], que durou dez anos, descobriu que indivíduos com um maior consumo de fibras eram menos propensos a ganhar peso. Estudos de curto prazo mostram que a fibra aumenta a saciedade, reduz a fome e diminui a ingestão calórica[18]. Ensaios randomizados de suplementos de fibras mostram efeitos de perda de peso relativamente modestos, com uma perda de peso média de 1,3 a 1,9 quilo ao longo de um período de até 12 meses. Estudos de longo prazo não estão disponíveis.

Fibra: o antinutriente

Quando consideramos os benefícios nutricionais dos alimentos, normalmente pensamos nas vitaminas, minerais e nutrientes que eles contêm. Pensamos em componentes dos alimentos que nutrem o corpo. Esse não é o caso da fibra. A chave para entender o efeito da fibra é perceber que ela não é um nutriente, mas um antinutriente – que é onde reside seu benefício. A fibra tem a capacidade de reduzir a absorção e a digestão. A fibra restringe ao invés de acrescentar. No caso de açúcares e insulina, isso é bom. A fibra solúvel reduz a absorção de carboidratos, o que, por sua vez, reduz a glicemia e os níveis de insulina.

---

14. Burr, M. L. *et al.* Effects of changes in fat, fish and fibre intakes on death and myocardial reinfarction: diet and reinfarction trial (DART) [Efeitos das mudanças nas ingestões de gordura, peixe e fibra na morte e reinfarto do miocárdio: ensaio sobre dieta e reinfarto]. Lancet., 30 set. 1989, 2(8666):757-61.
15. Estruch, R. Primary prevention of cardiovascular disease with a Mediterranean diet [Prevenção primária de doença cardiovascular com uma dieta mediterrânea]. *N. Engl. J. Med.*, 4 abr. 2013, 368(14):1279-90.
16. Miller, W. C. *et al.* Dietary fat, sugar, and fiber predict body fat content [Gordura dietética, açúcar e fibra predizem o teor de gordura corporal]. J. Am. Diet. Assoc., jun. 1994, 94(6):612-5. Nelson, L. H.; Tucker, L. A. Diet composition related to body fat in a multivariate study of 203 men [Composição da dieta relacionada à gordura corporal em um estudo multivariado com 203 homens]. J. Am. Diet. Assoc., ago. 1996, 96(8):771-7. Gittelsohn, J. et al. *Specific patterns of food consumption and preparation are associated with diabetes and obesity in a native Canadian community* [Padrões específicos de consumo e preparação de alimentos estão associados com diabetes e obesidade em uma comunidade nativa canadense]. J. Nutr., mar. 1998, 128(3):541-7.
17. Ludwig, D. S. *et al.* Dietary fiber, weight gain, and cardiovascular disease risk factors in young adults [Fator de dieta, ganho de peso e fatores de risco de doença cardiovascular em adultos jovens]. JAMA, 27 out. 1999, 282(16):1539-46.
18. Pereira, M. A.; Ludwig, D. S. Dietary fiber and body-weight regulation [Regulação dietética da fibra e do peso corporal]. Pediatric. Clin. North America, ago. 2001, 48(4):969-80.

Em um estudo[19], pacientes com diabetes tipo 2 foram divididos em dois grupos e receberam refeições líquidas padronizadas; um era um grupo controle e outro foi alimentado com fibra adicionada. O grupo que recebeu refeições líquidas com fibra adicionada reduziu os níveis de glicose e insulina, apesar de os dois grupos consumirem exatamente a mesma quantidade de carboidratos e calorias. Como a insulina é o principal motor da obesidade e da diabetes, sua redução é benéfica. Em essência, a fibra atua como uma espécie de "antídoto" para o carboidrato – o qual, nessa analogia, é o veneno. (Carboidratos, mesmo açúcar, não são literalmente venenosos, mas a comparação é útil para entender o efeito da fibra.)

Não é coincidência que praticamente todos os alimentos vegetais, em seu estado natural e não refinado, contenham fibras. A Mãe Natureza pré-embalou o "antídoto" junto com o "veneno". Assim, as sociedades tradicionais podem seguir dietas ricas em carboidratos sem desenvolverem evidências de obesidade ou diabetes tipo 2. A única diferença crítica é que os carboidratos consumidos pelas sociedades tradicionais não são refinados e processados, resultando em ingestão de fibras muito alta.

As dietas ocidentais são caracterizadas por um traço marcante – e não é a quantidade de gordura, sal, carboidrato ou proteína. É a grande quantidade de processamento dos alimentos. Considere os mercados asiáticos tradicionais, cheios de carnes frescas e vegetais. Muitas pessoas em culturas asiáticas compram alimentos frescos diariamente, então processá-los para prolongar sua vida útil não é nem necessária nem um bom negócio para a saúde. Em contrapartida, os supermercados norte-americanos têm corredores transbordando com alimentos em caixas e processados. Mais corredores ainda são dedicados aos alimentos processados congelados. Os norte-americanos vão comprar mantimentos para semanas ou mesmo meses de uma só vez. As redes de compras no atacado, por exemplo, dependem dessa prática.

Fibra e gordura, ingredientes-chave, são removidos no processo de refinamento: a fibra, para mudar a textura e fazer com que o alimento tenha um gosto "melhor", e as gorduras naturais, para prolongar a vida útil, já que elas tendem a ficar rançosas com o tempo. E assim ingerimos o "veneno" sem o "antídoto" – os efeitos protetores da fibra são removidos de grande parte da nossa comida.

Se os carboidratos integrais e não processados quase sempre contêm fibras, as proteínas e gorduras alimentares, por sua vez, não contêm nada desse componente. Nossos corpos evoluíram para digerir esses alimentos sem a necessidade de fibra: sem o "veneno", o "antídoto" é desnecessário. Aqui, mais uma vez, a Mãe Natureza provou ser muito mais sábia que nós.

A remoção de proteínas e gorduras da dieta pode levar ao consumo alimentar excessivo. Existem hormônios de saciedade natural (peptídeo YY, colecistoquinina) que respondem a proteínas e gorduras. Comer carboidratos puros não ativa esses sistemas e leva ao excesso de consumo (o fenômeno do segundo estômago).

---

19. Chandalia, M. et al. *Beneficial effects of high fibre intake in patients with type 2 diabetes* mellitus [*Efeitos benéficos da alta ingestão de fibras em pacientes com diabetes* mellitus *tipo 2*]. *NEJM*, 11 maio 2000, 342(19):1392-8.

Os alimentos naturais têm um equilíbrio de nutrientes e fibras que, ao longo de milênios, tivemos que nos evoluir para poder consumi-los. O problema não é com cada componente específico do alimento, mas sim com o equilíbrio global. Por exemplo, suponha que vamos assar um bolo com medidas equilibradas de manteiga, ovos, farinha e açúcar. Agora, decidimos remover completamente a farinha e dobrar os ovos. O gosto do bolo fica horrível. Os ovos não são necessariamente ruins. A farinha não é necessariamente boa, mas o equilíbrio foi rompido. O mesmo vale para os carboidratos. Todo o pacote de carboidratos não refinados, com fibras, gorduras, proteínas *e* carboidratos não é necessariamente ruim. Mas remover tudo, exceto o carboidrato, destrói esse delicado equilíbrio e o torna prejudicial para a saúde humana.

Fibras e diabetes tipo 2

Tanto a obesidade como a diabetes tipo 2 são doenças causadas por excesso de insulina. A resistência à insulina se desenvolve ao longo do tempo como resultado de níveis de insulina persistentemente elevados. Se a fibra pode proteger contra a insulina elevada, então deve proteger contra a diabetes tipo 2, certo? É exatamente isso o que os estudos mostram[20].

Os Nurses' Health Studies [Estudos de Saúde dos Enfermeiros] I e II monitoraram os registros dietéticos de milhares de mulheres ao longo de várias décadas e confirmaram o efeito protetor da ingestão de fibras de cereais[21]. Mulheres que tinham uma dieta com alto índice glicêmico, mas também comiam grandes quantidades de fibras de cereais estão protegidas contra a diabetes tipo 2. Em essência, essa dieta é simultaneamente alta em "veneno" e em "antídoto". Os dois se anulam e não trazem implicações concretas. As mulheres que tinham uma dieta com baixo índice glicêmico (pouco "veneno"), mas também com pouca fibra (pouco "antídoto") também estavam protegidas. Mais uma vez, os dois anulavam-se mutuamente.

Mas a combinação mortal de uma dieta com alto índice glicêmico (muito "veneno") com baixo teor de fibra (pouco "antídoto") aumentou o risco de diabetes tipo 2 em chocantes 75%. Esta combinação reflete o efeito exato do processamento de carboidratos: o processamento aumenta seu índice glicêmico, mas diminui o teor de fibra.

---

20. Liese, A. D. et al. *Dietary glycemic index and glycemic load, carbohydrate and fiber intake, and measure of insulin sensitivity, secretion and adiposity in the Insulin Resistance Atherosclerosis Study* [Índice glicêmico dietético e carga glicêmica, ingestão de carboidratos e fibras e medida da sensibilidade à insulina, secreção e adiposidade no Estudo de Aterosclerose da Resistência à Insulina]. *Diab. Care,* 28 dez. 2005, 28(12):2832-8.
21. Schulze, M. B. et al. *Glycemic index, glycemic load, and dietary fiber intake and incidence of type 2 diabetes in younger and middle-aged women* [Índice glicêmico, carga glicêmica e ingestão de fibras dietéticas e incidência de diabetes tipo 2 em mulheres jovens e de meia-idade]. Am. J. Clin. Nutr., ago. 2004, 80(2):348-56. Salmerón, J. et al. Dietary fiber, glycemic load, and risk of non-insulindependent diabetes *mellitus* in women [Fibra dietética, carga glicêmica e risco de diabetes *mellitus* não insulino-dependente em mulheres]. *JAMA,* 12 fev. 1997, 277(6):472-7.

O estudo massivo Health Professionals Follow-up [Acompanhamento de profissionais de saúde], de 1997, acompanhou 42.759 homens ao longo de seis anos e teve essencialmente os mesmos resultados[22]. A dieta com alta carga glicêmica ("veneno") e com baixas taxas de fibra ("antídoto") aumenta o risco de diabetes tipo 2 em 217%.

O Estudo de Saúde das Mulheres Negras demonstrou que uma dieta com alto índice glicêmico estava associada a um aumento de 23% no risco de desenvolvimento de diabetes tipo 2. Uma ingestão elevada de fibras, ao contrário, estava associada a um risco 18% menor de desenvolvê-la.

Os carboidratos, em sua forma natural, integral e não processada, talvez com exceção do mel, sempre contêm fibras – que é precisamente o motivo por que *junk food* e *fast-food* são tão prejudiciais. O processamento e a adição de produtos químicos alteram o alimento em uma forma com que nossos corpos não evoluíram para lidar. É exatamente por isso que esses alimentos são tóxicos.

Outro alimento tradicional pode ajudar a proteger contra os males modernos da insulina elevada: o vinagre.

As maravilhas do vinagre

A palavra vinagre se origina nos termos latinos *vinum acer*, que significam "vinho amargo". Vinho, deixado em repouso, eventualmente se transforma em vinagre (ácido acético). Os povos antigos rapidamente descobriram a versatilidade do vinagre. Ele é utilizado ainda como uma substância de limpeza. Os curandeiros tradicionais exploraram as propriedades antimicrobianas do vinagre em um tempo anterior à invenção dos antibióticos, utilizando-o para limpar feridas. O vinagre não filtrado contém "madre" (ou "mãe do vinagre"), que consiste na proteína, enzimas e bactérias usadas para fabricá-lo.

O vinagre tem sido usado desde há muito tempo para preservar os alimentos por meio de conservas. Como uma bebida, o sabor picante e amargo do vinagre nunca ganhou muita popularidade, embora haja rumores de que Cleópatra bebesse vinagre no qual pérolas haviam sido dissolvidas. No entanto, o vinagre ainda conserva seus fãs quando utilizado como um condimento para batatas fritas, um tempero de saladas (vinagre balsâmico) e na fabricação de arroz de *sushi* (arroz de vinagre).

O vinagre diluído é um tradicional tônico para perda de peso. Menções a esse remédio popular são encontradas desde 1825. O poeta britânico Lord Byron popularizou o vinagre como um tônico para perda de peso e, segundo contam, passava dias comendo biscoitos e batatas embebidas em vinagre[23]. Há ainda outras formas de usar o vinagre: ingerindo algumas colheradas de chá antes das refeições ou bebendo-o diluído em água na hora de dormir. O vinagre de cidra de maçã parece

---

22. Salmerón, J. et al. *Dietary fiber, glycemic load, and risk of NIDDM in men* [Fibra dietética, carga glicêmica e risco de NIDDM em homens]. *Diabetes Care*, abr. 1997, 20(4):545-50.
23. Kolata, G. *Rethinking thin: the new science of weight loss—and the myths and realities of dieting*. Nova York: Picador, 2007.

ter adquirido um seguimento específico, pois contém vinagre (ácido acético), bem como as pectinas da cidra de maçã (um tipo de fibra solúvel).

Não há dados de longo prazo sobre o uso de vinagre para perda de peso. No entanto, estudos menores, em curto prazo, com humanos sugerem que o vinagre pode ajudar a reduzir a resistência à insulina[24]. Duas colheres de chá de vinagre ingeridas com uma refeição de alto teor de carboidratos reduzem o açúcar no sangue e a insulina em até 34%, e tomá-las logo antes da refeição foi mais eficaz do que tomá-las cinco horas antes das refeições[25]. A adição de vinagre para fazer arroz de *sushi* reduziu o índice glicêmico do arroz branco em quase 40%[26]. A adição de legumes em conserva e soja fermentada (*nattō*) também reduziu significativamente o índice glicêmico do arroz. De maneira similar, o arroz com a substituição do pepino em conserva por pepino fresco mostrou uma diminuição em seu índice glicêmico em 35%[27].

Batatas, servidas frias, como salada, acompanhadas com vinagre, apresentaram índice glicêmico consideravelmente menor que as batatas normais. O armazenamento a frio pode favorecer o desenvolvimento de amido resistente, e o vinagre aumenta os benefícios. Tanto o índice glicêmico como o índice insulínico foram reduzidos em 43% e 31%, respectivamente[28]. A quantidade total de carboidratos é a mesma em todos os casos. O vinagre não desloca o carboidrato; na verdade, ele parece exercer um efeito protetor sobre a resposta sérica de insulina.

Os diabéticos de tipo 2 que beberam duas colheres de vinagre de cidra de maçã diluídas em água na hora de dormir reduziram os níveis de açúcares de jejum no sangue na manhã seguinte[29]. As doses mais elevadas de vinagre também parecem aumentar a saciedade, resultando em ingestão calórica um pouco menor durante o resto do dia (aproximadamente 200 a 275 calorias a menos). Esse efeito também foi observado nos produtos à base de amendoim. Curiosamente, o amendoim também resultou em uma redução da resposta glicêmica em 55%[30].

---

24. Johnston, C. S.; Kim, C. M.; Buller, A. J. *Vinegar improves insulin sensitivity to a highcarbohydrate meal in subjects with insulin resistance or type 2 diabetes* [O vinagre melhora a sensibilidade à insulina de uma refeição com carboidratos elevados em indivíduos com resistência à insulina ou diabetes tipo 2]. Diabetes Care, jan. 2004, 27(1):281-2
25. Johnston, C. S. et al. *Examination of the antiglycemic properties of vinegar in healthy adults* [Exame das propriedades antigênicas do vinagre em adultos saudáveis]. Ann. Nutr. Metab., 2010, 56(1):74-9. DOI 10.1159/0002722133. Acesso em: 8 abr. 2015.
26. Sugiyama, M. et al. *Glycemic index of single and mixed meal foods among common Japanese foods with white rice as a reference food* [Índice glicêmico de alimentos de farinha única e mista entre alimentos japoneses comuns com arroz branco como alimento de referência]. European Journal of Clinical Nutrition, jun. 2003, 57(6):743-750.
27. Ostman, E. M. et al. *Inconsistency between glycemic and insulinemic responses to regular and fermented milk products* [Inconsistência entre respostas glicêmicas e insulinêmicas a produtos lácteos regulares e fermentados]. Am. J. Clin. Nutr., jul. 2001, 74(1):96-100.
28. Leeman, M. et al. *Vinegar dressing and cold storage of potatoes lowers postprandial glycaemic and insulinaemic responses in healthy subjects* [O tempero com vinagre e o armazenamento frio de batatas reduzem as respostas glicêmicas e insulinêmicas pós-prandiais em indivíduos saudáveis]. Eur. J. Clin. Nutr., nov. 2005, 59(11):1266-71.
29. White, A. M.; Johnston, C. S. *Vinegar ingestion at bedtime moderates waking glucose concentrations in adults with well-controlled type 2 diabetes* [A ingestão de vinagre na hora de dormir modifica as concentrações de glicose em adultos com diabetes tipo 2 bem controlada]. Diabetes Care, nov. 2007, 30(11):2814-5.
30. Johnston, C. S.; Buller, A. J. *Vinegar and peanut products as complementary foods to reduce postprandial glycemia* [Vinagre e produtos de amendoim como alimentos complementares para reduzir a glicemia pós-prandial]. J. Am. Diet. Assoc., dez. 2005, 105(12):1939-42.

Não se sabe como o ácido acético produz esses efeitos benéficos. O ácido pode interferir na digestão de amidos pela inibição da amilase salivar. O vinagre também pode reduzir a velocidade do esvaziamento gástrico. Os dados são conflitantes, com pelo menos um estudo demonstrando uma redução de 31% na resposta à glicose sem um significativo esvaziamento gástrico retardado[31].

O uso de azeite e vinagre como molhos está associado a menor risco de doença cardiovascular. O benefício foi originalmente atribuído ao efeito do ácido alfa linolênico na dieta. No entanto, o dr. F. Hu, da Universidade de Harvard, destaca que a maionese, que contém quantidades semelhantes de ácido alfa linolênico, não parece fornecer exatamente a mesma proteção cardíaca[32]. Talvez a diferença aqui seja o consumo de vinagre. Embora longe de ser conclusivo, certamente é uma hipótese interessante. Apenas não espere perda de peso rápida com o uso de vinagre. Mesmo os seus proponentes afirmam apenas uma leve diminuição de peso.

O problema com o índice glicêmico

A classificação dos alimentos com carboidratos de acordo com o índice glicêmico foi lógica e bem-sucedida. Projetado originalmente para pacientes diabéticos, o índice os ajudou a fazer escolhas alimentares. No entanto, para o tratamento da obesidade, as dietas de baixo índice glicêmico tiveram um sucesso misto. Os benefícios de redução de peso foram evasivos. E isso ocorre porque existe um problema particularmente insuperável com a dieta do índice glicêmico.

A glicemia não gera aumento de peso, mas os hormônios – particularmente a insulina e o cortisol – o fazem.

A insulina causa obesidade. O objetivo deve ser, portanto, diminuir os níveis de insulina – não os níveis de glicose. A suposição não presumida diretamente é que a glicose é o único estimulante da secreção de insulina. Isso não é verdade. Existem muitos fatores que aumentam e diminuem a insulina, especialmente as proteínas.

---

31. Brighenti, F. et al. Effect of neutralized and native vinegar on blood glucose and acetate responses to a mixed meal in healthy subjects [Efeito do vinagre neutralizado e nativo sobre as respostas de glicose e acetato no sangue a uma refeição mista em indivíduos saudáveis]. *Eur. J. Clin. Nutr.*, abr. 1995, 49(4):242-7.
32. Hu, F. B. et al. Dietary intake of a-linolenic acid and risk of fatal ischemic heart disease among women [A ingestão dietética de ácido a-linolênico e risco de doença isquêmica cardíaca fatal entre as mulheres]. *Am. J. Clin. Nutr.*, maio 1999, 69(5):890-7.

(17)
PROTEÍNA

Em meados dos anos 1990, quando começou a se tornar popular a aversão aos pobres e hostilizados carboidratos, ocorreu uma reação na comunidade médica. "As dietas de redução de carboidratos são nutricionalmente desequilibradas", eles anunciaram. Aquilo soava bem. Afinal, existem apenas três macronutrientes: proteínas, gorduras e carboidratos. A restrição rigorosa de qualquer um deles implica no risco de uma dieta "desequilibrada". Naturalmente, as autoridades nutricionais não enxergaram problemas semelhantes quanto à severa restrição da gordura alimentar. Mas esse não é o ponto aqui. Certamente, tal dieta é desequilibrada. A preocupação mais importante é se essas dietas não são saudáveis.

Então, em nome desse argumento, digamos que as dietas com redução de carboidratos sejam desequilibradas. Isso implica que os nutrientes contidos nos carboidratos sejam essenciais para a saúde humana?

Certos nutrientes são considerados essenciais em nossa dieta porque nosso corpo não pode sintetizá-los. Se não obtemos esses nutrientes por meio da alimentação, sofremos problemas de saúde. Existem ácidos graxos essenciais, como as gorduras ômega 3 e ômega 6, e aminoácidos essenciais, como fenilalanina, valina e treonina. Mas não há carboidratos essenciais nem açúcares essenciais. Eles não são necessários para a sobrevivência.

Os carboidratos são apenas longas cadeias de açúcares. Não há nada intrinsecamente nutritivo relacionado a eles. As dietas com baixo teor de carboidratos que se concentram na remoção de grãos refinados e açúcares deveriam ser inerentemente mais saudáveis. Talvez desequilibradas, mas não insalubres.

Outra crítica dirigida às dietas *low carb* é que grande parte da perda de peso inicial experimentada por quem faz a dieta resume-se a água – o que é verdade. A ingestão elevada de carboidratos aumenta a insulina, e a insulina estimula o rim para reabsorver a água. Reduzir a insulina, portanto, provoca a excreção do excesso de água. Mas por que isso é ruim? Quem quer ter tornozelos inchados?

No final da década de 1990, quando a "nova" filosofia ligada ao baixo teor de carboidratos fundiu-se com a religião, até então prevalecente do baixo teor de gordura, nasceu a dieta Atkins versão 2.0 – uma abordagem *low carb*, também com baixo teor de gordura e rica em proteínas. Se a dieta Atkins original era farta em gorduras, essa nova dieta bastarda era rica em proteínas. A maioria dos alimentos ricos em proteínas também tendem ter alta concentração de gordura. Mas essa nova abordagem exigia muitos peitos de frango desossados e sem pele e omeletes feitos apenas com claras de ovos. Quando você se cansa desse cardápio, havia barras de proteína e *shakes*. Uma dieta rica em proteínas fez com que muitos se preocupassem com possíveis danos aos rins.

Dietas ricas em proteínas não são recomendadas para aqueles com doença renal crônica, uma vez que a capacidade de lidar com os produtos de degradação de proteínas está prejudicada. No entanto, em pessoas com função renal normal, não há preocupações. Vários estudos recentes concluíram que uma dieta rica em proteínas não estava associada a quaisquer efeitos nocivos visíveis na função renal[1]. As preocupações com os danos nos rins eram exageradas.

O maior problema com as dietas ricas em proteínas era que elas realmente não funcionavam para perder de peso. Mas por que não? O raciocínio parece certo. A insulina causa ganho de peso. Reduzir carboidratos refinados reduz o açúcar no sangue e a insulina. Mas todos os alimentos causam secreção de insulina. A abordagem Atkins 2.0 acreditava que as proteínas alimentares não elevavam a insulina, uma vez que não aumentavam o açúcar no sangue. Essa noção estava incorreta.

A resposta de insulina a alimentos específicos pode ser medida e classificada. O índice glicêmico mede a elevação do nível de açúcar no sangue em resposta a uma porção padrão de alimentos. O índice insulínico, criado por Susanne Holt, em 1997, mede o aumento da insulina em resposta a uma porção padrão de alimentos, e resulta ser muito diferente do índice glicêmico[2]. Não causa surpresa o fato de os carboidratos refinados causarem uma elevação dos níveis de insulina. O que causou espanto foi o fato de que as proteínas alimentares poderiam causar um aumento semelhante. O índice glicêmico não leva em consideração proteínas ou gorduras, porque elas não aumentam a glicose, e essa abordagem ignora, essencialmente, os efeitos de engorda de dois dos três principais macronutrientes. *A insulina pode aumentar independentemente do açúcar no sangue.*

Com relação aos carboidratos, existe uma correlação muito estreita entre os níveis de glicose no sangue e a insulina. Mas, em geral, a glicemia era responsável por apenas 23% da variabilidade na resposta à insulina. A maior parte da resposta de insulina (77%) não tem nada a ver com o açúcar no sangue. Insulina, não glicose, gera ganho de peso, e isso muda tudo.

É precisamente nesse ponto que falharam as dietas que tomam como referência o índice glicêmico. Elas miraram a resposta glicêmica ao suporem que a insulina refletia a glicose. Mas não era esse o caso. Você podia diminuir a resposta à glicose, mas não diminuía, necessariamente, a resposta da insulina. No final, a resposta insulínica é o que conta.

---

1. Friedman *et al. Comparative effects of low carbohydrate high-protein versus lowfat diets on the kidney* [Efeitos comparativos de dietas com baixo teor de carboidratos e alto teor de proteínas versus dietas com baixo teor de gordura sobre os rins]. *Clin. J. Am. Soc. Nephrol.*, jul. 2012, 7(7):1103-11.
2. Holt, S. H. *et al. An insulin index of foods: the insulin demand generated by 1000-kJ portions of common foods* [Um índice insulínico dos alimentos: a demanda de insulina gerada por porções de alimentos comuns de 1000 kJ]. *Am. J. Clin. Nutr.*, nov. 1997, 66(5):1264-76.

Quais fatores (além da glicose) determinam a resposta da insulina? Vamos refletir sobre o efeito incretina e a fase cefálica.

O efeito incretina e a fase cefálica

O açúcar no sangue é frequentemente considerado como o único estímulo para a secreção de insulina. Mas sabemos há muito que isso não é verdade. Em 1966, estudos demonstraram que a administração oral ou intravenosa do aminoácido leucina causa secreção de insulina[3]. Esse fato inconveniente foi logo esquecido até ser redescoberto décadas depois[4].

Em 1986, o dr. Michael Nauck notou algo muito incomum[5]. A resposta de açúcar no sangue de um indivíduo é a mesma, quer uma dose de glicose seja administrada por via oral ou intravenosa. Mas, apesar do mesmo nível de açúcar no sangue, os níveis de insulina do indivíduo diferem muito. Notavelmente, a resposta de insulina à glicose oral foi mais poderosa.

A administração oral quase nunca desencadeou um efeito mais forte do que a intravenosa. Infusões intravenosas têm 100% de biodisponibilidade, o que significa que toda a infusão é administrada diretamente no sangue. Quando administrados por via oral, muitos medicamentos são absorvidos de forma incompleta ou são parcialmente desativados pelo fígado antes de chegarem à corrente sanguínea. Por esse motivo, a administração intravenosa tende a ser muito mais efetiva.

No entanto, nessa situação, o oposto é que era verdadeiro. A glicose oral funcionou muito, muito melhor para estimular a insulina. Além disso, esse mecanismo não tinha nada a ver com o nível de açúcar no sangue. Esse fenômeno não havia sido descrito anteriormente. Os intensos esforços de pesquisa revelaram que o próprio estômago produz hormônios chamados incretinas que aumentam a secreção de insulina. Uma vez que a glicose intravenosa ignora o estômago, não há efeito incretina. Esse efeito pode representar entre 50% e 70% da secreção de insulina, após a ingestão oral de glicose.

Em vez de ser apenas um mecanismo de absorção e excreção de alimentos, o trato gastrointestinal, com suas células nervosas, receptores e hormônios, funciona quase como um "segundo cérebro". Os dois hormônios incretinas humanos descritos até agora são o peptídeo 1 do tipo glucagon (GLP-1) e polipeptídeo insulinotrópico glicodependente (GIP). Ambos os hormônios são desativados pelo hormônio dipeptidil peptidase-4. As incretinas são secretadas pelo estômago e

---

3. Floyd, J. C. Jr. *Insulin secretion in response to protein ingestion* [Secreção de insulina em resposta à ingestão de proteínas]. *J. Clin. Invest.*, set. 1966, 45(9):1479-1486.
4. Nuttall, F. Q.; Gannon, M. C. *Plasma glucose and insulin response to macronutrients in non diabetic and NIDDM subjects* [Resposta de glicose plasmática e insulina a macronutrientes em indivíduos não diabéticos e NIDDM]. *Diabetes Care*, ser. 1991, 14(9):824–38.
5. Nauck, M. et al. *Reduced incretin effect in type 2 (non-insulin-dependent) diabetes* [Redução do efeito incretina no diabetes tipo 2 (não insulino-dependente)]. *Diabetologia*, jan. 1986, 29(1):46-52.

pelo intestino delgado em resposta aos alimentos. Tanto o GLP-1 como o GIP aumentam a liberação de insulina pelo pâncreas. Gorduras, aminoácidos e glicose estimulam a liberação de incretina e, assim, aumentam os níveis de insulina. Mesmo os adoçantes não nutritivos, que não têm calorias, podem estimular a resposta da insulina. Sucralose em seres humanos, por exemplo, aumenta o nível de insulina em 22%[6].

O efeito incretina começa minutos após a ingestão de nutrientes no estômago e tem um pico depois de aproximadamente 60 minutos. As incretinas também têm outros efeitos importantes. Elas retardam o esvaziamento do conteúdo estomacal para o intestino delgado, o que faz com que a absorção de glicose tome mais tempo.

A fase cefálica é outra via de secreção de insulina independente da glicose. O corpo antecipa o alimento assim que ela entra na sua boca e muito antes de os nutrientes chegarem ao estômago. Por exemplo, saborear uma solução de sacarose ou sacarina na sua boca e depois cuspi-la já elevará seu nível de insulina[7]. Embora a importância da fase cefálica seja desconhecida, ela chama a atenção para o fato significativo de que existem múltiplos caminhos que não dependem da glicose para a liberação de insulina.

A descoberta desses novos caminhos foi eletrizante. O efeito incretina explica como os ácidos graxos e os aminoácidos também desempenham um papel na estimulação da insulina. Todos os alimentos, não apenas carboidratos, estimulam a insulina. Assim, todos os alimentos podem causar ganho de peso. E, portanto, encontramos uma grande confusão relacionada à contagem de calorias. Alimentos que concentram altos níveis de proteína podem causar ganho de peso, e não por conta de seu teor calórico, mas sim por seus efeitos estimulantes de insulina. Se os carboidratos não são o único ou nem mesmo o principal estímulo para a insulina, então restringir os carboidratos nem sempre é algo tão benéfico quanto acreditamos. Substituir proteínas estimulantes de insulina por carboidratos estimulantes de insulina não produz nenhum benefício explícito. A gordura alimentar, no entanto, tende a ter o mais fraco efeito de estímulo de insulina.

Laticínios, carne e índice insulínico

As proteínas diferem muito na sua capacidade de estimular a insulina[8], sendo os laticínios em particular os que produzem estímulos potentes[9]. Os produtos lácteos

---

6. Pepino, M. Y. *et al. Sucralose affects glycemic and hormonal responses to an oral glucose load* [A sucralose afeta as respostas glicêmicas e hormonais a uma carga oral de glicose]. *Diabetes Care*, set. 2013, 36(9):2530-5.
7. Just, T. *et al. Cephalic phase insulin release in healthy humans after taste stimulation?* [Liberação de insulina de fase cefálica em seres humanos saudáveis após a estimulação do sabor?]. *Appetite*, nov. 2008, 51(3):622-7.
8. Nilsson, M. *et al. Glycemia and insulinemia in healthy subjects after lactose equivalent meals of milk and other food proteins* [Glicemia e insulinemia em indivíduos saudáveis após refeições lactoequivalentes de leite e outras proteínas alimentares]. *Am. J. Clin. Nutr.*, nov. 2004, 80(5):1246-53
9. Liljeberg, E. H.; Bjorck, I. *Milk as a supplement to mixed meals may elevate postprandial insulinaemia* [O leite como suplemento para refeições diversificadas pode elevar a insulinemia pós-prandial]. *Eur. J. Clin. Nutr.*, nov. 2001, 55(11):994-9.

também indicam a maior discrepância entre a glicemia e o efeito da insulina. Calcula-se o seu índice glicêmico como extremamente baixo (15 a 30), mas o índice insulínico como muito alto (90 a 98). O leite contém açúcares, predominantemente na forma de lactose. No entanto, quando testada, a lactose pura demonstrou efeito mínimo nos índices glicêmico ou insulínico.

O leite contém dois tipos principais de proteína láctea: caseína (80%) e soro (20%). O queijo contém principalmente caseína. O soro é o subproduto que sobra da coalhada na fabricação de queijos. Os *bodybuilders* frequentemente usam suplementos de proteína de soro de leite [*whey protein*], porque eles são ricos em aminoácidos de cadeia ramificada, que se acredita ser importante na formação muscular. A proteína láctea, particularmente o soro de leite, é responsável por elevar a insulina a níveis ainda maiores do que o fazem o pão integral, devido, em grande parte, ao efeito incretina[10]. A suplementação de proteína de soro aumenta o GLP-1 em 298%[11].

O índice insulínico mostra grande variabilidade, mas existem, no entanto, alguns padrões gerais. O aumento do consumo de carboidratos leva ao aumento da secreção de insulina. Essa relação é a base de muitas dietas de baixo teor de carboidratos e índice glicêmico, e também explica a bem conhecida propensão de alimentos amiláceos e açucarados para causar obesidade.

Os alimentos gordurosos também podem estimular a insulina, mas as gorduras puras, como o azeite, não estimulam a insulina ou a glicose. No entanto, poucos alimentos são consumidos com gordura pura. Pode ser que o componente proteico dos alimentos gordurosos conduza a resposta da insulina. Também é interessante o fato de a gordura tender a ter uma curva dose-resposta plana. Quantidades cada vez maiores de gordura não estimulam uma maior resposta de insulina. Apesar do maior valor calórico da gordura, ela estimula a insulina menos do que o fazem os carboidratos ou as proteínas.

A surpresa aqui é a proteína alimentar. A resposta de insulina que ela desencadeia é altamente variável. Enquanto as proteínas vegetais aumentam a insulina minimamente, a proteína do soro de leite e a carne (incluindo os frutos do mar) causam secreção significativa de insulina. Mas os laticínios e a carne engordam? Essa pergunta é complicada. Os hormônios incretinas têm múltiplos efeitos, dos quais apenas um é estimular a insulina. As incretinas também têm um efeito importante sobre a saciedade.

---

10. Nilsson, M. *et al. Glycemia and insulinemia in healthy subjects after lactose-equivalent meals of milk and other food proteins: the role of plasma amino acids and incretins* [Glicemia e insulinemia em indivíduos saudáveis após refeições equivalentes de lactose de leite e outras proteínas alimentares: o papel dos aminoácidos plasmáticos e incretins]. *Am. J. Clin. Nutr.*, nov. 2004, 80(5):1246-53.
11. Jakubowicz, D.; Froy, O.; Ahrén, B. *et al. Incretin, insulinotropic and glucose-lowering effects of whey protein pre-load in type 2 diabetes: a randomized clinical trial* [Incretina, insulinotrópicos e efeitos de redução da glicose da pré-carga de proteína de soro de leite na diabetes tipo 2: um ensaio clínico randomizado]. *Diabetologia*, set. 2014, 57(9):1807-11.

Saciedade

Os hormônios incretinas desempenham um papel importante no controle do esvaziamento gástrico. O estômago normalmente recebe os alimentos e os mistura com ácido estomacal antes de descarregar lentamente seu conteúdo. GLP-1 faz com que o esvaziamento do estômago desacelere significativamente. A absorção de nutrientes também desacelera, resultando em níveis mais baixos de glicose e insulina no sangue. Além disso, esse efeito cria uma sensação de saciedade que experimentamos quando dizemos que "estamos cheios".

Um estudo de 2010[12] comparou o efeito de quatro proteínas diferentes: ovos, peru, atum e proteína de soro de leite nos níveis de insulina dos participantes. Como esperado, o soro de leite resultou nos níveis mais altos de insulina. Quatro horas depois, os participantes foram levados a um almoço grátis em um *buffet*. O grupo que havia consumido soro de leite comeu substancialmente menos que os outros grupos. A proteína de soro de leite suprimiu seu apetite e aumentou a saciedade. Em outras palavras, esses indivíduos estavam "cheios" (ver figura 17.1)[13].

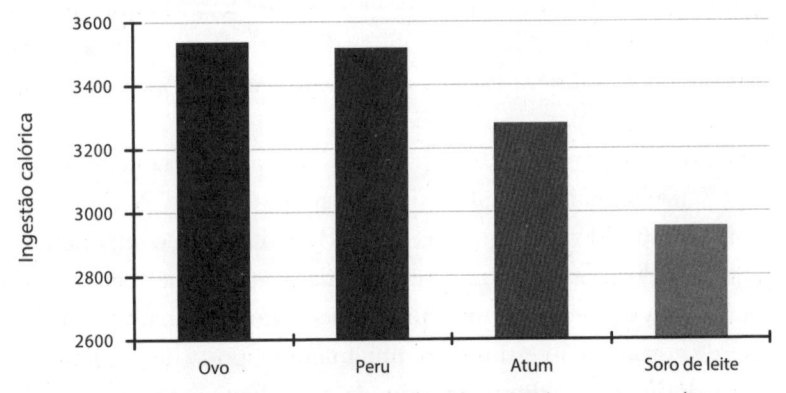

Figura 17.1: Ingestão energética quatro horas após comer proteína.

Assim, os hormônios incretinas produzem dois efeitos adversos. O aumento da insulina promove o aumento de peso, mas o aumento da saciedade o evita – o que é consistente com a experiência pessoal. As proteínas animais tendem a fazer com que você se sinta mais cheio por mais tempo, sendo que o soro de leite é o que produz o maior efeito. Compare duas porções de alimentos caloricamente iguais: um bife pequeno e um grande refrigerante açucarado. Qual deles vai mantê-lo satisfeito por mais tempo? O vencedor, claro, é o bife. Ele produz mais saciedade. O bife simplesmente "se assenta" no seu estômago. Você fica sentindo o efeito

---

12. Pal, S.; Ellis, V. *The acute effects of four protein meals on insulin, glucose, appetite and energy intake in lean men* [Os efeitos agudos de quatro refeições proteicas sobre insulina, glicose, apetite e consumo de energia em homens magros]. Br. J. Nutr., out. 2010, 104(8):1241-48.
13. Fonte dos dados para o gráfico da figura 17.1: *Ibid*.

incretina de desaceleração do esvaziamento do conteúdo estomacal. O refrigerante, ao contrário, não "se assenta" no seu estômago por muito tempo, e você logo fica com fome novamente.

Esses dois efeitos adversos – a insulina promove ganho de peso, mas a saciedade promove a perda de peso – causa um debate enlouquecedor sobre carne e produtos lácteos. A questão importante é esta: qual efeito é mais poderoso? É possível que a incretina específica estimulada possa ser importante na determinação de ganho ou perda de peso. Por exemplo, a estimulação seletiva de GLP-1, tal como com um fármaco como a exenatida, produz perda de peso, uma vez que os efeitos de saciedade resultantes superam os efeitos de aumento de peso.

Portanto, devemos considerar cada proteína separadamente, uma vez que existe uma variação considerável no efeito de cada uma sobre o peso. As principais proteínas alimentares estudadas são laticínios e carne, e temos duas considerações principais aqui: o efeito incretina e a porção de proteína alimentar.

Carne

Tradicionalmente, pensava-se que o consumo de carne causava aumento de peso porque a carne é rica em proteínas, gorduras e calorias[14]. No entanto, mais recentemente, muitos passaram a considerar que ela causa perda de peso, uma vez que possui baixa concentração de carboidratos. Qual é a verdade? Essa é uma questão difícil, uma vez que os únicos dados disponíveis são estudos de associação, que são abertos a interpretação e não podem estabelecer causalidade.

O Estudo Europeu Prospectivo de Investigação sobre Câncer e Nutrição foi uma enorme pesquisa prospectiva de coorte iniciada na Europa, em 1992, que contou com 521.448 voluntários de dez países. Após cinco anos de acompanhamento, os resultados mostraram que a carne total, carne vermelha, aves e carnes processadas estavam significativamente associadas ao aumento de peso, mesmo após o ajuste para a ingestão calórica total[15]. Comer três porções extras de carne por dia está associado a uma taxa extra de ganho de peso ao longo de um ano, mesmo depois de controlar as calorias.

Na América do Norte, os dados combinados estão disponíveis nos Estudos de Saúde I e II dos Enfermeiros e no Estudo de Acompanhamento de Profissionais

---

14. Bes-Rastrollo, M.; Sanchez-Villegas, A.; Gomez-Gracia, E. et al. Predictors of weight gain in a Mediterranean cohort: the Seguimiento Universidad de Navarra Study 1 [Preditores de ganho de peso em uma coorte mediterrânea: o Estudo 1 do Seguimento Universidad de Navarra]. *Am. J. Clin. Nutr.*, fev. 2006, 83(2):362-70.
15. Vergnaud, A. C. et al. *Meat consumption and prospective weight change in participants of the EPIC-PANACEA study* [Consumo de carne e mudança de peso em perspectiva nos participantes do estudo EPIC-PANACEA]. *Am. J. Clin. Nutr.*, ago. 2010, 92(2):398-407. Rosell, M. et al. *Weight gain over 5 years in 21,966 meat-eating, fish-eating, vegetarian, and vegan men and women in EPIC-Oxford* [Aumento de peso ao longo de 5 anos em 21.966 homens e mulheres com dietas carnívoras, de peixe, vegetarianas e veganas no EPIC-Oxford]. *Int. J. Obes.* (Lond), set. 2006, 30(9):1389-96.

de Saúde[16]. Tanto a carne vermelha processada como a não processada foram associadas ao aumento de peso. Cada dose diária adicional de carne aumentou o peso corporal em aproximadamente 450 gramas. Esse efeito ultrapassou o de aumento de peso por doces e sobremesas! Então, ao se pôr na balança, o efeito de aumento de peso parece predominante aqui. Há alguns possíveis fatores contribuintes para isso.

Em primeiro lugar, a maior parte da carne bovina agora é produzida com o gado em confinamento e alimentado com grãos. As vacas são ruminantes que comem naturalmente grama. Essa mudança em sua dieta pode mudar o caráter da carne[17]. A carne de animais selvagens é semelhante à carne da vaca alimentada com pastagem, mas não à carne alimentada com cereais. O gado confinado requer grandes doses de antibióticos. Os peixes cultivados também têm pouco em comum com peixes da natureza. Os peixes criados na fazenda comem grânulos que geralmente contêm grãos e outros substitutos baratos para a dieta de um peixe natural.

Em segundo lugar, enquanto compreendemos os benefícios de se comer alimentos "integrais", não aplicamos esse conhecimento à carne. Nós comemos apenas as carnes musculares em vez de todo o animal, pondo em risco o consumo excessivo de carnes musculares. Em geral, descartamos a maior parte das carnes de órgãos, cartilagens e ossos, o que é análogo a beber o suco de uma fruta e descartar sua polpa. No entanto, o caldo de osso, o fígado, o rim e o sangue são parte das dietas humanas tradicionais. Os elos tradicionais, como a torta de bife e rins, o chouriço e o fígado, desapareceram. Alimentos étnicos, como a tripa, o intestino de porco, sangue de porco coagulado, rabo de boi e língua bovina, ainda sobrevivem.

As carnes de órgãos tendem a ser as partes mais gordurosas do animal. Ao nos concentrarmos quase que exclusivamente nos músculos dos animais para alimentação, estamos, preferencialmente, comendo proteínas em vez de gordura.

Laticínios

A questão dos laticínios é totalmente diferente. Apesar de seu consumo causar consideráveis aumentos nos níveis de insulina, grandes estudos de observação não vinculam produtos lácteos com ganho de peso. No mínimo, os laticínios protegem contra o ganho de peso, conforme demonstrado pela Pesquisa de Coorte de Mamografia Sueca[18]. Em particular, o leite integral, o leite fermentado, o queijo e a manteiga foram associados com menos ganho de peso, mas não foi o caso do leite com baixo teor de gordura. O

---

16. Mozaffarian, D. *et al. Changes in diet and lifestyle and long-term weight gain in women and men* [Mudanças na dieta e estilo de vida e aumento de peso a longo prazo em mulheres e homens]. *N. Engl. J. Med.*, 23 jun. 2011, 364(25):2392-404.
17. Cordain, L. *et al. Fatty acid analysis of wild ruminant tissues: evolutionary implications for reducing diet-related chronic disease* [Análise de ácidos graxos de tecidos de ruminantes selvagens: implicações evolutivas para a redução da doença crônica relacionada à dieta]. *Eur. J. Clin. Nutr.*, mar. 2002, 56(3):181-91.
18. Rosell, M. *et al. Association between dairy food consumption and weight change over 9 y in 19,352 perimenopausal women* [Associação entre o consumo de alimentos lácteos e a mudança de peso em 9 anos em 19.352 mulheres perimenopáusicas]. *Am. J. Clin. Nutr.*, dez. 2006, 84(6):1481-8.

estudo prospectivo CARDIA[19], que durou dez anos, descobriu que a maior ingestão de produtos lácteos está associada à menor incidência de obesidade e diabetes tipo 2. Outros grandes estudos populacionais[20] confirmaram essa associação.

Os dados dos Estudos de Saúde dos Enfermeiros e do Estudo de Acompanhamento dos Profissionais de Saúde[21] mostram que o ganho de peso geral, em qualquer período de quatro anos, foi de 1,5 quilo – quase meio quilo por ano. O leite e o queijo eram essencialmente neutros com relação a efeitos sobre o peso. O iogurte parecia ser especialmente emagrecedor, possivelmente em razão do processo de fermentação. A manteiga teve um pequeno efeito de ganho de peso.

Por que existe essa diferença entre leite e carne? Uma delas está relacionada ao tamanho da porção. Comer mais carne é fácil. Você pode comer um bife grande ou meio frango assado ou uma tigela grande de ensopado de carne. No entanto, aumentar o consumo da proteína láctea no mesmo grau é mais difícil. Você consegue comer uma peça enorme de queijo no jantar? E que tal beber vários litros de leite? Tomar dois jarros de iogurte no almoço? Dificilmente. É difícil aumentar significativamente a ingestão de proteínas lácteas sem recorrer a *shakes* de proteína de soro e outros alimentos artificiais. Um copo extra de leite por dia não tem grande impacto. Portanto, mesmo que as proteínas lácteas sejam particularmente boas para estimular a insulina, as pequenas porções não fazem uma grande diferença.

Ao consumirem grandes quantidades de leite desnatado, carne magra e barras de proteína, os entusiastas de Atkins estavam, sem querer, estimulando a insulina no mesmo grau que antes. A substituição de grandes quantidades de carne magra, muitas vezes processada, por carboidratos, não era uma estratégia recomendável[22]. Reduzir o consumo de açúcar e pão branco era um bom conselho. Mas substituí-los por carnes no almoço não era. Além disso, com o aumento da frequência de refeições, a proteção do efeito incretina diminuiu.

---

19. Pereira, M. A. *et al. Dairy consumption, obesity, and the insulin resistance syndrome in young adults: the CARDIA Study* [Consumo de leite, obesidade e síndrome de resistência à insulina em adultos jovens: o estudo CARDIA]. *JAMA*, 24 abr. 2002, 287(16):2081-9.
20. Choi, H. K. *et al. Dairy consumption and risk of type 2 diabetes* mellitus *in men: a prospective study* [Consumo de produtos lácteos e risco de diabetes mellitus tipo 2 em homens: estudo prospectivo]. *Arch. Intern. Med.*, 9 maio 2005, 165(9):997-1003. Azadbakht, L. *et al. Dairy consumption is inversely associated with the prevalence of the metabolic syndrome in Tehranian adults* [Dairy consumption is inversely associated with the prevalence of the metabolic syndrome in Tehranian adults]. *Am. J. Clin. Nutr.*, set. 2005, 82(3):523-30.
21. Mozaffarian, D. *et al. Changes in diet and lifestyle and long-term weight gain in women and men* [Mudanças na dieta e estilo de vida e aumento de peso a longo prazo em mulheres e homens]. *N. Engl. J. Med.*, 23 jun. 2011, 364(25):2392-404.
22. Burke, L. E. *et al. A randomized clinical trial testing treatment preference and two dietary options in behavioral weight management: preliminary results of the impact of diet at 6 months—PREFER study* [Um teste clínico randomizado avaliando a preferência do tratamento e duas opções dietéticas no controle do peso comportamental: resultados preliminares do impacto da dieta em 6 meses – estudo PREFER]. *Obesity* (Silver Spring)., nov. 2006, 14(11):2007-17.

A teoria hormonal da obesidade

Agora podemos modificar a teoria hormonal da obesidade, incluindo nela o efeito incretina para fornecer um quadro completo, como ilustrado na figura 17.2.

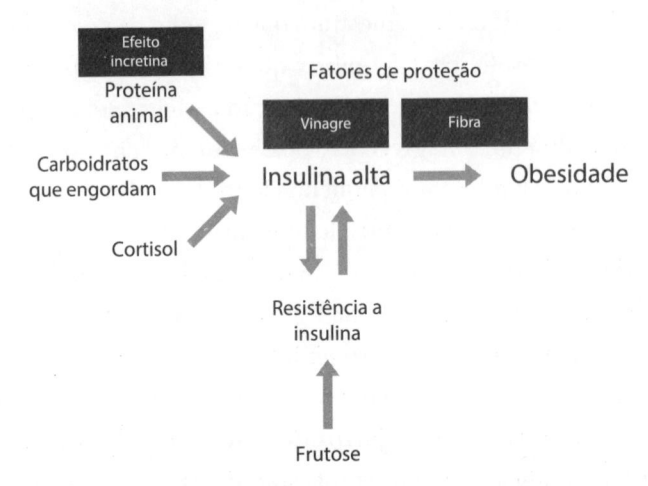

Figura 17.2: A teoria hormonal da obesidade.

A proteína animal é altamente variável, mas acompanha o efeito protetor da saciedade, e não devemos ignorar o poder de proteção do efeito incretina. A desaceleração da motilidade gástrica aumenta a saciedade, de modo que nos sentimos mais cheios e, portanto, comemos menos na refeição seguinte, ou mesmo pulamos uma refeição para nos darmos "tempo para digerir". Esse comportamento é instintivo. Quando as crianças não estão com fome, elas não comem. Os animais selvagens também mostram a mesma restrição. Mas nós nos treinamos para ignorar nossa própria sensação de saciedade para que comamos quando chegar a hora, estejamos com fome ou não.

Esta é uma dica para perda de peso, uma que deveria ser óbvia, mas não é. Se você não está com fome, não coma. Seu corpo está dizendo que você não deve comer. Depois de se refestelar com uma grande refeição, como nós, norte-americanos, fazemos no Dia de Ação de Graças, nos sentimos paranoicos com relação a ignorar a refeição seguinte em virtude de um medo irracional de que a falta de uma única refeição destruirá nosso metabolismo. Então, nós contornamos o efeito protetor das incretinas e nos programamos rigidamente para fazermos três refeições por dia, com lanches entre elas, faça chuva ou faça sol.

Ainda há mais a ser compreendido. O açúcar no sangue representa apenas 23% da resposta à insulina. Gorduras e proteínas alimentares representam apenas mais 10%. Cerca de 67% da resposta à insulina ainda é desconhecida – o que é tentadoramente próximo da contribuição de 70% para a obesidade que é herdada, conforme descrito no capítulo 2. Outros fatores suspeitos incluem a presença de fibra dietética, uma proporção elevada de amilose/amilopectina, a preservação da integridade botânica (alimentos integrais), presença de ácidos orgânicos (fermentação), adição de vinagre (ácido acético) e adição de pimentas (capsaicina).

Argumentos simplistas de que "os carboidratos vão fazer você ficar gordo!" ou "calorias engordam!" ou "carne vermelha engorda!" ou "açúcar vai te deixar gordo!" não captam completamente a complexidade da obesidade humana. A teoria hormonal da obesidade fornece uma estrutura para a compreensão da interação da doença.

Todos os alimentos estimulam a insulina, assim todos os alimentos podem engordar – e é aí que surge a confusão das calorias. Como todos os alimentos podem engordar, imaginamos que todos os alimentos podem ser medidos com uma unidade comum: a caloria. Mas a caloria é a unidade errada. As calorias não causam obesidade. O que causa a obesidade é a insulina. Sem uma estrutura para a compreensão da insulina, era impossível entender as inconsistências da evidência epidemiológica. A abordagem de redução calórica com dietas de baixo teor de gordura foi um fracasso comprovado. A abordagem dietética de alta concentração de proteína, posteriormente, provou-se falha. E muitos voltaram para a igualmente falha abordagem da redução calórica.

Mas uma nova abordagem conhecida como a dieta Paleo – às vezes referida como a "dieta das cavernas" ou a "dieta humana original" – começava, então, a ganhar força. Apenas os alimentos disponíveis nos tempos paleolíticos ou antigos deveriam ser consumidos. Aqueles que adotam essa dieta evitam todos os alimentos processados, açúcares adicionados, produtos lácteos, grãos, óleos vegetais, edulcorantes e alcoóis. Contudo, frutas, legumes, nozes, sementes, especiarias, ervas, carnes, frutos do mar e ovos são permitidos. A dieta Paleo não limita carboidratos, proteínas ou gorduras. Por outro lado, o consumo de alimentos processados é reduzido. Lembre-se de que a única característica definidora da dieta ocidental é o processamento de alimentos, e não o conteúdo de macronutrientes. A toxicidade não está na alimentação, mas no processamento.

A dieta com baixa concentração de carboidratos e alta concentração de gordura ou a de baixa concentração de carboidratos com gorduras saudáveis (BCCGS) são semelhantes, mantendo ambas o foco em alimentos reais. A principal diferença é que a dieta BCCGS permite produtos lácteos e é mais rigorosa com as frutas em razão do seu teor de carboidratos. A abordagem BCCGS faz algum sentido, pois os produtos lácteos geralmente não estão associados ao aumento de peso. Esse fator permite uma maior variedade de itens na dieta e, por consequência, com expectativa, um melhor comprometimento com ela em longo prazo.

A dieta Paleo/BCCGS baseia-se na simples observação de que os seres humanos podem comer uma grande variedade de alimentos sem se tornarem obesos ou desenvolverem diabetes. Esses alimentos podem ser consumidos sem se contar suas calorias, seus carboidratos ou usar diários de alimentação, pedômetros ou qualquer outro meio artificial. Você simplesmente come quando está com fome e não come quando se sente cheio. No entanto, os alimentos são todos de natureza não processada e têm sido consumidos por seres humanos durante milhares de anos sem causar doenças. Eles resistiram ao teste do tempo. Esses são os alimentos nos quais devemos basear nossas dietas.

Não há alimentos intrinsecamente ruins, apenas processados. Quanto mais você se afastar da comida real, maior o perigo que está correndo. Você deve comer barras de proteína? Não. Você deve usar substitutos de refeições, como *shakes* etc.? De forma alguma. Você deve comer carnes processadas, gorduras processadas ou carboidratos processados? Não, não e não.

Ainda que, idealmente, todos nós comeríamos morangos orgânicos e carne de animais alimentados com grama na fazenda, precisamos ser realistas aqui. Haverá momentos em que vamos comer alimentos processados porque são baratos, estão disponíveis e, vamos concordar, são deliciosos (pense no sorvete). No entanto, ao longo dos séculos, desenvolvemos outras estratégias alimentares, como o jejum, para nos desintoxicar ou nos purificar. Essas estratégias se perderam na névoa do tempo. Vamos redescobrir esses segredos antigos em breve, mas, por enquanto, atenha-se à comida real.

Os alimentos naturais contêm quantidades significativas de gorduras saturadas. Esse fato naturalmente leva às questões: todas essas gorduras saturadas não obstruem minhas artérias? Isso não levará a ataques cardíacos? A resposta curta é não.

Mas por que não? Esse é o assunto do próximo capítulo.

(18)

GORDURAFOBIA

Agora se reconhece cada vez mais que a campanha pelo baixo teor de gordura baseou-se em poucas evidências científicas e pode ter causado consequências não intencionais para a saúde.

Drs. Frank Hu e Walter Willett (pesquisadores de Harvard), 2001

Um dos gigantes da ciência nutricional moderna, o dr. Ancel Keys (1904-2004) doutorou-se primeiro em Oceanografia e Biologia e, mais tarde, em Fisiologia pela Universidade de Cambridge. Ele passou a maior parte do resto de sua carreira na Universidade de Minnesota, onde desempenharia um papel de relevo na definição da atual paisagem nutricional.

Durante a Segunda Guerra Mundial, o dr. Keys liderou o desenvolvimento das rações K, que constituiriam a base da nutrição militar nos Estados Unidos. Ele estudou os efeitos da restrição calórica intensa no famoso Experimento de Regime de Fome de Minnesota (discutido no capítulo 3). No entanto, sua maior conquista é considerada o Estudo dos Sete Países, uma pesquisa observacional de longo prazo sobre dieta e doença cardíaca.

Nos anos após o fim da Segunda Guerra Mundial, a fome e a desnutrição eram os principais desafios nutricionais. Mas o dr. Keys ficou impressionado com uma estranha inconsistência. Os norte-americanos, apesar de uma alimentação melhor, estavam sofrendo com taxas crescentes de ataque cardíaco e acidente vascular cerebral. Na Europa devastada pela guerra, essas taxas permaneciam baixas[1]. Em 1951, o dr. Keys reparou nas baixas taxas de doença cardíaca em trabalhadores italianos. A dieta mediterrânea, como ele havia observado em Nápoles, era substancialmente menos rica em gordura (20% das calorias) do que a dieta norte-americana do período (aproximadamente 45% das calorias)[2]. O mais impactante era a taxa menor de consumo de alimentos animais e gorduras saturadas. Ele lançou a hipótese de que os altos níveis de colesterol no sangue causavam doenças cardíacas e que a ingestão alimentar pobre em gorduras era uma espécie de proteção contra essa condição. Em 1959, ele publicou suas recomendações dietéticas para a prevenção de doenças cardiovasculares[3]. Entre as recomendações destacavam-se as seguintes diretrizes:

---

1. Keys, A. *Mediterranean diet and public health: personal reflections* [Dieta mediterrânea e saúde pública: reflexões pessoais]. Am. J. Clin. Nutr., jun. 1995, 61(6 Suppl):1321S-3S.
2. Nestle, M. *Mediterranean diets: historical and research overview* [Dietas mediterrâneas: histórico e revisão de pesquisas]. Am. J. Clin. Nutr., jun. 1995, 61(6 suppl):1313S-20S.
3. Keys, A.; Keys, M. *Eat well and stay well.* Nova York: Doubleday & Company, 1959. p. 40.

- Não engorde; se você é gordo, emagreça. (mais fácil falar do que fazer!);
- Restrinja gorduras saturadas; as gorduras das carnes bovina, suína, ovina e caprina, das salsichas, da margarina e reduções sólidas de gorduras; e as gorduras lácteas;
- Prefira óleos vegetais a gorduras sólidas, mas mantenha as gorduras totais abaixo de 30% das calorias de sua dieta.

Essas recomendações sobreviveram relativamente intactas e definiram a ortodoxia nutricional durante o meio século seguinte. Em 1977, elas se consagraram nas *Diretrizes dietéticas para os norte-americanos*[4]. Sua principal mensagem, tanto naquele momento como agora, é que toda a gordura é ruim, mas as gorduras saturadas são particularmente péssimas. Acreditou-se que a gordura alimentar "entupia as artérias" e causava ataques cardíacos. O ambicioso Estudo dos Sete Países comparou as taxas de doença coronária com vários fatores dietéticos e de estilo de vida nos países pesquisados. Em 1970, com dados obtidos em cinco anos, o estudo chegou a várias conclusões no que se refere a gorduras[5]:

- Os níveis de colesterol refletiam o risco de doença cardíaca;
- A quantidade de gordura saturada na dieta refletia os níveis de colesterol;
- A gordura monoinsaturada protegia contra doenças cardíacas;
- A dieta mediterrânea protegia contra doenças cardíacas.

Significativamente, a gordura alimentar total não foi correlacionada com a doença cardíaca. Em vez disso, a gordura saturada era perigosa, mas as gorduras monoinsaturadas eram protetoras. O colesterol alimentar também não foi identificado como um fator de risco para doenças cardíacas.

Doenças cardíacas são causadas pela aterosclerose – o processo pelo qual as artérias do coração se estreitam e enrijecem pelo acúmulo de placas. Mas a aterosclerose não é simplesmente o resultado de níveis elevados de colesterol que entopem as artérias. A opinião atual sustenta que a placa se desenvolve como uma resposta à lesão: a parede da artéria se danifica, resultando em inflamação, o que por sua vez permite a infiltração, em suas paredes, de colesterol e células inflamatórias, além da proliferação de músculo liso. O estreitamento da artéria pode causar dor torácica (também chamada angina). Quando as placas se acumulam, um coágulo de sangue se forma, o que bloqueia abruptamente a artéria. A resultante falta de oxigênio causa um ataque cardíaco. Os ataques cardíacos e acidentes vasculares cerebrais são predominantemente doenças inflamatórias, em vez de doenças simples de níveis elevados de colesterol.

Esse entendimento, no entanto, veio muito mais tarde. Na década de 1950, imaginava-se que o colesterol circulava e se depositava nas artérias como lodo em um encanamento (daí a imagem popular da gordura alimentar que entupia as

---

4. U.S. Department of Agriculture; U.S. Department of Health and Human Services. *Nutrition and your health: dietary guidelines for Americans*. 3.ed., Washington (DC): US Government Printing Office, 1990.
5. *The Seven Countries Study*. Disponível em: www.sevencountriesstudy.com Acesso em: 12 abr. 2015.

artérias). Acreditava-se que comer gorduras saturadas causava níveis elevados de colesterol, e que níveis elevados de colesterol levavam a ataques cardíacos. Essa série de conjecturas tornou-se conhecida como a hipótese dieta-coração. Dietas ricas em gorduras saturadas criavam altos níveis de colesterol no sangue, o que causava doenças cardíacas.

O fígado fabrica a maioria esmagadora – 80% – do colesterol no sangue, sendo que apenas 20% são provenientes da dieta. O colesterol é, muitas vezes, retratado como uma substância tóxica nociva que deve ser eliminada, mas nada pode estar mais longe da verdade. O colesterol é um bloco de construção fundamental nas membranas que cercam todas as células do nosso corpo. Na verdade, é tão vital que cada célula do corpo, com exceção das do cérebro, tem a capacidade de criá-lo. Se você reduzir o colesterol em sua dieta, seu corpo simplesmente fabricará mais.

O Estudo dos Sete Países tinha dois grandes problemas, embora não fossem tão óbvios na época. Primeiro, tratava-se de um estudo de correlação. Como tal, suas descobertas não podiam provar causalidade. Os estudos de correlação são perigosos porque é muito fácil tirar conclusões causais errôneas. No entanto, muitas vezes, são a única fonte de dados em longo prazo disponíveis. É sempre importante lembrar que eles só podem gerar hipóteses que devem ser testadas em ensaios mais rigorosos. Os benefícios para o coração da dieta com baixo teor de gordura não foram provados como falsos até 2006, quando da publicação do Ensaio de Modificação Dietética da Iniciativa de Saúde da Mulher e do Estudo de Padrão Dietético e Risco de Doenças Cardiovasculares das Dietas de Baixo Teor de Gordura[6], cerca de 30 anos após a abordagem de baixo teor de gordura ter se consagrado nos meios da sabedoria nutricional. Naquela época, como um Boeing 747, o movimento em prol do baixo teor de gordura havia ganhado tanto impulso que era impossível que ele não decolasse e ficasse nas alturas por muito tempo.

A associação entre doenças cardíacas e ingestão de gorduras saturadas não é prova de que a gordura saturada cause doenças cardíacas. Alguns reconheceram esse erro fatal imediatamente[7] e argumentaram contra fazer recomendações dietéticas dramáticas com base em evidências tão frágeis. A ligação, aparentemente forte, entre doenças cardíacas e consumo de gordura saturada foi forjada à base de citações e repetição, não com evidências cientificamente sólidas. Havia muitas interpretações possíveis para o Estudo dos Sete Países. Proteína animal, gorduras saturadas e açúcar estavam todos correlacionados a doenças cardíacas. Uma maior ingestão de sacarose poderia explicar com precisão a doença cardíaca, como o próprio dr. Keys havia reconhecido.

Também é possível que uma maior ingestão de proteína animal, gorduras saturadas e açúcar seja meramente marcas da industrialização. Os municípios com níveis mais

---

6. Howard, B. V. et al. *Low fat dietary pattern and risk of cardiovascular disease: the Womens' Health Initiative Randomized Controlled Dietary Modification Trial* [Padrão dietético de baixo teor de gordura e risco de doença cardiovascular: Ensaio Randomizado de Modificação Dietética da Iniciativa de Saúde da Mulher]. *JAMA*, 8 fev. 2006, 295(6):655-66.
7. Yerushalmy, J.; Hilleboe, H. E. *Fat in the diet and mortality from heart disease: a methodologic note* [Gordura na dieta e mortalidade por doença cardíaca: uma nota metodológica]. *N. Y. State J. Med.*, 15 jul. 1957, 57(14):2343-54.

altos de industrialização tendiam a comer mais produtos de origem animal (carne e laticínios) e também apresentavam maiores taxas de doença cardíaca, talvez fossem os alimentos processados. Todas essas hipóteses poderiam ter sido geradas a partir dos mesmos dados. Entretanto, o que prevaleceu foi a hipótese dieta-coração e a consequente cruzada pelo baixo teor de gordura.

O segundo grande problema era o triunfo inadvertido do "nutricionismo", um termo popularizado pelo jornalista e escritor Michael Pollan[8]. Em vez de discutir alimentos individuais (espinafre, bife, sorvete), o nutricionismo reduziu os alimentos a apenas três macronutrientes: carboidratos, proteínas e gorduras. Eles então foram subdivididos em gorduras saturadas e não saturadas, gorduras trans, carboidratos simples e complexos etc. Esse tipo de análise simplista não captura as centenas de nutrientes e fitoquímicos presentes nos alimentos e que afetam nosso metabolismo. O nutricionismo ignora a complexidade da ciência alimentar e da biologia humana.

Um abacate, por exemplo, não é simplesmente 88% de gordura, 16% de carboidratos e 5% de proteínas, com 4,9 gramas de fibra. Esse tipo de reducionismo nutricional é como os abacates tornaram-se classificados por décadas como um alimento "ruim" em razão do seu alto teor de gordura, e apenas agora foram reclassificados como um "superalimento". Nutricionalmente, uma barra de caramelo não pode ser comparada com uma cabeça de couve simplesmente porque ambos possuem a mesma quantidade de carboidratos. Nutricionalmente, uma colher de chá de margarina repleta de gordura trans não pode ser comparada a um abacate simplesmente porque ambos contêm quantidades iguais de gorduras.

O dr. Keys fez a afirmação inadvertida e involuntária de que todas as gorduras saturadas, todas as gorduras insaturadas, todo o colesterol alimentar etc., são a mesma coisa. Esse erro fundamental levou a décadas de investigação e compreensão inconsistentes. O nutricionismo não consegue considerar os alimentos individualmente, cada um com suas próprias características, boas e más. O repolho não equivale nutricionalmente ao pão branco, mesmo que ambos contenham carboidratos.

Esses dois erros fundamentais, porém sutis, de julgamento levaram à aceitação generalizada da hipótese coração-dieta, mesmo que as evidências que a sustentavam fossem, na melhor das hipóteses, precárias. A maior parte das gorduras animais naturais é composta principalmente por gorduras saturadas. Em contrapartida, os óleos vegetais, como o de milho, são principalmente ácidos graxos poli-insaturados ômega 6.

Depois de permanecer relativamente estável de 1900 a 1950, o consumo de gordura animal iniciou um declínio implacável. A conversa começou a mudar no final dos anos 1990, por causa da popularidade das dietas mais gordas. A consequência não desejada da redução da gordura saturada foi que a ingestão de ácidos graxos ômega 6 aumentou significativamente. Os carboidratos, em termos de porcentagem de calorias,

---

8. Pollan, Michael. *Unhappy meals* [*Refeições infelizes*]. *New York Times* [Internet], 28 jan. 2007. Disponível em: http://www.nytimes.com/2007/01/28/magazine/28nutritionism.t.html?-pagewanted=all Acesso em: 6 set. 2015.

também começaram a subir. (Para sermos mais precisos, essas eram as consequências pretendidas. Involuntariamente, elas foram prejudiciais para a saúde humana.)

Os ômega 6 são uma família de ácidos graxos poli-insaturados que são convertidos em mediadores altamente inflamatórios chamados eicosanoides. O aumento maciço no uso de óleos vegetais pode ser atribuído aos avanços tecnológicos nos anos 1900, que possibilitaram os modernos métodos de produção. Como o milho não é naturalmente rico em óleo, o consumo humano normal de ômega 6 ficou bem enfraquecido, mas agora podemos processar, literalmente, toneladas de milho para obtermos as quantidades requeridas.

Os ácidos graxos ômega 3 são outra família de gorduras poli-insaturadas que são principalmente anti-inflamatórios. Sementes de linhaça, nozes e peixes oleosos como sardinha e salmão são boas fontes dessa substância. Os ácidos graxos ômega 3 diminuem o risco de trombose (coágulos sanguíneos) e acredita-se que protejam contra doenças cardíacas. As baixas taxas de doença cardíaca foram originalmente descritas na população *inuit* e, posteriormente, em todas as principais populações que se alimentavam de peixes.

Proporções dietéticas elevadas de ômega 6 e 3 aumentam a inflamação, potencialmente piorando a doença cardiovascular. Estima-se que os seres humanos evoluíram com uma dieta próxima dos ácidos graxos ômega 6 e 3[9]. No entanto, a proporção atual na dieta ocidental está mais próxima de uma proporção de 15:1 a 30:1. Ou estamos comendo muito pouco ômega 3, ou ômega 6 demais, ou, mais provável, ambos. Em 1990, as diretrizes nutricionais canadenses foram as primeiras a reconhecer essa importante diferença e a incluir recomendações específicas para ambos os tipos de ácidos graxos. As gorduras animais foram substituídas por óleos vegetais altamente inflamatórios carregados de ômega 6, que foram amplamente anunciados como "saudáveis para o coração". Isso é irônico, uma vez que a aterosclerose é, agora, majoritariamente considerada uma doença inflamatória.

Para substituir a manteiga, os norte-americanos se afundaram cada vez mais nessa banheira de plástico comestível: a margarina. Com grandes campanhas publicitárias destinadas a destacar suas origens vegetais saudáveis, a margarina carregada de gordura trans estava no lugar certo, na hora certa. Projetada em 1869 como uma alternativa barata à manteiga, ela era originalmente produzida a partir de sebo de carne e leite desnatado. A margarina natural é de um branco não apetitoso, então tingido de amarelo. Os fabricantes de manteiga não gostaram nada da novidade e marginalizaram a margarina por décadas, por meio de tarifas e leis. A grande ruptura veio com a Segunda Guerra Mundial e a escassez de manteiga que se seguiu. A maioria dos impostos e leis contra a margarina foi revogada, já que não havia mesmo manteiga disponível.

---

9. Simopoulos, A. P. *Omega-3 fatty acids in health and disease and in growth and development* [*Ácidos graxos ômega 3 na saúde e na doença e em crescimento e desenvolvimento*]. *Am. J. Clin. Nutr.*, set. 1991, 54(3):438-63.

Essa ação abriu caminho para o grande renascimento da margarina dos anos 1960 e 1970, quando a guerra às gorduras saturadas ganhou terreno. Ironicamente, essa alternativa "mais saudável", cheia de gorduras trans, estava na verdade matando as pessoas. Felizmente, órgãos de defesa do consumidor forçaram a retirada das gorduras trans das prateleiras dos supermercados.

Na verdade, é um pequeno milagre o fato de os óleos vegetais terem sido considerados saudáveis. Tirar óleo de vegetais não oleosos requer uma quantidade substancial de processamento industrial, incluindo pressões, extração de solvente, refinação, degomagem, branqueamento e desodorização. Não há nada de natural na margarina, e ela só pôde se tornar popular em uma época em que "artificial" era igual a "bom". Nós tomamos sucos artificiais de laranja. Demos aos nossos filhos papinhas de bebê artificiais. Bebemos refrigerantes artificialmente adoçados. Fizemos gelatina para os amigos. Achamos que éramos mais inteligentes do que a Mãe Natureza. Seja lá o que ela tivesse feito, poderíamos fazer melhor. Deixe para lá a manteiga totalmente natural. Use a margarina cheia de gordura trans produzida industrialmente e colorida artificialmente! Corte as gorduras animais naturais. Empanturre-se de óleo vegetal extraído com solvente, branqueado e desodorizado! O que poderia dar errado?

A hipótese da dieta-coração

Em 1948, a Universidade de Harvard iniciou um estudo prospectivo, ao longo de décadas, sobre as dietas e hábitos da cidade de Framingham, Massachusetts. De dois em dois anos, todos os residentes passariam por triagens via exame de sangue e questionários. Os níveis elevados de colesterol no sangue estavam associados à doença cardíaca. Mas o que causava essa elevação? Uma hipótese principal era que a gordura dietética elevada era um fator primário no aumento dos níveis de colesterol. No início dos anos 1960, os resultados do Estudo Dietético de Framingham foram disponibilizados. O estudo, que esperava encontrar uma ligação definitiva entre a ingestão de gordura saturada, o colesterol no sangue e as doenças cardíacas, acabou encontrando... nada.

Não havia absolutamente nenhuma correlação. As gorduras saturadas não aumentavam o colesterol no sangue. O estudo concluiu: "Nenhuma associação entre porcentagem de calorias obtidas por meio de gordura alimentar e colesterol sérico foi demonstrada; nem entre a proporção de gordura vegetal com a ingestão de gordura animal e os níveis de colesterol sérico."

A ingestão de gordura saturada aumentava o risco de doença cardíaca? Em uma palavra: não. Aqui estão as conclusões finais desta joia esquecida: "Não há, em suma, nenhuma sugestão de qualquer relação entre a dieta e o desenvolvimento subsequente de DCC [doença cardíaca coronária] no grupo estudado"[10].

Este resultado negativo seria repetidamente confirmado ao longo do meio século seguinte. Não interessa quão detalhadamente observássemos o fenômeno[11], não havia relação discernível entre ingestão de gordura e presença de colesterol no sangue. Alguns testes, como o Programa de Saúde do Coração de Porto Rico, eram enormes, com mais de 10 mil pacientes. Outros testes duraram mais de 20 anos. Os resultados foram sempre os mesmos. A ingestão de gordura saturada não pode ser associada à doença cardíaca[12].

Eles acreditavam tão piamente em sua hipótese que estavam dispostos a ignorar os resultados de seu próprio estudo. Por exemplo, no amplamente citado Estudo Elétrico Ocidental[13], os autores observam que "a quantidade de ácidos graxos saturados na dieta não foi significativamente associada ao risco de morte por DCC". Essa falta de associação, no entanto, não dissuadiu os autores a concluírem que "os resultados sustentam a conclusão de que a composição lipídica da dieta afeta a concentração sérica de colesterol e o risco de morte coronária".

Todos esses resultados deviam ter enterrado a hipótese coração-dieta, mas nenhuma quantidade de dados era suficiente para dissuadir os obstinados de que a ingestão de gorduras causava doenças cardíacas. Os pesquisadores viram o que queriam ver. Assim, eles resguardaram a hipótese e enterraram os resultados. Apesar do enorme esforço e da despesa, o Estudo Dietético de Framingham nunca foi publicado em um periódico revisado por pares da área. Em vez disso, os resultados foram tabulados e silenciosamente esquecidos em um canto empoeirado – o que nos condenou a 50 anos de filosofia de baixo teor de gordura que incluíram uma epidemia de diabetes e obesidade.

Havia ainda a questão confusa envolvendo as gorduras trans artificiais.

Gorduras trans

As gorduras saturadas são assim chamadas porque estão saturadas com hidrogênio. Isso as torna quimicamente estáveis. As gorduras poli-insaturadas, como a maioria

---

10. Eades, M. *Framingham follies* [Loucuras de Framingham]. *The Blog of Michael R. Eades, M.D.* [Internet], 28 set. 2006. Disponível em: http://www.proteinpower.com/drmike/cardiovascular-disease/framingham-follies/ Acesso em: 12 abr. 2015.
11. Nichols, A. B. et al. *Daily nutritional intake and serum lipid levels. The Tecumseh study* [Ingestão diária nutricional e níveis séricos de lipídios. O estudo Tecumseh]. *Am. J. Clin. Nutr.*, dez. 1976, 29(12):1384-92.
12. Garcia-Pamieri et al. *Relationship of dietary intake to subsequent coronary heart disease incidence: The Puerto Rico Heart Health Program* [Relacionamento da ingestão dietética com a incidência subsequente da doença cardíaca coronária: o Programa Saúde do Porto Rico]. *Am. J. Clin. Nutr.*, ago. 1980, 33(8):1818-27.
13. Shekelle, R. B. et al. *Diet, serum cholesterol, and death from coronary disease: the Western Electric Study* [Dieta, colesterol sérico e morte por doença coronária: o Western Electric Study]. *N. Engl. J. Med.*, 8 jan. 1981, 304(2):65-70.

dos óleos vegetais, têm "buracos" nos quais "falta" o hidrogênio. Elas são menos estáveis quimicamente, então têm uma tendência a ficar rançosas e ter uma vida útil curta. A solução era criar gorduras trans artificiais.

Existem gorduras trans naturais. Os laticínios contêm entre 3% e 6% de gorduras trans naturais[14]. A carne de vaca e de cordeiro contém um pouco menos de 10%. No entanto, essas gorduras trans naturais não são consideradas nocivas para a saúde humana.

Em 1902, Wilhelm Normann descobriu que era possível fazer bolhas de hidrogênio em óleo vegetal para saturá-lo, transformando a gordura poli-insaturada em gordura saturada. Os rótulos de alimentos costumavam chamar esses produtos de óleo vegetal parcialmente hidrogenado. A gordura trans é menos propensa a ficar rançosa. As gorduras trans são semissólidas à temperatura ambiente, então elas se espalham facilmente e provocam uma melhor sensação no paladar. As gorduras trans eram ideais para frituras de imersão. Você pode usá-la várias e várias vezes sem ter de trocá-la.

O melhor de tudo: essa coisa era barata. Usando restos de soja como alimento para animais, os fabricantes podem processar o descarte e, ainda, produzir óleo vegetal. Um pouco de hidrogênio, alguns produtos químicos e bum! – nasce a gordura trans. Mas e se ela matar milhões de pessoas de doenças cardíacas? Esse conhecimento ainda se encontrava a anos de distância, no futuro.

As gorduras trans começaram sua marcha na década de 1960, já que as gorduras saturadas eram identificadas como a principal causa de doenças cardíacas. Os fabricantes de gorduras trans foram rápidos em apontar que elas eram processadas a partir de gorduras poli-insaturadas – a gordura "saudável para o coração". As gorduras trans mantiveram uma áurea de saudável, mesmo enquanto matavam as pessoas a torto e a direito. A margarina, outro alimento completamente artificial, abraçou-se às gorduras trans como um amante há muito perdido.

O consumo de gordura saturada – manteiga, carne de vaca e gorduras de porco – diminuiu constantemente. O McDonald's parou de fazer frituras no "insalubre" sebo de carne para fazê-las em óleos vegetais carregados de gorduras trans. Os teatros deixaram de fritar em óleo de coco naturalmente saturado para usar gorduras trans artificialmente saturadas. Outras importantes fontes de gorduras trans incluíam alimentos fritos e congelados, produtos panificados embalados, biscoitos, manteiga vegetal e margarina.

O ano de 1990 marcou o princípio do fim da gordura trans, quando pesquisadores holandeses notaram que o consumo de gorduras trans aumentava o LDL (lipoproteína de baixa densidade, ou colesterol "ruim") e baixa HDL (lipoproteína de alta densidade, ou colesterol "bom") nos indivíduos estudados[15]. Um exame mais detalhado dos efeitos sobre a saúde levou a uma estimativa de que um aumento de 2% no consumo de gordura trans elevaria o risco de doença cardíaca

---

14. Aro, A. et al. *Transfatty acids in dairy and meat products from 14 European countries: the TRANSFAIR Study* [*Ácidos trans graxos em produtos lácteos e de carne de 14 países europeus: o estudo TRANSFAIR*]. *Journal of Food Composition and Analysis*, jun. 1998, 11(2):150-160. DOI: 10.1006/jfca.1998.0570. Acesso em: 12 abr. 2015.
15. Mensink, R. P.; Katan, M. B. *Effect of dietary trans fatty acids on high-density and low-density lipoprotein cholesterol levels in healthy subjects* [*Efeito de ácidos graxos trans alimentares em níveis de colesterol de lipoproteínas de alta densidade e baixa densidade em indivíduos saudáveis*]. *N. Engl. J. Med.*, 16 ago. 1990, 323(7):439-45.

em notáveis 23%[16]. Em 2000, a maré havia virado de forma decisiva. A maioria dos consumidores estava prontamente evitando as gorduras trans, e a Dinamarca, a Suíça e a Islândia proibiram as gorduras trans para consumo humano.

O reconhecimento dos perigos das gorduras trans levou a uma reavaliação de estudos anteriores de gorduras saturadas. Estudos anteriores haviam classificado gorduras trans juntamente com gorduras saturadas. Os pesquisadores se esforçaram para separar os efeitos das gorduras trans, e isso mudou tudo o que achávamos que sabíamos sobre gorduras saturadas.

Efeito protetor contra doença cardíaca e acidente vascular cerebral

Uma vez que o efeito distorcido das gorduras trans foi levado em consideração, os estudos mostraram consistentemente que a alta ingestão de gordura na dieta não era prejudicial[17]. O enorme Estudo de Saúde dos Enfermeiros acompanhou 80.082 enfermeiros ao longo de 14 anos. Após reconsiderar o efeito das gorduras trans, esse estudo concluiu que "a ingestão total de gordura não estava significativamente relacionada ao risco de doença coronariana"[18]. O colesterol alimentar também era seguro. O Estudo de Dieta e Câncer de Malmo[19], realizado na Suécia, e uma metanálise, de 2014, publicada nos *Annals of Internal Medicine*[20] chegaram a conclusões semelhantes.

E a boa notícia para as gorduras saturadas continuaram a surgir. O dr. R. Krause publicou uma análise minuciosa de 21 estudos que cobriam, juntos, 347.747 pacientes e não encontrou "nenhuma evidência significativa para concluir que o consumo de gordura saturada está associado a um risco aumentado de DCC"[21]. Na verdade, havia mesmo um pequeno efeito de proteção contra acidente vascular cerebral. Os efeitos protetores das gorduras saturadas também foram encontrados no Estudo Colaborativo de Coorte para Avaliação do Câncer, realizado no Japão com 58.543

---

16. Mozaffarian, D. *et al. Trans fatty acids and cardiovascular disease* [Ácidos graxos trans e doenças cardiovasculares]. *N. Engl. J. Med.*, 13 abr. 2006, 354(15):1601-13.
17. Mente, A. *et al. A systematic review of the evidence supporting a causal link between dietary factors and coronary heart disease* [Uma revisão sistemática da evidência que apóia uma ligação causal entre fatores alimentares e doença coronária]. *Arch. Intern. Med.*, 13 abr. 2009, 169(7):659-69.
18. Hu, F. B. *et al. Dietary fat intake and the risk of coronary heart disease in women* [A ingestão de gordura dietética e o risco de doença cardíaca coronária em mulheres]. *N. Engl. J. Med.*, 20 nov. 1997, 337(21):1491-9.
19. Leosdottir, M. *et al. Dietary fat intake and early mortality patterns: data from the Malmo Diet and Cancer Study* [Ingestão de gordura dietética e padrões de mortalidade precoce: dados do Estudo de Dieta e Câncer de Malmo]. *J. Intern. Med.*, ago. 2005, 258(2):153-65.
20. Chowdhury, R. *et al. Association of dietary, circulating, and supplement fatty acids with coronary risk: a systematic review and meta-analysis* [Associação de ácidos graxos dietéticos, circulantes e complementares com risco coronariano: revisão sistemática e metanálise]. *Ann. Intern. Med.*, 18 mar. 2014, 160(6):398-406.
21. Siri-Tarino, P. W. *et al. Meta-analysis of prospective cohort studies evaluating the association of saturated fat with cardiovascular disease* [Metanálise de estudos prospectivos de coorte avaliando a associação de gorduras saturadas com doença cardiovascular]. *Am. J. Clin. Nutr.*, mar. 2010, 91(3):535-46.

pessoas e duração de 14 anos, e o Estudo de Acompanhamento dos Profissionais de Saúde, com 43.757 homens[22]. Ironicamente, as margarinas cheias de gordura trans sempre se proclamaram "boas para a saúde do coração", uma vez que tinham baixas taxas de gorduras saturadas. Os dados de acompanhamento de 20 anos do estudo de Framingham revelaram que o consumo de margarina estava associado a mais ataques cardíacos. Em contrapartida, comer mais manteiga estava associado a menos ataques cardíacos[23].

Um estudo de dez anos em Oahu, Havaí[24], encontrou um efeito protetor da gordura saturada contra o risco de acidente vascular cerebral. Os dados de acompanhamento ao longo de 20 anos do estudo de Framingham confirmaram esses benefícios[25]. Aqueles que comiam a gordura mais saturada tiveram menos acidentes vasculares cerebrais, mas as gorduras poli-insaturadas (óleos vegetais) não eram benéficas. As gorduras monoinsaturadas (azeite) também se mostraram como protetoras contra acidentes vasculares cerebrais, um resultado consistente ao longo das décadas.

Ingestão de gordura e obesidade

A evidência sobre um vínculo entre ingestão de gordura e obesidade é consistente: não há associação alguma. A principal preocupação com a ingestão de gorduras sempre foi a doença cardíaca. As preocupações com a obesidade eram apenas "lançadas" junto.

Quando a ingestão de gordura foi declarada uma vilã, a dissonância cognitiva foi estabelecida. A ingestão de carboidratos não poderia ser boa (por eles terem baixa concentração de gordura) e ruins (por engordarem) ao mesmo tempo. Sem que ninguém percebesse, decidiu-se que os carboidratos não estavam mais engordando as pessoas; as calorias é que estavam. A ingestão de gordura, com alta densidade calórica, deveria, portanto, contribuir também para o ganho de peso. No entanto, nunca houve dados para sustentar essa suposição.

---

22. Yamagishi, K. *et al. Dietary intake of saturated fatty acids and mortality from cardiovascular disease in Japanese* [Ingestão alimentar de ácidos graxos saturados e mortalidade por doença cardiovascular em japoneses]. *Am. J. Clin. Nutr.*, publicado originalmente em 4 ago. 2010. DOI: 10.3945/ ajcn.2009.29146. Acesso em: 12 abr. 2015. Wakai, K. et al. Dietary intakes of fat and total mortality among Japanese populations with a low fat intake: the Japan Collaborative Cohort (JACC) Study [Ingesta alimentar de gordura e mortalidade total entre as populações japonesas com baixa ingestão de gordura: Estudo Colaborativo de Coorte para Avaliação do Câncer]. *Nutr. Metab.* (Lond.), 6 mar. 2014, 11(1):12. Ascherio, A. et al. Dietary fat and risk of coronary heart disease in men: cohort follow up study in the United States [Ingestão de gordura e risco de doença cardíaca coronária em homens: estudo de acompanhamento de coorte nos Estados Unidos]. *BMJ*, 13 jul. 1996, 313(7049):84-90.
23. Gillman, M. W. *et al. Margarine intake and subsequent heart disease in men* [Ingestão de margarina e subsequente doença cardíaca em homens]. *Epidemiology*, mar. 1997, 8(2):144-9. Mozaffarian, D. et al. *Dietary fats, carbohydrate, and progression of coronary atherosclerosis in postmenopausal women* [Ingestão de gorduras, carboidratos e progressão da aterosclerose coronária em mulheres pós-menopáusicas]. *Am. J. Clin. Nutr.*, nov. 2004, 80(5):1175-84.
24. Kagan, A. *et al. Dietary and other risk factors for stroke in Hawaiian Japanese men* [Fatores de risco dietéticos e outros para acidentes vasculares cerebrais em homens havaianos japoneses]. *Stroke*, maio/jun. 1985, 16(3):390-6.
25. Gillman, M. W. *et al. Inverse association of dietary fat with development of ischemic stroke in men* [Associação inversa de ingestão de gordura com desenvolvimento de AVC isquêmico em homens]. *JAMA*, 24-31 dez. 1997, 278(24):2145-50.

Mesmo o Programa Nacional de Educação sobre o colesterol admite: "A porcentagem de gordura total na dieta, independente da ingestão calórica, não foi documentada como relacionada ao peso corporal"[26]. Tradução: apesar de 50 anos tentando provar que a ingestão de gordura causa obesidade, ainda não conseguimos encontrar nenhuma evidência disso. Esses dados são difíceis de encontrar porque nunca existiram.

Uma revisão abrangente de todos os estudos de laticínios com alto teor de gordura não encontrou associação com a obesidade[27], sendo que o leite integral, o creme azedo [*sour cream*] e o queijo demonstraram oferecer maiores benefícios do que os produtos lácteos com baixo teor de gordura[28]. Comer gordura não engorda; pode, ao contrário, protegê-lo contra isso. A ingestão de gordura junto com outros alimentos tende a diminuir os níveis de glicose e insulina[29]. Quando muito, espera-se que a ingestão de gordura proteja contra a obesidade.

Embora literalmente milhares de artigos tenham analisado esses dados, talvez o dr. Walter Willett, da Harvard T. H. Chan School of Public Health, foi quem melhor expressou a situação, em seu artigo, de 2002, intitulado "Dietary Fat Plays a Major Role in Obesity: No"[30] [A gordura dietética desempenha um papel importante na obesidade: não]. Considerado um dos principais especialistas mundiais em nutrição, ele escreveu:

> "Dietas ricas em gordura não são responsáveis pela alta prevalência de excesso de gordura corporal nos países ocidentais; as reduções na porcentagem energética da gordura não trarão benefícios consideráveis e poderão agravar ainda mais esse problema. A ênfase na redução da gordura total tem sido uma distração séria nos esforços para controlar a obesidade e melhorar a saúde em geral."

O fracasso do paradigma do baixo teor de gordura ficou totalmente exposto no Ensaio de Modificação Dietética da Iniciativa de Saúde da Mulher[31]. Quase 50 mil mulheres receberam, aleatoriamente, dietas com baixo teor de gordura ou dietas normais. Ao longo de sete anos, a dieta com baixo teor de gordura e calorias não

---

26. *National Cholesterol Education Program Expert Panel on Detection, Evaluation, and Treatment of High Blood Cholesterol in Adults (Adult Treatment Panel III)*. National Institutes of Health; National Heart, Lung, and Blood Institute. Set. 2002. Disponível em: http://www.nhlbi.nih.gov/files/docs/resources/heart/atp3full.pdf Acesso em: 12 abr. 2015.
27. Kratz, M. *et al.* The relationship between high-fat dairy consumption and obesity, cardiovascular, and metabolic disease [A relação entre consumo de leite rico em gordura e obesidade, doenças cardiovasculares e metabólicas]. *Eur. J. Nutr.*, fev. 2013, 52(1):1-24.
28. Rosell, M. *et al.* Association between dairy food consumption and weight change over 9 y in 19,352 perimenopausal women [Associação entre o consumo de alimentos lácteos e a mudança de peso ao longo de 9 anos em 19.352 mulheres perimenopáusicas]. *Am. J. Clin. Nutr.*, dez. 2006, 84(6):1481-8.
29. Collier, G.; O'Dea, K. *The effect of co-ingestion of fat on the glucose, insulin and gastric inhibitory polypeptide responses to carbohydrate and protein* [O efeito da coingestão de gordura nas respostas de polipéptidos inibitórios de glicose, insulina e gástrica a carboidratos e proteínas]. *Am. J. Clin. Nutr.*, jun. 1983, 37(6):941-4.
30. Willett, W. C. Dietary fat plays a major role in obesity: no. *Obes Rev.*, maio 2002, 3(2):59-68.
31. Howard, B. V. *et al. Low fat dietary pattern and risk of cardiovascular disease* [Padrão dietético de baixo teor de gordura e risco de doença cardiovascular]. *JAMA*, 8 fev. 2006, 295(6):655-66.

produziu benefícios na perda de peso, tampouco houve proteção cardíaca. A incidência de câncer, doença cardíaca ou acidente vascular cerebral não foi reduzida. Não houve benefícios cardiovasculares. Não houve benefícios para a perda de peso. A dieta com baixo teor de gordura era um completo fracasso. O imperador estava nu.

(Parte 6)

A SOLUÇÃO

(19)

O QUE COMER

Existem duas descobertas importantes provenientes de todos os estudos sobre dietas realizados ao longo dos anos. A primeira: todas as dietas funcionam. A segunda: todas as dietas falham.

O que eu quero dizer? A perda de peso segue a mesma curva básica que é tão familiar a quem faz dieta. Seja a mediterrânea, a de Atkins ou mesmo a antiga dieta com baixo teor de gordura e poucas calorias, em curto prazo, todas as dietas parecem produzir perda de peso. Claro, a quantidade perdida é diferente – algumas resultam em perda um pouco maior, outras um pouco menor. Mas todas parecem funcionar. No entanto, em cerca de seis a 12 meses, a perda de peso se estabiliza, e segue-se uma recuperação constante do peso, mesmo com adesão à dieta. No Programa de Prevenção de Prevenção da Diabetes[1], que durou dez anos, por exemplo, houve uma perda de sete quilos de peso, após um ano. Depois da temida estabilização, veio a recuperação do peso.

Logo, todas as dietas falham. A pergunta é: por quê?

A perda permanente de peso é, na verdade, um processo de duas etapas. Existe um problema de curto prazo e um de longo prazo (ou dependente do tempo). A região hipotalâmica do cérebro determina o ponto de ajuste do peso corporal – o termostato de gordura. (Para saber mais sobre o ponto de ajuste do peso corporal, consulte os capítulos 6 e 10.) A insulina atua aqui para definir um ponto de ajuste do peso corporal mais alto. No curto prazo, podemos usar várias dietas para reduzir nosso peso corporal efetivo. No entanto, assim que o peso ultrapassa o ponto de ajuste do peso corporal, o corpo ativa mecanismos para recuperar esse peso – e esse é o problema em longo prazo.

Essa resistência à perda de peso foi comprovada científica e empiricamente[2]. Pessoas obesas que perderam peso precisaram de menos calorias porque seus metabolismos baixaram dramaticamente e o desejo de comer acelera. O corpo resiste ativamente à perda de peso em longo prazo.

A natureza multifuncional da doença

A natureza multifatorial da obesidade é o elo perdido crucial. Não existe apenas uma única causa da obesidade. Calorias causam obesidade? Sim, parcialmente.

---

1. Knowler, W. C. et al. *10-year follow-up of diabetes incidence and weight loss in the Diabetes Prevention Program Outcomes Study* [Acompanhamento de 10 anos da incidência de diabetes e perda de peso no estudo de resultados do Programa de Prevenção de Diabetes]. *Lancet*, 14 nov. 2009, 374(9702):1677-86.
2. Leibel, R. L.; Hirsch, J. *Diminished energy requirements in reduced-obese patients* [Necessidades energéticas diminuídas em pacientes com obesidade reduzida]. *Metabolism*, fev. 1984, 33(2):164-70.

Carboidratos causam obesidade? Sim, parcialmente. As fibras nos protegem contra a obesidade? Sim, parcialmente. A resistência à insulina causa obesidade? Sim, parcialmente. O açúcar causa obesidade? Sim, parcialmente (consulte o capítulo 17, figura 17.2.) Todos esses fatores convergem para diversas vias hormonais que resultam em ganho de peso, e a insulina é o mais importante desses hormônios. Dietas com baixo teor de carboidrato reduzem a insulina. Dietas com poucas calorias restringem todos os alimentos e, portanto, reduzem a insulina. As dietas paleolítica e LCHF (de baixo consumo de alimentos refinados e processados) reduzem a insulina. Dietas com sopa de repolho reduzem a insulina. Dietas de recompensa alimentar diminuída reduzem a insulina.

Virtualmente, todas as doenças do corpo humano são multifatoriais. Considere a doença cardiovascular. Histórico familiar, idade, sexo, tabagismo, hipertensão arterial e atividade física influenciam, talvez não igualmente, o desenvolvimento da doença cardíaca. Câncer, derrame, Doença de Alzheimer (DA) e insuficiência renal crônica são todas doenças multifatoriais.

A obesidade também é uma doença multifatorial. Nós precisamos de embasamento, uma estrutura, uma teoria coerente para compreender como todos seus fatores se encaixam. É muito frequente que nosso atual modelo de obesidade presuma que existe apenas uma única causa real, e que todas as outras são pretendentes ao trono. Debates sem fim persistem. Calorias em excesso causam obesidade. Não, carboidratos em excesso. Não, gordura em excesso. Não, carne vermelha em excesso. Não, comida processada em excesso. Não, laticínios em excesso. Não, trigo em excesso. Não, açúcar em excesso. Não, comidas altamente palatáveis em excesso. Não, comer fora em excesso. E por aí vai. Todas elas estão parcialmente corretas.

Assim, os seguidores das dietas com poucas calorias rebaixam as pessoas que seguem a dieta LCHF. O movimento da dieta LCHF ridiculariza os veganos. Os veganos zombam dos apoiadores da dieta paleolítica. Os seguidores da dieta paleolítica fazem chacota dos devotos da dieta com baixo teor de gordura. Todas as dietas funcionam porque todas abordam um aspecto diferente da doença. Mas nenhuma funciona por muito tempo, porque nenhuma trata da *totalidade* da doença. Sem compreender a natureza multifatorial da obesidade – o que é essencial –, estamos fadados ao eterno ciclo de acusação.

A maioria dos estudos sobre dietas é fatalmente viciada por essa visão estreita. Os estudos que compararam dietas com baixo teor de carboidratos a dietas com poucas calorias fizeram a pergunta errada. Essas duas dietas não são mutuamente exclusivas. E se ambas forem válidas? Então deve haver perda de peso semelhante em ambos os lados. As dietas com baixo teor de carboidratos reduzem a insulina. A redução dos níveis de insulina reduz a obesidade. No entanto, todos os alimentos aumentam a insulina em algum grau. Uma vez que os carboidratos refinados normalmente representam 50% ou mais da dieta norte-americana padrão, dietas com poucas calorias geralmente resultam em redução da ingestão de carboidratos. Portanto, ao restringir a quantidade total de alimentos consumidos, as dietas com poucas calorias ainda funcionam na redução dos níveis de insulina. *Ambas funcionam – pelo menos, em curto prazo.*

É exatamente isso que o professor dr. Frank Sacks[3], de Harvard, confirmou em seu estudo randomizado de quatro diferentes dietas. Apesar das diferenças no teor de carboidratos, gorduras e proteínas, ainda que relativamente de menor importância, a perda de peso foi a mesma. A perda máxima de peso ocorreu em seis meses, com recuperação gradual posterior. Uma meta-análise, de 2014, de estudos sobre dietas chegaram à mesma conclusão[4]. "As diferenças na perda de peso entre as dietas individuais foram mínimas." Claro, eventualmente, uma dieta apresenta resultados ligeiramente melhores do que outra. Normalmente, a diferença é inferior a um quilo e, geralmente, desaparece em até um ano. Convenhamos: já fizemos dieta com poucas calorias e baixo teor de gordura. Ela não funcionou. Já fizemos a dieta de Atkins também, e ela não produziu a perda de peso sem esforço que foi prometida.

Às vezes, esses resultados são interpretados para enfatizar que tudo pode ser comido com moderação, o que nem começa a tratar da complexidade do ganho de peso em seres humanos. "Moderação" é uma resposta evasiva, uma tentativa deliberada de fugir do árduo trabalho de descobrir a verdade sobre as dietas. Por exemplo, devemos comer brócolis com a mesma moderação que sorvete? Claro que não. Devemos beber leite com a mesma moderação que bebidas adoçadas com açúcar? Obviamente que não. A verdade há muito reconhecida é que *certos alimentos devem ser rigorosamente restringidos*, incluindo bebidas adoçadas com açúcar e doces. Outros alimentos não precisam ser restringidos: couve ou brócolis, por exemplo.

Outras pessoas concluíram erroneamente que "tudo se trata de calorias". Na verdade, não é nada disso. Calorias são apenas um dos fatores na doença multifatorial que é a obesidade. Vamos encarar a verdade. Tentamos fazer dietas com poucas calorias, muitas e muitas vezes, e elas falharam todas as vezes.

Existem outras respostas que não são realmente respostas. Por exemplo, "a melhor dieta não existe" ou "escolha a dieta que é melhor para você" ou "a melhor dieta é a que você consegue seguir". Mas se os supostos especialistas em nutrição e na doença não sabem qual é a dieta correta, como você deveria saber? A dieta norte-americana padrão é a melhor dieta porque é a única que consigo seguir? Ou uma dieta de cereais açucarados e pizza? Obviamente não.

Na doença cardiovascular, por exemplo, "escolha o tratamento que é melhor para você" nunca seria considerado um conselho satisfatório. Se fatores relacionados ao

---

3. Sacks, F. M. *et al. Comparison of weight-loss diets with different compositions of fat, protein, and carbohydrates* [Comparação de dietas com perda de peso com diferentes composições de gorduras, proteínas e carboidratos]. *N. Engl. J. Med.*, 26 fev. 2009, 360(9):859-73.
4. Johnston, B. C. *et al. Comparison of weight loss among named diet programs in overweight and obese adults: a meta-analysis* [Comparação da perda de peso entre os programas de dieta com nome em adultos com excesso de peso e obesos: uma meta-análise]. *JAMA*, 3 set. 2014, 312(9):923-33.

estilo de vida como parar de fumar e aumentar a atividade física reduzem a doença cardíaca, nós nos esforçaríamos para conseguir fazer as duas coisas, em vez de tentar uma ou outra. *Não* diríamos "o melhor estilo de vida para a doença cardíaca é o que você consegue seguir". Infelizmente, muitos ditos especialistas em obesidade disseminam exatamente esse sentimento.

A verdade é que existem diversas vias sobrepostas que resultam em obesidade. O tema unificador comum é o desequilíbrio hormonal da hiperinsulinemia. Para alguns pacientes, açúcar ou carboidratos refinados são o principal problema. Dietas com baixo teor de carboidratos podem funcionar melhor nesse caso. Para outros, o principal problema pode ser a resistência à insulina. Mudar os horários das refeições ou jejum intermitente podem ser mais benéficos. Para outros ainda, a via do cortisol é dominante. Técnicas de redução do estresse ou a correção da privação do sono pode ser essencial. A falta de fibras também pode ser o fator crítico para outros.

A maioria das dietas atacam uma parte do problema de cada vez. Mas por quê? No tratamento contra o câncer, por exemplo, diversos tipos de quimioterapia e radiação são combinados. A probabilidade de sucesso é muito maior com um ataque amplo. Na doença cardiovascular, diversos tratamentos farmacológicos funcionam em conjunto. Usamos medicamentos para tratar hipertensão arterial, colesterol alto, diabetes e para parar de fumar, todos ao mesmo tempo. O tratamento da hipertensão arterial não significa ignorar o tabagismo. Em infecções desafiadoras, como o HIV, um coquetel de diferentes medicamentos antivirais é combinado para obter a máxima eficácia.

A mesma abordagem é necessária para tratar o problema multidimensional da obesidade. Em vez de se concentrar em um único ponto da cascata da obesidade, precisamos de diversos alvos e tratamentos. Não precisamos escolher lados. Em vez de comparar uma estratégia dietética, por exemplo, poucas calorias *versus* baixo teor de carboidratos, por que não adotar ambas? *Não há motivos para não fazermos isso.*

Também é importante adaptar a abordagem individualmente para tratar a causa dos níveis elevados de insulina. Por exemplo, se a privação crônica do sono for o principal problema causador do ganho de peso, diminuir o consumo de grãos refinados provavelmente não ajudará. Se o consumo excessivo de açúcar é o problema, a técnica de atenção plena de meditação não será especialmente útil.

A obesidade é um distúrbio hormonal da regulação da gordura. A insulina é o principal hormônio que causa o ganho de peso; portanto, a terapia sensata é *diminuir os níveis de insulina*. Existem vários meios de conseguir isso, e devemos aproveitar todos eles. No resto do capítulo, descreverei uma abordagem por etapas para atingir esse objetivo.

Etapa 1: Reduza seu consumo de alimentos com adição de açúcar

O açúcar estimula a secreção de insulina, mas isso é muito mais perigoso do que parece. O açúcar engorda muito porque aumenta a secreção de insulina imediatamente e em longo prazo. O açúcar é composto por quantidades iguais de glicose e frutose, conforme discutido no capítulo 14, e a frutose contribui diretamente para a resistência à insulina no fígado. Com o passar do tempo, a resistência à insulina resulta em níveis maiores de insulina.

Portanto, a sacarose e o xarope de milho com alta concentração de frutose engordam muito, muito mais que outros alimentos. O açúcar engorda de forma única porque produz resistência à insulina diretamente. Sem qualidades nutritivas compensatórias, os açúcares adicionados normalmente são o primeiro alimento que deve ser eliminado em *qualquer* dieta.

Muitos alimentos integrais, não processados e naturais contêm açúcar, por exemplo, frutas contêm frutose, e leite contém lactose. Açúcares de ocorrência natural e açúcares adicionados são diferentes um do outro. As duas principais diferenças entre eles são a quantidade e a concentração.

Obviamente, o primeiro a se fazer é remover o pote de açúcar da sua mesa. Não há motivo para acrescentar açúcar em qualquer comida ou bebida. Porém, muitas vezes, os açúcares estão escondidos no preparo dos alimentos, o que significa que evitar açúcar é frequentemente difícil e que você pode ingerir uma quantidade supreendentemente alta sem saber. Os açúcares normalmente são adicionados aos alimentos durante o processamento ou cozimento, colocando várias possíveis armadilhas no caminho dos praticantes de dietas. Em primeiro lugar, os açúcares podem ser adicionados em quantidades ilimitadas. Em segundo lugar, o açúcar pode estar presente no alimento processado em concentrações muito maiores do que em alimentos naturais. Alguns alimentos processados são, virtualmente, 100% açúcar. Essa situação praticamente não ocorre em alimentos naturais, sendo o mel uma possível exceção. Doces não são muito mais do que açúcares aromatizados. Em terceiro lugar, o açúcar pode ser ingerido isoladamente, o que pode fazer com que algumas pessoas comam guloseimas açucaradas em excesso, uma vez que não há mais nada no alimento que faça você se sentir "cheio". Normalmente, não há fibra alimentar para compensar os efeitos nocivos. Por esses motivos, direcionamos nossos esforços à redução dos açúcares adicionados, em vez dos açúcares naturais, em nossa dieta.

Leia os rótulos

Praticamente sempre presente em alimentos refinados e processados, o açúcar nem sempre é rotulado dessa forma. Seus outros nomes incluem: sacarose, glicose, frutose, maltose, dextrose, melaço, amido hidrolisado, mel, açúcar invertido, açúcar de cana, glicose-frutose, xarope de milho com alto teor de frutose, açúcar mascavo, adoçante de milho, xarope de arroz/milho/cana/*maple*/malte/dourado/palmeira e néctar de agave. Esses pseudônimos têm como objetivo esconder a presença de elevadas quantidades de açúcares adicionados. Um truque popular é usar vários pseudônimos diferentes no rótulo do alimento, o que evita que o "açúcar" seja listado como o primeiro ingrediente.

A adição de açúcar a alimentos processados proporciona propriedades realçadoras do sabor quase mágicas, virtualmente a nenhum custo. Os molhos são criminosos em série. Molhos *barbecue*, de ameixa, alho e mel, de *hoisin*, agridoce e outros contêm grandes quantidades de açúcar. O molho para espaguete pode conter de 10 a 15 gramas de açúcar (três a quatro colheres de chá). Isso contrabalanceia a acidez dos tomates e, portanto, pode não ser imediatamente percebido por suas papilas gustativas. Molhos comerciais para saladas e condimentos como catchup e *relish* normalmente contêm muito açúcar. A regra é: se vier embalado, provavelmente, contém açúcar adicionado.

Perguntar qual é a quantidade aceitável de açúcar é como perguntar quantos cigarros são aceitáveis. Idealmente, nenhum açúcar adicionado seria o melhor, mas isso provavelmente não vai acontecer. Então, veja a próxima seção para obter algumas sugestões sensatas.

O que fazer com a sobremesa?

A maioria das sobremesas são facilmente identificadas e eliminadas da sua dieta. Sobremesas são praticamente açúcar com aromatizantes complementares adicionados. Temos como exemplos: bolos, pudins, biscoitos, tortas, *mousses*, sorvetes, doces e barras de chocolate.

E o que fazer com as sobremesas? Siga o exemplo das sociedades tradicionais. As melhores sobremesas são frutas frescas da estação, preferencialmente cultivadas localmente. Uma tigela de frutas da estação ou cerejas com creme de nata é uma maneira deliciosa de terminar uma refeição. Como alternativa, um pequeno prato de castanhas e queijos também é jeito muito satisfatório de terminar uma refeição, sem a sobrecarga dos açúcares adicionados.

Chocolate amargo com mais de 70% de cacau, em moderação, é uma guloseima surpreendentemente saudável. O chocolate propriamente dito é feito a partir das sementes do cacau e não contém açúcar naturalmente. (No entanto, a maioria dos chocolates ao leite contém grandes quantidades de açúcar.) O chocolate amargo ou meio amargo contém menos açúcar do que as versões ao leite ou branca. O chocolate amargo também contém quantidades significativas de fibra e antioxidantes, como polifenóis e flavanóis. Estudos sobre o consumo de chocolate amargo indicam que ele pode ajudar a reduzir a pressão arterial[5], a resistência à

---

5. Grassi, D.; Necozione, S.; Lippi, C. *et al. Cocoa reduces blood pressure and insulin resistance and improves endothelium-dependent vasodilation in hypertensives* [O cacau reduz a pressão arterial e a resistência à insulina e melhora a vasodilatação dependente do endotélio em hipertensos]. *Hypertension*, ago. 2005, 46(2):398-405.

insulina[6] e a doença cardíaca[7]. Por outro lado, a maioria dos chocolates ao leite é praticamente o mesmo que doces. O teor de cacau é muito pequeno para ser benéfico.

Castanhas, em moderação, são outra boa escolha para se satisfazer depois da janta. A maioria das castanhas é repleta de gorduras monoinsaturadas saudáveis, contém pouco ou nenhum carboidrato e também tem alto teor de fibra, o que aumenta seu possível benefício. Macadâmias, castanha de caju e nozes também podem ser apreciadas. Muitos estudos demonstram uma associação entre o consumo elevado de castanhas e melhor saúde, incluindo redução de doença cardíaca[8] e diabetes[9]. O pistache, com alto teor do antioxidante gama-tocoferol e vitaminas, como manganês, cálcio, magnésio e selênio, é muito consumido na dieta mediterrânea. Um recente estudo espanhol constatou que a adição de 100 pistaches à dieta de uma pessoa melhorou a glicose em jejum, insulina e resistência à insulina[10].

Isso não quer dizer que o açúcar não pode ser um prazer ocasional. A comida sempre teve um papel importante nas celebrações – aniversários, casamentos, formaturas, Natal, Ação de Graças etc. A palavra-chave é: *ocasional*. Sobremesas não devem ser consumidas diariamente.

Saiba, porém, que, se o seu objetivo é perder peso, seu primeiro grande passo deve ser restringir rigorosamente o consumo de açúcar. Não substitua açúcar por adoçantes, uma vez que eles também podem aumentar a insulina, da mesma forma que o açúcar, e têm a mesma probabilidade de causar obesidade. (Consulte o capítulo 15.)

Não faça lanches

Um lanche saudável é um dos maiores enganos que se pode cometer na perda de peso. O mito de que "beliscar é saudável" atingiu um *status* lendário. Se nós precisássemos "beliscar", seríamos vacas. Beliscar é o oposto direto de praticamente

---

6. Grassi, D. et al. *Blood pressure is reduced and insulin sensitivity increased in glucose-intolerant, hypertensive subjects after 15 days of consuming highpolyphenol dark chocolate* [A pressão arterial é reduzida e a sensibilidade à insulina aumentou em indivíduos hipertensos intolerantes à glicose após 15 dias de consumo de chocolate escuro com alto teor de polifenol]. *J. Nutr.*, set. 2008, 138(9):1671-6.
7. Djousse, L. et al. *Chocolate consumption is inversely associated with prevalent coronary heart disease: the National Heart, Lung, and Blood Institute Family Heart Study* [O consumo de chocolate é inversamente associado à doença cardíaca coronária prevalente: o estudo nacional do coração da família, do pulmão e do sangue]. *Clin. Nutr.*, abr. 2011, 30(2):182-7. DOI: 10.1016/j.clnu.2010.08.005. Epub: 19 set. 2010 Acesso em: 6 abr. 2015.
8. Sabate, J.; Wien, M. *Nuts, blood lipids and cardiovascular disease* [Castanhas, lipídios no sangue e doenças cardiovasculares]. *Asia. Pac. J. Clin. Nutr.*, 2010; 19(1):131-6.
9. Jenkins, D. J. et al. *Possible benefit of nuts in type 2 diabetes* [Possível benefício das nozes no diabetes tipo 2]. *J. Nutr.*, set. 2008, 138(9):1752S-1756S.
10. Hernandez-Alonso, P. et al. *Beneficial effect of pistachio consumption on glucose metabolism, insulin resistance, inflammation, and related metabolic risk markers: a randomized clinical trial* [Efeito benéfico do consumo de pistache no metabolismo da glicose, resistência à insulina, inflamação e marcadores de risco metabólicos relacionados: um ensaio clínico randomizado], 14 ago. 2014. DOI: 10.2337/dc14-1431. [Epub antes da impressão.] Acesso em: 6 abr. 2015.

todas as tradições alimentares. Até recentemente, nos anos 1960, a maioria das pessoas ainda comia apenas três refeições por dia. O constante estímulo da insulina eventualmente resulta em resistência à insulina. (Para saber mais sobre os perigos dos lanches, consulte os capítulos 10 e 11.)

A solução? Parar de comer o tempo todo.

Lanches são praticamente o mesmo que sobremesas bem disfarçadas. A maioria contém quantidades significativas de farinha e açúcar refinados. Esses alimentos convenientes pré-embalados tomaram conta das prateleiras dos supermercados. Biscoitos, *muffins*, pudins, geleias, barras de chocolate, barras de cereal, barras de granola e bolachas devem ser evitados. Bolos de arroz, propagandeados como de baixo teor de gordura, compensam a falta de sabor com açúcar. Frutas enlatadas ou processadas escondem grandes quantidades de açúcar atrás da imagem saudável da fruta. Uma porção de molho de maçã Mott contém 5,5 colheres de chá de açúcar (22 gramas). Uma porção de pêssegos em calda contém 4,5 colheres de açúcar (18 gramas).

Precisamos de lanches? Não. Apenas se pergunte: você está realmente com fome ou apenas entediado? Mantenha os lanches totalmente fora do seu alcance. Se você tiver o hábito de fazer lanches, substitua esse ciclo de hábitos por um menos destrutivo à sua saúde. Talvez uma xícara de chá verde à tarde deva ser o seu novo hábito. Existe uma resposta simples à pergunta "o que comer na hora do lanche?". Nada. Não faça lanches. Ponto final. Simplifique a sua vida.

Faça do café da manhã uma opção

O café da manhã é, sem dúvida, a refeição mais controversa do dia. O conselho para que se coma algo, qualquer coisa, assim que você se levanta da cama é muito frequente. Mas o café da manhã precisa ser rebaixado de "refeição mais importante do dia" para "refeição". Países diferentes possuem tradições de café da manhã diferentes. O grande café da manhã norte-americano contrasta diretamente com o *petit déjeuner* francês, ou "pequeno almoço". A palavra-chave aqui é "pequeno".

O maior problema é que, assim como os lanches, os alimentos do café da manhã são frequentemente sobremesas disfarçadas, contendo elevadas quantidades de carboidratos altamente processados e açúcar. Cereais do café da manhã, particularmente os destinados às crianças, estão entre os grandes vilões. Em média, contém 40% mais açúcar do que os direcionados aos adultos[11]. Não surpreende o fato de que praticamente todos os cereais para crianças contêm açúcar, e dez deles contêm mais do que 50% de seu peso em açúcar. Apenas 5,5% se enquadram no padrão de

---

11. Walton, A. G. *All sugared up: the best and worst breakfast cereals for kids* [*Todos açucarados: os melhores e piores cereais de café da manhã para crianças*]. *Forbes* [Internet], 15 maio 2014. Disponível em: http://www.forbes.com/sites/alicegwalton/2014/05/15/all-sugared-up-the-best-and-worst-breakfast-cereals-for-kids/ Acesso em: 2015 abr 12.

"baixo teor de açúcar". Nas dietas de crianças com menos de oito anos, os cereais do café da manhã encontram-se atrás apenas de doces, biscoitos, sorvetes e bebidas adoçadas, como fonte de açúcar na dieta.

Uma regra simples a seguir é: não coma cereal de café da manhã açucarado. Se precisar, coma cereais que contêm menos de 0,8 de uma colher de chá (quatro gramas) de açúcar por porção.

Muitos itens do café da manhã comprados em uma padaria, como *muffins*, bolos, folhados e pão de banana, também são bastante problemáticos. Além de conter quantidades significativas de carboidratos refinados, eles frequentemente são adoçados com açúcar e geleias. O pão geralmente contém açúcar e é consumido com geleias açucaradas e compotas. A pasta de amendoim normalmente contém açúcares adicionados também.

Iogurtes tradicionais e gregos são alimentos nutritivos. No entanto, iogurtes comerciais são fabricados com grandes quantidades de açúcares adicionados e aromatizantes de frutas. Uma porção do iogurte de frutas Yoplait contém quase oito colheres de chá de açúcar (31 gramas). A farinha de aveia é outra comida tradicional e saudável. Aveia integral e aveia em pedaços grossos são uma boa escolha, demandando longos períodos de cozimento, uma vez que contêm quantidades significativas de fibras que necessitam de calor e tempo para serem decompostas. Evite farinha de aveia instantânea. Ela é altamente processada e refinada, o que permite o cozimento instantâneo, e contém grandes quantidades de açúcar adicionado e aromatizantes. A maior parte nutritiva é removida. A farinha de aveia instantânea aromatizada da Quaker pode conter até 3,5 colheres de sopa de açúcar (13 gramas) por porção. O creme instantâneo de aveia também tem o mesmo problema. Uma única porção contém quatro colheres de chá (16 gramas) de açúcar. Embora a aveia em flocos, frutas secas, granola e barras de granola tentem se passar por saudáveis, geralmente elas são altamente açucaradas e contêm pedaços de chocolate e *marshmallows*.

Ovos, antes evitados por preocupações relacionadas ao colesterol, podem ser apreciados de diversas formas: mexidos, fritos dos dois lados com a gema mole, fritos apenas em um lado com a gema mole, cozidos com a gema dura, cozidos com a gema mole, cozidos na água sem a casca (*poché*) etc. A clara do ovo apresenta alto teor de proteína, e a gema contém muitas vitaminas e sais minerais, incluindo colina e selênio. Os ovos são fontes particularmente boas de luteína e zeaxantina, antioxidantes que podem ajudar a proteger os olhos de problemas como degeneração macular e cataratas[12]. Na realidade, o colesterol nos ovos pode ajudar seu perfil de colesterol ao transformar as partículas de colesterol em partículas maiores e menos aterogênicas[13]. De fato, grandes estudos epidemiológicos não conseguiram relacionar

---

12. Fernandez, M. L. *Dietary cholesterol provided by eggs and plasma lipoproteins in healthy populations* [Ingestão de colesterol via ovos e lipoproteínas plasmáticas em populações saudáveis]. Curr. Opin. Clin. Nutr. Metab. Care, jan. 2006, 9(1):8-12.
13. Mutungi, G. et al. *Eggs distinctly modulate plasma carotenoid and lipoprotein subclasses in adult men following a carbohydrate-restricted diet* [Os ovos modulam claramente as subclasses de carotenóides plasmáticas e lipoproteínas em homens adultos seguindo uma dieta restrita em carboidratos]. J. Nutr. Biochem., abr. 2010, 21(4):261-7. DOI: 10.1016/j.jnutbio.2008.12.011. Epub 14 abr. 2009.

o aumento do consumo de ovos ao aumento de doenças cardíacas[14]. Além disso, ovos são alimentos deliciosos, integrais e não processados.

Ao pensar sobre o que comer no café da manhã, considere isso: se não estiver com fome, não coma nada. É perfeitamente aceitável quebrar seu jejum ao meio-dia, com salmão grelhado e salada. Mas também não há nada inerentemente errado em tomar o café da manhã logo cedo. É como qualquer outra refeição. No entanto, na pressa da manhã, muitas pessoas tendem a consumir alimentos convenientemente pré-embalados, altamente processados e açucarados. Coma alimentos integrais e não processados em todas as refeições, incluindo no café da manhã. E se você não tiver tempo para comer? Não coma. Novamente, simplifique sua vida.

Bebidas: sem adição de açúcar

As bebidas adoçadas com açúcar são uma das principais fontes de açúcares adicionados. Isso inclui refrigerantes, chás adoçados, sucos de frutas, ponches, água vitaminada, *smoothies*, *shakes*, limonada, achocolatados, leite aromatizado, bebidas de café gelado e energéticos. Também fazem parte as bebidas quentes, como chocolate quente, *mochaccino*, café *mocha*, café e chá adoçados. Bebidas alcoólicas da moda adicionam quantidades significativas de açúcar em sua dieta, incluindo bebidas como caipirinha, bebidas alcoólicas aromatizadas e gaseificadas e sidras, bem como bebidas mais tradicionais como Baileys Irish Cream, margaritas, daiquiris, *piña coladas*, vinhos suaves, vinhos de gelo, xerez e licores.

E quanto ao álcool propriamente dito? O álcool é produzido a partir da fermentação de açúcares e amidos de várias fontes. As leveduras se alimentam dos açúcares e os convertem em álcool. Os açúcares residuais resultam em uma bebida mais doce. Vinhos suaves adoçados são obviamente repletos de açúcar e não são recomendados.

No entanto, o consumo moderado de vinho tinto não aumenta a insulina ou compromete a resistência à insulina e, portanto, pode ser apreciado[15]. O consumo de até duas taças por dia não é associado a ganho de peso[16] significativo e pode

---

14. Shin, J. Y.; Xun, P.; Nakamura, Y.; He, K. *Egg consumption in relation to risk of cardiovascular disease and diabetes: a systematic review and meta-analysis* [Consumo de ovos em relação ao risco de doenças cardiovasculares e diabetes: uma revisão sistemática e metanálise]. *Am. J. Clin. Nutr.*, jul. 2013, 98(1):146-59. Rong, Y. et al. Egg consumption and risk of coronary heart disease and stroke: dose-response meta-analysis of prospective cohort studies [Consumo de ovos e risco de doença coronariana e acidente vascular cerebral: meta-análise dose-resposta de estudos prospectivos de coorte]. *BMJ*, 2013; 346:e8539. DOI: 10.1136/bmj.e8539 Acesso em: 6 abr.
15. Cordain, L. et al. *Influence of moderate chronic wine consumption on insulin sensitivity and other correlates of syndrome X in moderately obese women* [Influência do consumo moderado de vinho crônico na sensibilidade à insulina e outros correlatos da síndrome X em mulheres com obesidade moderada]. *Metabolism.*, nov. 2000, 49(11):1473-8.
16. Cordain, L. et al. *Influence of moderate daily wine consumption on body weight regulation and metabolism in healthy free-living males* [Influência do consumo moderado de vinho diário na regulação do peso corporal e metabolismo em machos vivos saudáveis]. *J. Am. Coll. Nutr.*, abr. 1997, 16(2):134-9.

melhorar a resistência à insulina[17]. O álcool por si só, mesmo o proveniente da cerveja, parece ter efeitos mínimos sobre a secreção de insulina ou a resistência à insulina. Dizem que você engorda em razão das comidas que come com o álcool, e não por causa do álcool propriamente. Isso pode ser parcialmente verdade, embora as evidências sejam escassas.

Então, o que sobra para bebermos? A melhor bebida é, de fato, apenas água com ou sem gás, sem açúcar. Fatias de limão, laranja ou pepino são uma adição refrescante. Diversas bebidas tradicionais e deliciosas também estão disponíveis, conforme descrito a seguir.

Café: mais saudável do que pensamos

Em razão do seu alto teor de cafeína, o café é, às vezes, considerado pouco saudável. No entanto, pesquisas recentes chegaram à conclusão oposta[18], talvez em virtude do fato de que o café é a principal fonte de antioxidantes[19], magnésio, lignanas[20] e ácido clorogênico[21].

O café, mesmo a versão descafeinada, parece oferecer proteção contra diabetes tipo 2. Em uma análise de 2009, cada xícara adicional de café por dia reduziu o risco de diabetes em 7%, mesmo com até seis xícaras por dia[22]. O estudo de Investigação Prospectiva Europeia em Câncer e Nutrição [European Prospective Investigation into Cancer and Nutrition] estimou que o consumo de, pelo menos, três xícaras de café ou chá por dia reduziu o risco de diabetes em 42%[23]. O Estudo Chinês de Saúde da Cingapura[24] [Singapore Chinese Health Study] demonstrou uma redução de 30% do risco.

---

17. Napoli, R. *et al. Red wine consumption improves insulin resistance but not endothelial function in type 2 diabetic patients* [O consumo de vinho tinto melhora a resistência à insulina, mas não a função endotelial em pacientes diabéticos tipo 2]. *Metabolism.*, mar. 2005, 54(3):306-13.
18. Huxley R *et al. Coffee, decaffeinated coffee, and tea consumption in relation to incident type 2 diabetes mellitus*: a systematic review with meta-analysis. Arch Intern Med. 2009 Dec 14; 169(22):2053–63.
19. Gómez-Ruiz, J. A.; Leake, D. S.; Ames, J. M. In vitro antioxidant activity of coffee compounds and their metabolites [Atividade antioxidante in vitro de compostos de café e seus metabolitos]. *J. Agric. Food Chem.*, 2007 Aug 22; 55(17):6962-9.
20. Milder, I. E.; Arts, I.; Cvan de Putte, B. *et al. Lignan contents of Dutch plant foods: a database including lariciresinol, pinoresinol, secoisolariciresinol and metairesinol* [Conteúdo de Lignan de alimentos de plantas holandeses: um banco de dados que inclui lariciresinol, pinoresinol, secoisolariciresinol e metairesinol]. *Br. J. Nutr.*, mar. 2005, 93(3):393-402.
21. Clifford MN. *Chlorogenic acids and other cinnamates: nature, occurrence and dietary burden* [Ácidos clorogênicos e outros cinamatos: natureza, ocorrência e carga dietética]. *J. Sci. Food. Agric.*, 1999, 79(5):362-72.
22. Huxley, R. *et al. Coffee, decaffeinated coffee, and tea consumption in relation to incident type 2 diabetes mellitus: a systematic review with meta-analysis* [Consumo de café, café descafeinado e chá em relação ao diabetes mellitus incidente tipo 2: uma revisão sistemática com meta-análise]. *Arch. Intern. Med.*, 14 dez. 2009, 169(22):2053-63.
23. Van Dieren, S. et al. *Coffee and tea consumption and risk of type 2 diabetes* [Consumo de café e chá e risco de diabetes tipo 2]. *Diabetologia*, dez. 2009, 52(12):2561-9.
24. Odegaard, A. O. et al. *Coffee, tea, and incident type 2 diabetes: the Singapore Chinese Health Study* [Café, chá e diabetes incidente de tipo 2: o estudo chinês de saúde de Cingapura]. *Am. J. Clin.Nutr.*, out. 2008, 88(4):979-85.

O consumo de café é associado a uma redução de 10% a 15% da mortalidade total[25]. Estudos em larga escala[26] constataram que as principais causas de morte, incluindo doença cardíaca, foram reduzidas. O café pode oferecer proteção contra doenças neurológicas, como Doença de Alzheimer[27] e Parkinson[28], cirrose hepática[29] e câncer de fígado[30]. Mas é preciso ter cautela: embora esses estudos de correlação sejam sugestivos, eles não são prova do benefício. No entanto, sugerem que o café pode não ser tão prejudicial quanto imaginávamos.

Guarde os grãos em um recipiente fechado, protegido da umidade, calor e luz excessivas. O sabor é perdido rapidamente após a moagem; portanto, investir em um moedor confiável vale a pena. Moa os grãos imediatamente antes de preparar o café. Em dias quentes, café gelado é simples e barato de se fazer. Simplesmente coloque água em um pote com café normal e deixe na geladeira durante a noite. Você pode usar canela, coco, extrato de baunilha, extrato de amêndoas e creme para dar sabor ao seu café sem alterar sua natureza saudável. Evite adicionar açúcar ou outros adoçantes.

Hora do chá, sempre

Depois da água, o chá é a bebida mais popular do mundo. Existem muitas variedades básicas de chá. O chá preto é o mais comum, representando quase 75% do consumo global. As folhas colhidas são totalmente fermentadas, dando ao chá sua característica cor negra. O chá preto tende a possuir maior teor de cafeína do que outras variedades. O chá de *oolong* é semifermentado, o que significa que ele passa por um período menor de fermentação. O chá verde não é fermentado. Em vez disso, as folhas recém-colhidas são submetidas imediatamente a um processo de vaporização para interromper a fermentação, dando ao chá verde um sabor muito mais delicado e floral. O chá verde tem um teor natural muito menor de cafeína do que o café, o que torna essa bebida ideal para pessoas sensíveis aos efeitos estimulantes da cafeína.

---

25. Freedman, N. D.; Park, Y.; Abnet, C. C. et al. *Association of coffee drinking with total and cause-specific mortality* [Associação de beber café com mortalidade total e específica para a causa]. *N. Engl. J. Med.*, 17 maio 2012, 366(20):1891-904.
26. Lopez-Garcia, E.; van Dam, R. M.; Li, T. Y. et al. *The relationship of coffee consumption with mortality* [A relação do consumo de café com a mortalidade]. *Ann. Intern. Med.*, 17 jun. 2008, 148(2):904-14.
27. Eskelinen, M. H.; Kivipelto, M. *Caffeine as a protective factor in dementia and Alzheimer's disease* [A cafeína como fator protetor na demência e doença de Alzheimer]. *J. Alzheimers. Dis.*, 2010; 20 Suppl 1:167-74. Santos, C. et al. *Caffeine intake and dementia: systematic review and meta-analysis* [Ingestão de cafeína e demência: revisão sistemática e metanálise]. *J. Alzheimers. Dis.*, 2010, 20 Suppl 1:S187-204. DOI: 10.3233/JAD-2010-091387 Acesso em: 6 abr. 2015.
28. Hernan, M. A. et al. *A meta-analysis of coffee drinking, cigarette smoking, and the risk of Parkinson's disease* [A meta-analysis of coffee drinking, cigarette smoking, and the risk of Parkinson's disease]. *Ann. Neurol.*, set. 2002, 52(3):276-84. Ross, G. W. et al. *Association of coffee and caffeine intake with the risk of Parkinson disease* [Associação de consumo de cafeína e cafeína com risco de doença de Parkinson]. *JAMA*, maio 2000, 283(20):2674-9.
29. Klatsky, A. L. et al. *Coffee, cirrhosis, and transaminase enzymes* [Café, cirrose e enzimas transaminases]. *Arch. Intern. Med.*, 12 jun. 2006, 166(11):1190-5.
30. Larrson, S. C.; Wolk, A. *Coffee consumption and risk of liver cancer: a meta-analysis* [Consumo de café e risco de câncer de fígado: uma meta-análise]. *Gastroenterology*, maio 2007, 132 (5):1740-5.

O chá verde contém grandes concentrações de um grupo de potentes antioxidantes chamados catequinas, principalmente de uma chamada epigalocatequina-3-galato. Catequinas podem atuar inibindo enzimas que digerem carboidratos, resultando em níveis de glicose menores[31] e protegendo as células beta pancreáticas[32]. A fermentação (chá preto) altera as catequinas para uma variedade das flavinas[33], tornando o potencial antioxidante do chá verde e do chá preto comparável. Acredita-se também que os polifenóis do chá verde aumentem o metabolismo[34], o que pode ajudar na queima da gordura[35]. Muitos benefícios à saúde foram atribuídos ao consumo de chá verde, incluindo aumento da oxidação de gordura durante o exercício[36], aumento do gasto de energia em repouso[37] e redução do risco de vários tipos de câncer[38].

Uma meta-análise de estudos confirma que o chá verde ajuda na perda de peso, embora o benefício seja muito modesto: na faixa de aproximadamente um a dois quilos[39]. Os estudos, incluindo o Estudo Chinês de Saúde da Cingapura, demonstraram que o consumo de chá reduziu o risco de diabetes tipo 2 em 14% a 18%[40].

Todos os chás podem ser apreciados como bebidas quentes ou geladas. Existem variedades infinitas de chá disponíveis para agradar todos os gostos. Pode-se adicionar sabor com o uso de raspas de limão, raspas de laranja, canela, cardamomo, favas de baunilha, hortelã e gengibre.

Chás de ervas são infusões de ervas, especiarias ou outras variedades vegetais em água quente. Não são chás de verdade, uma vez que não contêm folhas de chá. Eles produzem bebidas excelentes sem açúcares adicionados, e podem ser apreciados quentes ou frios. As variedades são infinitas. Algumas variedades populares incluem chás de hortelã, camomila, gengibre, lavanda, erva-cidreira, hibisco e roseira. A adição de canela ou outras especiarias pode intensificar o sabor.

---

31. Kobayashi, Y.; Suzuki, M.; Satsu, H. et al. *Green tea polyphenols inhibit the sodiumdependent glucose transporter of intestinal epithelial cells by a competitive mechanism* [Os polifenóis do chá verde inibem o transportador de glucose dependente de sódio das células epiteliais intestinais por um mecanismo competitivo]. *J. Agric. Food Chem.*, nov. 2000, 48(11):5618-23.
32. Crespy, V.; Williamson, G. A. *A review of the health effects of green tea catechins in in vivo animal models* [Uma revisão dos efeitos sobre a saúde das catequinas do chá verde em modelos animais in vivo]. *J. Nutr.*, dez. 2004, 134(12 suppl):3431S-3440S.
33. Cabrera, C. et al. *Beneficial effects of green tea: a review* [Efeitos benéficos do chá verde: uma revisão]. *J. Am. Coll. Nutr.*, abr. 2006, 25(2):79-99.
34. Hursel, R.; Westerterp-Plantenga, M. S. *Catechin- and caffeine-rich teas for control of body weight in humans* [Chás ricos em catequina e cafeína para controle de peso corporal em humanos]. *Am. J. Clin. Nutr.*, dez. 2013, 98(6):1682S-93S.
35. Dulloo, A. G. et al. *Green tea and thermogenesis: interactions between catechinpolyphenols, caffeine and sympathetic activity* [Chá verde e termogênese: interações entre catequinas polifenóis, cafeína e atividade simpática]. *Inter. J. Obesity.*, fev. 2000, 24(2):252-8.
36. Venables, M. C. et al. *Green tea extract ingestion, fat oxidation, and glucose tolerance in healthy humans* [Ingestão de extracto de chá verde, oxidação de gordura e tolerância à glicose em humanos saudáveis]. *Am. J. Clin. Nutr.*, mar. 2008, 87(3):778-84.
37. Dulloo, A. G. et al. *Efficacy of a green tea extract rich in catechin polyphenols and caffeine in increasing 24-h energy expenditure and fat oxidation in humans* [Eficácia de um extrato de chá verde rico em polifenóis de catequina e cafeína no aumento do gasto de energia de 24 horas e oxidação de gordura em humanos]. *Am. J. Clin. Nutr.*, dez. 1999, 70(6):1040-5.
38. Koo, M. W. L.; Cho, C. H. *Pharmacological effects of green tea on the gastrointestinal system* [Efeitos farmacológicos do chá verde no sistema gastrointestinal]. *Eur. J. Pharmacol.*, 1º out. 2004, 500(1-3):177-85.
39. Hursel, R.; Viechtbauer, W.; Westerterp-Plantenga, M. S. *The effects of green tea on weight loss and weight maintenance: a meta-analysis* [Os efeitos do chá verde sobre perda de peso e manutenção de peso: uma metanálise]. *Int. J. Obes.* (Lond.), set. 2009, 33(9):956-61. DOI: 10.1038/ijo.2009.135. Epub 14 jul. 2009 Acesso em: 6 abr. 2015.
40. Van Dieren, S. et al. *Coffee and tea consumption and risk of type 2 diabetes* [Consumo de café e chá e risco de diabetes tipo 2]. *Diabetologia*, dez. 2009, 52(12):2561-9. Odegaard, A. O. et al. *Coffee, tea, and incident type 2 diabetes: the Singapore Chinese Health Study* [Café, chá e diabetes incidente de tipo 2: o estudo chinês de saúde de Cingapura]. *Am. J. Clin. Nutr.*, out. 2008, 88(4):979-85.

Caldo de osso

Tradições culinárias de praticamente todas as culturas incluem o nutritivo e delicioso caldo de osso. Ossos de animais são cozidos em fogo baixo com a adição de vegetais, ervas e especiarias para aromatização. O longo tempo de cozimento em fogo baixo (quatro a 48 horas) libera praticamente todos os minerais, gelatina e nutrientes. A adição de uma pequena quantidade de vinagre durante o cozimento ajuda a liberar parte dos minerais armazenados. Alguns caldos de osso têm teor muito alto de aminoácidos, como prolina, arginina e glicina, bem como de minerais, como cálcio, magnésio e fósforo.

Ossos de animais normalmente encontram-se disponíveis em mercearias étnicas e são razoavelmente baratos. Podem ser feitos em grandes quantidades e congelados. A maioria dos caldos de osso preparados comercialmente não tem nada em comum com a variedade artesanal. Caldos pré-embalados normalmente dependem de sabores artificiais e glutamato monossódico para dar sabor. Os minerais, nutrientes e gelatina não estão presentes em muitos caldos enlatados.

Etapa 2: Reduza seu consumo de grãos refinados
Grãos refinados, como a farinha branca, estimulam a insulina em grau maior do que praticamente qualquer outro alimento. Se reduzir seu consumo de farinha e grãos refinados, você melhorará substancialmente sua possível perda de peso. A farinha branca, que é pobre nutricionalmente, pode ser reduzida com segurança ou até mesmo eliminada da sua dieta. Farinhas brancas enriquecidas têm todos os seus nutrientes removidos durante o processamento, com adição posterior para manter uma aparência de saudável.

Trigo integral e grãos integrais são melhores que a farinha branca e contêm mais vitaminas e fibra. A fibra do farelo ajuda na proteção contra picos de insulina. No entanto, a farinha de grão integral ainda é altamente processada em um moinho de farinha moderno. A moagem em um moinho de pedra tradicional é preferível. Partículas ultrafinas produzidas por técnicas modernas de moagem garantem a rápida absorção da farinha, mesmo da farinha integral, pelo intestino, o que tende a aumentar o efeito da insulina.

Evite alimentos panificados processados que são compostos praticamente apenas de farinha e outros amidos: pães, *bagels*, *muffins* ingleses, pães indianos (*roti* e *naan*), pães de leite, *gressinos*, torradas, biscoitos, *scones*, tortilhas, *wraps*, *cookies*, bolos, *cupcakes* e rosquinhas. Massas de todas as variedades também são fontes concentradas de carboidratos refinados; reduza seu consumo ao mínimo. Massas de grão integral, que agora são encontradas facilmente, são uma melhor escolha, mas ainda longe do ideal.

Carboidratos devem ser apreciados em sua forma natural, integral e não processada. Muitas dietas tradicionais baseadas em carboidratos não causam problemas de saúde nem obesidade. Lembre-se: a toxicidade em grande parte da comida ocidental reside no processamento, em vez da comida propriamente dita. Os carboidratos das dietas ocidentais tendem a ser basicamente grãos refinados e, portanto, são altamente obesogênicos. Berinjela, couve, espinafre, cenoura, brócolis, ervilhas, couve-de-bruxelas, tomates, aspargos, pimentões, abobrinha, couve-flor, abacate, alface, beterraba, pepino, agrião, repolho, entre outros, são alimentos que contêm carboidratos extremamente saudáveis.

A quinoa, tecnicamente uma semente, mas normalmente usada como um grão, é um dos chamados grãos antigos. Originalmente cultivada no império inca da América do Sul, é chamada "mãe de todos os grãos". Ela existe em três variedades: vermelha, branca e preta. A quinoa apresenta teor muito alto de fibras, proteínas e vitaminas. Além disso, a quinoa apresenta um índice glicêmico muito baixo e contém muitos antioxidantes, como quercetina e kaempferol, que são considerados anti-inflamatórios.

As sementes de chia são nativas da América do Sul e Central e remetem aos astecas e maias. A palavra chia é derivada da palavra maia antiga que significa força. As sementes de chia apresentam alto teor de fibras, vitaminas, sais minerais, ômega 3, proteínas e antioxidantes. Elas normalmente são mergulhadas em líquido, pois absorvem dez vezes seu peso em água, formando um gel comestível.

Os feijões são um alimento básico e versátil de muitas dietas tradicionais e compostos de carboidratos e ricos em fibras, uma fonte extremamente boa de proteínas, particularmente para dietas vegetarianas. Feijões de soja verde, populares na culinária japonesa, oferecem nove gramas de fibra e 11 gramas e proteína por porção.

Etapa 3: Modere seu consumo de proteínas

Diferentemente dos grãos refinados, a proteína não pode e não deve ser eliminada de sua dieta. (Para saber mais sobre a proteína, consulte o capítulo 17.) Em vez disso, modere a quantidade em sua dieta, ajustando-a entre 20% e 30% do seu total de calorias.

Dietas com teor excessivamente alto de proteínas não são aconselhadas e são difíceis de seguir, uma vez que as proteínas raramente são ingeridas isoladamente. Alimentos que contêm proteína, como laticínios ou carne, normalmente contam com quantidades significativas de gordura. Proteínas vegetais, como legumes, normalmente conta com quantidades significativas de carboidrato. Portanto, dietas com teor extremamente alto de proteína, geralmente, são muito desagradáveis. Elas tendem a ser baseadas em claras de ovo e carnes muito magras. Obviamente, é difícil seguir dietas tão limitadas. Algumas pessoas que fazem dietas substituem refeições por *shakes*, barras ou pós de proteínas, que, na verdade, são apenas "comidas falsas" altamente processadas. Optifast, Slim-Fast, Ensure e Boost são apenas alguns exemplos em um mercado lotado de ladrões nutricionais. Esses produtos não produzem perda de peso duradoura e são feitos para manter você dependente das misturas processadas deles.

Etapa 4: Aumente seu consumo de gorduras naturais

Dos três principais macronutrientes (carboidratos, proteínas e gorduras), a gordura alimentar é a que menos provavelmente estimulará a insulina. Portanto, inerentemente, a gordura alimentar não engorda, mas tem um potencial protetor. (Para saber mais sobre a gordura como um fator protetor, consulte o capítulo 18.) Ao escolher as gorduras, esforce-se para obter uma proporção maior de gorduras naturais. Gorduras naturais e não processadas incluem azeite de oliva, manteiga, óleo de coco, sebo de carne bovina e banha de porco. Os óleos vegetais altamente processados, com alto teor de ácidos graxos inflamatórios ômega 6, podem apresentar alguns efeitos nocivos à saúde.

Muito conhecida como sendo saudável, a dieta mediterrânea tem alto teor de ácido oleico, as gorduras monoinsaturadas contidas no azeite de oliva. As olivas (azeitonas) são nativas da região mediterrânea, e o azeite de oliva tem sido produzido desde 4.500 a.C. O fruto maduro da oliva é esmagado até formar uma pasta, e o óleo é extraído com o uso de uma prensa. O termo "virgem" refere-se ao óleo que é extraído apenas com o uso desses meios mecânicos e é certamente a melhor escolha. Outros graus de óleo dependem de métodos químicos e devem ser evitados. Óleos "refinados" usam produtos químicos e alta temperatura para extrair o óleo e neutralizar sabores desagradáveis, permitindo que os produtores usem olivas de pior qualidade. O azeite de oliva extravirgem não é refinado, contém notas frutadas e atende a determinados padrões de qualidade.

Os benefícios à saúde do azeite de oliva são conhecidos há muito tempo. O azeite de oliva contém grandes quantidades de antioxidantes, incluindo polifenóis e oleocantal[41], que apresenta propriedades anti-inflamatórias. Entre seus supostos benefícios, está a redução de inflamação, do colesterol[42], da coagulação sanguínea[43] e da pressão arterial[44]. Em conjunto, essas possíveis propriedades podem reduzir o risco global de doença cardiovascular, incluindo de ataques cardíacos e derrames[45].

O calor e a luz causam oxidação e, portanto, o azeite de oliva deve ser guardado em um local frio e escuro. Os recipientes de vidro verde escuro reduzem a penetração da luz para ajudar a preservar o azeite. Os azeites de oliva suaves passam por uma fina filtração para remover grande parte do sabor, aroma e cor.

---

41. Patrick, L.; Uzick, M. *Cardiovascular disease: C-reactive protein and the inflammatory disease paradigm: HMG-CoA reductase inhibitors, alpha-tocopherol, red yeast rice, and olive oil polyphenols. A review of the literature* [Doença cardiovascular: proteína C reativa e paradigma da doença inflamatória: inibidores da HMG-CoA redutase, alfa-tocoferol, arroz de fermento vermelho e polifenóis de azeite. Uma revisão da literatura]. Alternative Medicine Review, jun. 2001, 6(3):248-71.
42. Aviram, M.; Eias, K. *Dietary olive oil reduces low-density lipoprotein uptake by macrophages and decreases the susceptibility of the lipoprotein to undergo lipid peroxidation* [O azeite dietético reduz a absorção de lipoproteínas de baixa densidade por macrófagos e diminui a susceptibilidade da lipoproteína a submeter a peroxidação lipídica]. Ann. Nutr. Metab., 1993; 37(2):75-84.
43. Smith, R. D. et al. *Long-term monounsaturated fatty acid diets reduce platelet aggregation in healthy young subjects* [As dietas de ácidos graxos monoinsaturados de longo prazo reduzem a agregação de plaquetas em indivíduos jovens saudáveis]. Br. J. Nutr., set. 2003, 90(3):597-606.
44. Ferrara, L. A. et al. *Olive oil and reduced need for antihypertensive medications* [Azeite e necessidade reduzida de medicamentos anti-hipertensivos]. Arch. Intern. Med., 27 mar. 2000, 160(6):837-42.
45. Martínez-González, M. A. et al. *Olive oil consumption and risk of CHD and/or stroke: a meta-analysis of case-control, cohort and intervention studies* [Consumo de óleo de oliva e risco de CHD e/ou acidente vascular cerebral: uma meta-análise de casos-controle, coorte e estudos de intervenção]. Br. J. Nutr., jul. 2014, 112(2):248-59.

Esse processo torna-o mais adequado para o cozimento, onde o aroma frutado não é desejado.

Castanhas também são importantes na dieta mediterrânea. Evitadas por muito tempo em razão do seu alto teor de gordura, foram reconhecidas por apresentarem benefícios significativos à saúde. Além das gorduras saudáveis, as castanhas têm um teor naturalmente alto de fibras e baixo de carboidratos. Em particular, as nozes apresentam um alto teor de ácidos graxos ômega 3.

Laticínios integrais são deliciosos e podem ser apreciados sem se preocupar com os efeitos que causam obesidade. Uma análise de 29 estudos randomizados controlados[46] não demonstrou efeitos relacionados a ganho ou perda de gordura. Os laticínios integrais são associados a um risco 62% menor de diabetes tipo 2[47].

Os abacates foram recentemente reconhecidos como uma adição muito saudável e deliciosa a qualquer dieta. Com alto teor de vitaminas e teor particularmente alto de potássio, o abacate é único entre as frutas por apresentar teor muito baixo de carboidratos e alto da gordura monoinsaturada ácido oleico. Além disso, apresenta teor muito alto de fibra solúvel e insolúvel.

Etapa 5: Aumente seu consumo de fatores protetores

A fibra pode reduzir os efeitos estimuladores da insulina causados pelos carboidratos, o que a torna um dos principais fatores protetores contra obesidade. No entanto, a dieta média norte-americana está muito distante da ingestão diária recomendada. (Para saber mais sobre a fibra como um fator protetor, consulte o capítulo 16.) Diversos estudos e observações confirmaram os efeitos associados à redução do peso provenientes da fibra alimentar. Alimentos integrais naturais contêm muita fibra, que normalmente é removida durante o processamento. Frutas, frutas silvestres, vegetais, grãos integrais, linhaça, chia, feijões, milho, castanhas, aveia e sementes de abóbora contêm muita fibra.

O glucomanano é uma fibra alimentar solúvel, fermentável e altamente viscosa proveniente de um arbusto tipicamente asiático (inhame-elefante, da espécie *Amorphophallus paeoniifolius*). O glucomanano pode absorver até 50 vezes seu peso em água, tornando-o uma das fibras alimentares mais viscosas conhecidas[48]. O tubérculo do inhame-elefante tem sido usado há séculos como um fitoterápico e para preparar alimentos tradicionais, como a geleia de inhame-elefante, *tofu* e massas.

O vinagre também é um fator protetor. Usado em muitos alimentos tradicionais, ele pode ajudar a reduzir picos de insulina. Os italianos geralmente comem pão

---

46. Chen, M.; Pan, A.; Malik, V. S.; Hu, F. B. *Effects of dairy intake on body weight and fat: a meta-analysis of randomized controlled trials* [Efeitos da ingestão de lácteos sobre o peso corporal e a gordura: uma meta-análise de ensaios clínicos randomizados]. *Am. J. Clin. Nutr.*, out. 2012, 96(4):735-47.
47. Mozaffarian, D. et al. *Trans-palmitoleic acid, metabolic risk factors, and new-onset diabetes in U.S. adults: a cohort study* [Ácido trans-palmitoleico, fatores de risco metabólicos e diabetes de novo aparecimento em adultos dos EUA: um estudo de coorte]. *Ann. Intern. Med.*, 21 dez. 2010, 153(12):790-9.
48. Hyman, M. *The super fiber that controls your appetite and blood sugar* [A super fibra que controla seu apetite e açúcar no sangue]. *Huffington Post* [Internet]. 29 maio 2010 (alterado em 11 nov. 2013). Disponível em: http://www.huffingtonpost.com/dr-mark-hyman/fiber-health-the-super-fi_b_594153.html Acesso em: 6 abr. 2015.

mergulhado em óleo ou vinagre – um exemplo excelente da ingestão de comidas com alto teor de carboidratos junto com fatores protetores. O vinagre é adicionado ao arroz do *sushi*, o que reduz seu índice glicêmico em 20% a 40%[49]. Peixe com batatas fritas (*fish and chips*) são frequentemente consumidos com vinagre de malte. O vinagre de maçã pode ser diluído com um pouco de água.

A última peça do quebra-cabeça

Existem cinco etapas básicas na perda de peso:
1. Reduzir seu consumo de açúcares adicionados.
2. Reduzir seu consumo de grãos refinados.
3. Moderar seu consumo de proteínas.
4. Aumentar seu consumo de gorduras naturais.
5. Aumentar seu consumo de fibras e vinagre.

Com relação à pergunta sobre o que comer, você provavelmente já sabe a resposta. A maioria das dietas são muito semelhantes entre elas. Há muito mais concordância do que divergência. Elimine açúcar e grãos refinados. Coma mais fibras. Coma mais vegetais. Coma alimentos orgânicos. Coma mais refeições feitas em casa. Evite *fast-food*. Coma comidas integrais não processadas. Evite corantes e aromatizantes artificiais. Evite comidas processadas ou para micro-ondas. Não importa se você segue a dieta com baixo teor de carboidrato, com poucas calorias, de South Beach, de Atkins ou alguma outra dieta da moda; o conselho é muito semelhante. Claro, existem especificidades em cada dieta, particularmente no que diz respeito às gorduras alimentares, mas elas tendem a concordar mais do que discordar. Então, por que há tanta controvérsia?

Concordância não vende livros ou revistas. Nós sempre precisamos "descobrir" o último e melhor "superalimento": açaí, quinoa ou precisamos "descobrir" o último e maior vilão dos alimentos: açúcar, trigo, gordura, carboidratos, calorias. A revista *Vogue* não tem manchetes como "O conselho nutricional que você já conhecia!".

Todas as dietas funcionam em curto prazo. Mas ignoramos o problema de longo prazo da resistência à insulina. Existe mais uma peça do quebra-cabeça – uma solução encontrada há séculos. Uma prática que foi consagrada na sabedoria nutricional de praticamente todas as populações do planeta. Uma tradição que rapidamente foi extinta.

Essa tradição é o assunto do próximo capítulo.

---

49. Sugiyama, M. et al. *Glycemic index of single and mixed meal foods among common Japanese foods with white rice as a reference food* [Índice glicêmico de alimentos de farinha única e mista entre alimentos japoneses comuns com arroz branco como alimento de referência]. *Euro. J. Clin. Nutr.*, jun. 2003, 57(6):743-52. DOI:10.1038/sj.ejcn.1601606 Acesso em: 6 abr. 2015.

(20)

QUANDO COMER

Não há nada novo, exceto o que já foi esquecido.

Maria Antonieta

Uma dieta em longo prazo é inútil. Depois da perda inicial, a temida estabilização aparece, e é seguida pela mais temida ainda recuperação do peso. O corpo reage à perda de peso tentando retornar ao seu ponto de ajuste do peso corporal original. Esperamos que o ponto de ajuste do peso corporal diminua com o tempo, mas a redução esperada não se materializa. Mesmo se comermos tudo corretamente, nossos níveis de insulina continuam elevados.

Entretanto, temos tratado de apenas metade do problema. A perda de peso é, na realidade, um processo de duas etapas. *Dois* fatores importantes mantêm nossa insulina em um nível alto. O primeiro é a comida que comemos, que normalmente é o que mudamos quando começamos uma dieta. Mas nós falhamos ao tratar do outro fator: o problema de longo prazo da resistência à insulina. Esse problema refere-se ao horário das refeições.

A resistência à insulina mantém nossos níveis de insulina elevados. A insulina elevada mantém nosso ponto de ajuste do peso corporal alto. Inexoravelmente, nosso ponto de ajuste do peso corporal alto acaba com os esforços da perda de peso. Começamos a sentir mais fome. Nosso metabolismo (ou seja, nosso gasto total de energia) diminui de maneira implacável até que cai para níveis inferiores ao nosso consumo de energia. Nosso peso se estabiliza e volta impiedosamente ao ponto de ajuste do peso corporal original, mesmo se mantivermos a dieta. Claramente mudar o que comemos nem sempre é suficiente.

Para suceder, devemos quebrar o ciclo de resistência à insulina. Mas como? A reação instintiva do organismo à resistência à insulina é aumentar os níveis de insulina, o que, por sua vez, cria mais resistência à insulina. Para quebrar o ciclo de resistência à insulina, devemos ter períodos recorrentes de níveis muito *baixos* de insulina. (Lembre-se que a resistência depende da presença de níveis persistentes e altos.)

Mas como podemos induzir nosso organismo a um estado temporário de níveis muito baixos de insulina?

Sabemos que comer os alimentos adequados evita níveis elevados, mas isso não ajuda a reduzi-los. Alguns alimentos são melhores que outros; no entanto, todos os alimentos aumentam a produção de insulina. Se todos os alimentos aumentam a insulina, a única forma de diminui-la é se abster totalmente de comida?

A resposta que procuramos é, em uma palavra, o jejum.

Quando falamos sobre quebrar a resistência à insulina e perder peso, falamos sobre jejuns intermitentes de 24 a 36 horas. Um plano prático para fazer esses jejuns encontra-se no apêndice B. O restante desse capítulo será dedicado a questões de saúde relativas ao jejum, que, conforme a pesquisa nos mostra, é uma prática benéfica.

Jejum: um antigo remédio

Em vez de buscar alguma dieta milagrosa, exótica e inédita para nos ajudar a quebrar a resistência à insulina, devemos nos concentrar em uma tradição antiga de cura comprovada. O jejum é um dos remédios mais antigos da história humana e tem sido parte da prática de quase todas as culturas e religiões do planeta.

Sempre que mencionamos o jejum, é muito comum recebermos a mesma reação indignada: regime de fome? Essa é a resposta? Não. Jejuar é completamente diferente. O regime de fome, ou a inanição, é a ausência *involuntária* de alimentos. Não é deliberada ou controlada. Pessoas famintas não sabem quando e onde terão sua próxima refeição. O jejum, no entanto, é a ausência *voluntária* de alimentos para fins espirituais, de saúde ou outros motivos. O jejum pode ser feito durante qualquer período, de algumas horas a alguns meses. Em certo sentido, o jejum faz parte da nossa rotina. O café da manhã em inglês, "*breakfast*", significa quebrar o jejum, ou "des-jejum" – o que fazemos diariamente.

Como uma tradição de cura, o jejum tem uma longa história. Hipócrates de Kos (aprox. 460-370 a.C.) é considerado por muitos o pai da medicina moderna. Entre os tratamentos que ele prescreveu e preferiu, encontra-se o jejum e o consumo de vinagre de maçã. Hipócrates escreveu: "Comer quando você está doente é alimentar sua doença." O escritor grego antigo e historiador Plutarco (aprox. 46-120 d.C.) também refletiu esses sentimentos. Ele escreveu: "Em vez de usar remédios, é melhor jejuar hoje." Platão e seu estudante Aristóteles também foram apoiadores convictos do jejum.

Os gregos antigos acreditavam que o tratamento médico poderia ser descoberto por meio da observação da natureza. Os seres humanos, assim como muitos animais, não comem quando adoecem. Pense na última vez que você teve um resfriado. Provavelmente, a última coisa que você gostaria de fazer era comer. Jejuar parece uma resposta humana universal a diversas formas de doenças e está conectada à herança humana, tão antiga quanto a própria humanidade. O jejum é, de certa forma, um instinto.

Os gregos antigos acreditavam que o jejum melhorava suas habilidades cognitivas. Pense na última vez que você fez uma grande ceia de Natal. Você se sentiu cheio de energia e mentalmente alerta depois? Ou sentiu sono e um pouco atordoado? A segunda opção parece mais provável. O sangue é desviado para o seu sistema digestivo para lidar com o grande influxo de comida, deixando menos sangue disponível para o funcionamento cerebral. O jejum faz o oposto, deixando mais sangue para seu cérebro.

Outros gigantes intelectuais também foram grandes proponentes do jejum. Paracelso (1493-1541), o fundador da toxicologia e um dos três pais da medicina ocidental moderna (junto com Hipócrates e Galeno), escreveu: "O jejum é o maior dos remédios, é o médico interior." Benjamin Franklin (1706-1790), um dos pais fundadores dos Estados Unidos da América e reconhecido por seu grande conhecimento, certa vez escreveu sobre o jejum: "O melhor de todos os remédios é o repouso e o jejum."

O jejum para fins espirituais é amplamente praticado e continua sendo parte de quase todas as grandes religiões no mundo. Jesus Cristo, Buda e o profeta Maomé tinham a mesma crença no poder do jejum. Em termos espirituais, é frequentemente chamado de limpeza ou purificação; em termos práticos, é a mesma coisa. A prática do jejum se desenvolveu de forma independente entre as diferentes religiões e culturas, não como algo nocivo, mas como algo profundamente e intrinsicamente benéfico ao corpo e espírito humano[1]. No budismo, a comida é frequentemente consumida apenas na parte da manhã, e os seguidores jejuam diariamente do meio-dia até a manhã seguinte. Além disso, pode haver vários jejuns de apenas água durante dias ou semanas. Cristãos ortodoxos gregos podem seguir vários jejuns durante 180-200 dias do ano. O dr. Ancel Keys geralmente considera Creta o símbolo da dieta mediterrânea saudável. No entanto, havia um fator criticamente importante que ele ignorou completamente. A maior parte da população de Creta seguia a tradição ortodoxa grega do jejum.

Os muçulmanos jejuam do nascer do sol até o pôr-do-sol durante o mês sagrado do Ramadã. O profeta Maomé também encorajou o jejum todas as semanas de segunda a quinta-feira. O Ramadã difere de muitos protocolos de jejum porque líquidos, e não os alimentos, são proibidos. Assim, os praticantes desse tipo particular de jejum passam por um período de leve desidratação. Além disso, uma vez que comer é permitido antes do nascer do sol e depois do pôr do sol, estudos recentes[2] indicam que a ingestão calórica diária, na verdade, aumenta significativamente durante esse período. O consumo excessivo, particularmente de carboidratos altamente refinados, antes do nascer do sol e depois do pôr do sol, anula grande parte dos benefícios do jejum.

---

1. Arbesmann, R. *Fasting and prophecy in pagan and Christian antiquity [Jejum e profecia na antiguidade pagã e cristã]*. Traditio., 1951; 7:1-71.
2. Lamine, F. et al. *Food intake and high density lipoprotein cholesterol levels changes during Ramadan fasting in healthy young subjects [A ingestão de alimentos e os níveis de colesterol de lipoproteínas de alta densidade mudam durante o jejum do Ramadã em indivíduos jovens saudáveis]*. Tunis. Med., out. 2006, 84(10):647-650.

A resposta do corpo ao jejum

A glicose e a gordura são as principais fontes de energia do corpo. Quando a glicose não está disponível, o corpo se ajusta para usar gordura, sem qualquer prejuízo à saúde. Essa compensação é uma parte natural da vida. A escassez periódica de comida sempre fez parte da história dos seres humanos, e nossos corpos desenvolveram processos para lidar com esse fato da vida paleolítica. A transição do estado alimentado para o estado de jejum ocorre em várias etapas[3]:

Alimentação: durante as refeições, os níveis de insulina aumentam. Isso permite a absorção de glicose por tecidos como o músculo ou cérebro para uso direto como energia. O excesso de glicose é armazenado como glicogênio no fígado.

A fase pós-absorção (seis a 24 horas após o início do jejum): os níveis de insulina começam a cair. A quebra do glicogênio libera glicose para energia. Os depósitos de glicogênio duram aproximadamente 24 horas.

Gliconeogênese (24 horas a dois dias): o fígado fabrica nova glicose a partir de aminoácidos e glicerol. Em pessoas não diabéticas, os níveis de glicose caem, mas permanecem dentro da faixa normal.

Cetose (um a três dias após o início do jejum): a forma de armazenamento de gordura, os triglicerídeos, é decomposta na espinha dorsal de glicerol e três cadeias de ácidos graxos. O glicerol é usado para gliconeogênese. Ácidos graxos podem ser usados diretamente para produção de energia por muitos tecidos no corpo, mas não pelo cérebro. Corpos cetônicos, capazes de cruzar a barreira hematoencefálica, são produzidos a partir de ácidos graxos para ser usado pelo cérebro. As cetonas podem fornecer até 75% da energia usada pelo cérebro[4]. Os dois principais tipos de cetonas produzidas são o beta hidroxibutirato e o acetoacetato, que podem aumentar em mais de 70 vezes durante o jejum[5].

Fase de conservação de proteínas (após cinco dias): altos níveis de hormônio do crescimento mantêm a massa muscular e os tecidos magros. A energia para manutenção do metabolismo basal é quase totalmente obtida pelo uso de ácidos graxos livres e cetonas. Os níveis elevados de norepinefrina (adrenalina) evitam a diminuição da taxa metabólica.

O corpo humano é bem adaptado para lidar com a ausência de comida. O que estamos descrevendo aqui é o processo ao qual o corpo é submetido para passar da queima de glicose (em curto prazo) para queima de gordura (em longo prazo). A gordura é simplesmente a energia de alimentos armazenada no organismo. Em tempos de escassez de comida, o alimento armazenado (gordura) é naturalmente liberado para preencher esse vácuo. O corpo não "queima músculo" para se alimentar até que todos os depósitos de gordura sejam usados.

---

3. Felig, P. Starvation. In: DeGroot, L. J.; Cahill, G. F. Jr. et al. (ed.). *Endocrinology*: v. 3. Nova York: Grune & Stratton, 1979. pp. 1927–40.
4. Coffee, C. J. *Quick Look: Metabolism*. Hayes Barton Press, 2004. p. 169.
5. Owen, O. E.; Felig, P. *Liver and kidney metabolism during prolonged starvation* [Metabolismo do fígado e do rim durante a fome prolongada]. *J. Clin. Invest.*, mar. 1969, 48:574-83.

É essencial observar que todas essas alterações adaptativas benéficas não ocorrem na estratégia de dieta de redução calórica.

Como nossos hormônios se adaptam ao jejum

Insulina

O jejum é a estratégia mais eficiente e coerente para diminuir os níveis de insulina, um fato observado pela primeira vez décadas atrás[6] e amplamente aceito como verdadeiro. Todos os alimentos aumentam a insulina; portanto, o método mais eficaz para reduzir a insulina é evitar todos os alimentos. Os níveis de glicemia permanecem normais conforme o corpo passa a queimar gordura para obter energia. Esse efeito ocorre com períodos de jejum de 24 a 36 horas. Jejuns mais prolongados reduzem a insulina ainda mais dramaticamente. Recentemente, o jejum de dias alternados foi estudado como uma técnica aceitável para redução dos níveis de insulina[7].

O jejum regular, ao reduzir rotineiramente os níveis de insulina, demonstrou melhorar significativamente a sensibilidade à insulina[8]. Esse achado é a peça que faltava no quebra-cabeça da perda de peso. A maioria das dietas restringe o consumo de alimentos que causam a secreção de insulina, mas não trata da resistência à insulina. Você perde peso inicialmente, mas a resistência à insulina mantém seus níveis de insulina e o ponto de ajuste do peso corporal altos. Ao jejuar, você pode reduzir de forma eficaz a resistência à insulina de seu corpo, uma vez que ela precisa de níveis persistentes e altos.

A insulina causa retenção de água e sal no rim; portanto, a redução dos níveis de insulina remove o excesso de sal e água do corpo. O jejum é frequentemente acompanhado de uma perda de peso inicial e rápida. Durante os cinco primeiros dias, a perda de peso atinge uma média de 900 gramas por dia, excedendo muito a perda que poderia se esperar com a restrição calórica, e isso é provavelmente decorrente da diurese. A diurese reduz o inchaço e pode reduzir um pouco a pressão arterial.

Hormônio do crescimento

O hormônio do crescimento é conhecido por aumentar a disponibilidade e a utilização das gorduras como combustível. Ele também ajuda a preservar a massa

---

6. Merrimee, T. J.; Tyson, J. E. *Stabilization of plasma glucose during fasting: normal variation in two separate studies* [Estabilização da glicemia plasmática durante o jejum: variação normal em dois estudos separados]. *N. Engl. J. Med.*, 12 dez. 1974, 291(24):1275-8.
7. Heilbronn, L. K. *Alternate-day fasting in nonobese subjects: effects on body weight, body composition, and energy metabolismo* [Jejum de dias alternados em indivíduos não obesos: efeitos sobre o peso corporal, composição corporal e metabolismo energético]. *Am. J. Clin. Nutr.*, 2005, 81:69-73.
8. Halberg, N. *Effect of intermittent fasting and refeeding on insulin action in healthy men* [Efeito do jejum intermitente e realimentação na ação da insulina em homens saudáveis]. *J. Appl. Physiol.*, dez. 1985, 99(6):2128-36.

muscular e a densidade óssea[9]. É difícil medir a secreção de hormônio do crescimento com precisão em razão da sua liberação intermitente, mas ela diminui de forma constante com a idade. Um dos estímulos mais potentes para a secreção de hormônio do crescimento é o jejum[10]. Durante um período de jejum de cinco dias, a secreção de hormônio do crescimento mais do que duplica. O efeito fisiológico final é a manutenção do tecido muscular e ósseo durante o período de jejum.

Adrenalina
O jejum aumenta os níveis de adrenalina, a partir de aproximadamente 24 horas. Quarenta e oito horas de jejum produzem um aumento de 3,6% na taxa metabólica[11], não a temida diminuição do metabolismo tão frequentemente observada nas estratégias de redução calórica. Em resposta a um jejum de quatro dias[12], o gasto de energia em repouso aumentou até 14%. Em vez de diminuir o metabolismo, o corpo o aumenta. Acredita-se que isso aconteça para que tenhamos mais energia para sair e encontrar mais comida.

Eletrólitos
Muitas pessoas se preocupam com o fato de que o jejum possa causar desnutrição, mas essa preocupação é indevida. Os depósitos de gordura no corpo são, para a maioria de nós, suficientes para as necessidades do nosso corpo. Mesmo estudos de jejum prolongado não encontraram evidências de desnutrição ou deficiência de micronutrientes. Os níveis de potássio podem diminuir levemente, mas até dois meses de jejum contínuo não diminuíram os níveis para abaixo do normal, mesmo sem o uso de suplementos[13]. Observe que esse período de jejum é muito maior que o geralmente recomendado sem supervisão médica.

Os níveis de magnésio, cálcio e fósforo durante o jejum permanecem estáveis[14] – presumivelmente, em virtude dos grandes depósitos desses minerais nos ossos. Noventa e nove porcento do cálcio e do fósforo em nosso corpo encontram-se armazenados nos ossos. Um suplemento multivitamínico fornecerá a quantidade diária recomendada de micronutrientes. Em um caso, um jejum terapêutico de 382 dias foi mantido apenas com um multivitamínico, sem efeito nocivo sobre a saúde

---

9. Rudman, D. et al. *Effects of human growth hormone in men over 60 years old* [Efeitos do hormônio do crescimento humano em homens com mais de 60 anos]. *N. Engl. J. Med.*, 5 jul. 1990, 323(1):1-6.
10. Ho, K. Y. et al. *Fasting enhances growth hormone secretion and amplifies the complex rhythms of growth hormone secretion in man* [O jejum aumenta a secreção do hormônio do crescimento e amplifica os ritmos complexos da secreção do hormônio do crescimento no homem]. *J. Clin. Invest.*, abr. 1988, 81(4):968-75.
11. Drenick, E. J. et al. *Prolonged starvation as treatment for severe obesity* [Prolongada fome como tratamento para obesidade severa]. *JAMA*, 11 jan. 1964, 187:100-5.
12. Felig, P. Starvation. In: DeGroot, L. J.; Cahill, G. F. Jr. et al. (eds.). *Endocrinology*: v. 3. Nova York: Grune & Stratton, 1979. pp. 1927-40.
13. Drenick, E. J. *The effects of acute and prolonged fasting and refeeding on water, electrolyte, and acid-base metabolism* [Os efeitos do jejum agudo e prolongado e da realimentação no metabolismo ácido, eletrolítico e ácido-base]. In: Maxwell, M. H.; Kleeman, C. R. (eds.). *Clinical disorders of fluid and electrolyte metabolism*. 3.ed. Nova York: McGraw-Hill, 1979.
14. Kerndt, P. R. et al. *Fasting: the history, pathophysiology and complications* [A jejum: história, fisiopatologia e complicações]. *West. J. Med.*, nov. 1982, 137(5):379-99.

do indivíduo. Na realidade, esse homem se sentiu muito bem durante todo o período[15]. Não houve episódios de hipoglicemia, uma vez que os açúcares no sangue se mantiveram dentro da faixa normal. A única preocupação pode ser uma discreta elevação do ácido úrico, que foi descrita no jejum[16].

Mitos sobre o jejum

Diversos mitos sobre o jejum foram repetidos tão frequentemente que são percebidos como verdades absolutas. Pense sobre eles:

- O jejum fará com que você perca músculo ou queime proteína;
- O cérebro precisa de glicose para funcionar;
- O jejum o coloca em modo de regime de fome e diminui o metabolismo basal;
- O jejum vai acabar com você por causa da fome;
- O jejum fará você comer em excesso quando voltar a se alimentar;
- O jejum priva o corpo de nutrientes;
- O jejum causa hipoglicemia.

É loucura.

Se esses mitos fossem verdade, nenhum de nós estaria vivo hoje. Pense sobre as consequências da queima de músculo para obter energia. Durante invernos prolongados, houve muitos dias em que não havia comida disponível. Depois do primeiro episódio, você estaria muito fraco. Depois de vários episódios repetidos, você estaria tão fraco que não conseguiria caçar ou coletar comida. Os seres humanos nunca teriam sobrevivido como uma espécie. Uma pergunta melhor seria: por que o corpo humano armazenaria energia como gordura se planejou queimar proteína em seu lugar? Evidentemente, a resposta é que ele não queima músculo na ausência de comida. Trata-se apenas de um mito.

O modo de regime de fome, como é popularmente conhecido, é um monstro misterioso que sempre aparece para nos amedrontar, mesmo quando pulamos uma única refeição. Isso é simplesmente absurdo. A degradação do tecido muscular acontece em níveis extremamente baixos de gordura corporal – aproximadamente 4% – o que não é algo preocupante para a maioria das pessoas. Nesse ponto, não existe mais gordura no corpo para ser mobilizada para obtenção de energia, e o tecido magro é consumido. O corpo humano evoluiu para sobreviver a períodos episódicos de fome. A gordura é energia armazenada, e o músculo é tecido funcional. A gordura é queimada antes. Essa situação é semelhante a guardar uma grande quantidade de lenha, mas, em vez de usá-la, decidir queimar seu sofá. Não faz sentido. Por que

---

15. Stewart, W. K.; Fleming, L. W. *Features of a successful therapeutic fast of 382 days' duration* [Características de um jejum terapêutico bem-sucedido de 382 dias de duração]. *Postgrad. Med. J.*, mar. 1973, 49(569):203-9.
16. Lennox, W. G. Increase of uric acid in the blood during prolonged starvation [Aumento do ácido úrico no sangue durante a fome prolongada]. *JAMA*, 23 fev. 1924, 82(8):602-4

supomos que nosso corpo é tão burro? O corpo preserva massa muscular até que os depósitos de gordura baixem de forma que não haja outra escolha.

Os estudos de jejum de dias alternados, por exemplo, demonstram que a preocupação em relação à perda de músculo é indevida[17]. O jejum de dias alternados durante 70 dias reduz o peso corporal em 6%, mas a massa de gordura diminuiu 11,4%. A massa magra (incluindo músculo e osso) não mudou. Melhoras significativas foram observadas nos níveis de colesterol LDL e de triglicerídeos. O hormônio do crescimento aumentou para manter a massa muscular. Estudos com consumo de uma refeição por dia[18] constataram perda de gordura significativamente maior, em comparação ao consumo de três refeições por dia, mesmo com a mesma ingestão calórica. Não foi encontrada evidência significativa de perda muscular.

Existe outro mito persistente que diz que células do cérebro precisam de açúcar para funcionar corretamente. Isso não é verdade. Os cérebros humanos, únicos entre os animais, podem usar cetonas como a principal fonte de combustível durante períodos prolongados de regime de fome, permitindo a conservação de proteína, como o músculo esquelético. Novamente, pense sobre as consequências se a glicose fosse absolutamente necessária para a sobrevivência: os seres humanos não teriam sobrevivido. Depois de 24 horas, a glicose acaba. Se nossos cérebros não tivessem alternativa, viraríamos idiotas cheios de gordura e nossos cérebros desligariam. Nossa inteligência, nossa única vantagem contra os animais selvagens, começaria a desaparecer. A gordura é o único meio de armazenar a energia dos alimentos em nosso corpo em longo prazo; ele usa glicose/glicogênio em curto prazo. Quando os depósitos de curto prazo acabam, o corpo passa a usar os depósitos de longo prazo sem problema. A gliconeogênese hepática oferece a pequena quantidade de glicose necessária.

O outro mito persistente do modo de regime de fome é o de que ele faz com que nosso metabolismo basal diminua muito e que nossos corpos se desliguem. Se essa resposta fosse verdadeira, ela seria uma grande desvantagem para a sobrevivência da espécie humana. Se o regime de fome periódico fizesse com que nosso metabolismo diminuísse, teríamos menos energia para caçar e coletar alimentos. Com menos energia, teríamos menos chance de encontrar comida. Assim, com o passar dos dias, ficaríamos mais fracos, com menos chances ainda de encontrar comida – um ciclo vicioso, sem chances de sobrevivência. Não faz sentido. Na verdade, não existem espécies animais, incluindo os seres humanos, que evoluíram para precisar de três refeições por dia, todos os dias.

Não tenho certeza de onde surgiu esse mito. A restrição calórica diária, de fato, causa diminuição do metabolismo; logo, algumas pessoas presumiram que esse efeito seria amplificado se a ingestão de comida caísse para zero. Isso não acontece. A diminuição da ingestão de alimentos é acompanhada pela diminuição do gasto de energia.

---

17. Bhutani, S. *et al. Improvements in coronary heart disease risk indicators by alternate-day fasting involve adipose tissue modulations* [*As melhorias nos indicadores de risco de doença coronária por jejum de dia alternativo envolvem modulações de tecido adiposo*]. *Obesity*, nov. 2010, 18(11):2152-9.

18. Stote, K. S. *et al. A controlled trial of reduced meal frequency without caloric restriction in healthy, normal--weight, middle-aged adults* [*Um teste controlado de freqüência reduzida de refeição sem restrição calórica em adultos saudáveis, de peso normal e de meia idade*]. *Am. J. Clin. Nutr.*, abr. 2007, 85(4):981-8.

No entanto, se a ingestão de alimentos for igual a zero, o corpo passa a retirar energia da comida armazenada (gordura). Essa estratégia aumenta significativamente a disponibilidade de "comida", que é acompanhada por um aumento do gasto de energia.

Então, o que aconteceu no Experimento de Regime de Fome de Minnesota (consulte o capítulo 3)? Esses participantes não estavam jejuando, mas estavam consumindo uma dieta com poucas calorias. As adaptações hormonais ao jejum não puderam acontecer. A adrenalina não estava alta para manter o gasto de energia total. O hormônio do crescimento não estava alto para manter a massa muscular magra. Cetonas não foram produzidas para alimentar o cérebro.

Medições fisiológicas detalhadas demonstraram que o gasto de energia total encontra-se *aumentado* durante um jejum[19]. Vinte e dois dias de jejum de dias alternados não causam diminuição mensurável do gasto de energia total. Não houve modo de regime de fome. Não houve diminuição do metabolismo. A oxidação de gordura aumentou 58%, enquanto a oxidação de carboidratos diminuiu 53%. O corpo começou a transição da queima de açúcar para a queima de gordura, sem queda geral da energia. Na realidade, quatro dias de jejum contínuo aumentaram o gasto de energia total em 12%[20]. Os níveis de norepinefrina (adrenalina) aumentaram 117% para manter a energia. Os ácidos graxos aumentaram mais de 370%, conforme o corpo passou a queimar gordura. A insulina diminuiu 17%. Os níveis de glicemia caíram discretamente, mas permaneceram dentro da faixa normal.

Sempre há preocupações com o fato de que o jejum possa provocar alimentação excessiva. Estudos de ingestão calórica demonstram um discreto aumento na refeição seguinte. Depois de um dia de jejum, a ingestão calórica média aumentou de 2.436 para 2.914. Mas, durante todo o período de dois dias, ainda houve um déficit líquido de 1.958 calorias. As calorias extras no dia posterior ao jejum nem chegaram perto de compensar a falta de calorias do dia de jejum[21]. A experiência pessoal em nossa clínica demonstra que o apetite tende a *diminuir* durante o jejum.

Jejum: casos extremos e diferenças entre os sexos

Em 1960, o dr. Garfield Duncan do Hospital da Pennsylvania, na Filadélfia, descreveu sua experiência com o uso de jejum intermitente no tratamento de 107 indivíduos

---

19. Heilbronn, L. K. *Alternate-day fasting in nonobese subjects: effects on body weight, body composition, and energy metabolismo* [*Jejum de dias alternativos em indivíduos não obesos: efeitos sobre o peso corporal, composição corporal e metabolismo energético*]. Am. J. Clin. Nutr., 2005, 81:69-73.
20. Zauner, C. *Resting energy expenditure in short-term starvation is increased as a result of an increase in serum norepinephrine* [*O aumento do gasto energético em fome a curto prazo é aumentado como resultado de um aumento na norepinefrina sérica*]. Am. J. Clin. Nutr., jun. 2000, 71(6):1511-5.
21. Stubbs, R. J. et al. *Effect of an acute fast on energy compensation and feeding behaviour in lean men and women* [*Efeito de um rápido agudo sobre compensação de energia e comportamento de alimentação em homens e mulheres magros*]. Int. J. Obesity, dez. 2002, 26(12):1623-8.

obesos. Os indivíduos que não conseguiram perder peso com restrição calórica perderam a esperança e concordaram em tentar o jejum.

Um paciente (W.H.) começou pesando 147 kg e tomava três comprimidos para pressão arterial. Durante os 14 dias seguintes, ele não comeu nada, exceto água, chá, café e um multivitamínico. Ele achou os dois primeiros dias difíceis, mas, para sua surpresa, sua fome simplesmente desapareceu. Depois de perder 11 quilos nos primeiros 14 dias, ele continuou com períodos de jejum menores, perdendo um total de 37 quilos nos seis meses seguintes.

Provavelmente o mais surpreendente foi a sua sensação de vigor durante o período prolongado de jejum[22]. O dr. Duncan escreveu: "Um sentimento de bem-estar foi associado ao jejum"[23]. Embora muitos esperem que o período de jejum seja extremamente difícil, os médicos observaram exatamente o oposto. O dr. E. Drenick escreveu: "O aspecto mais impressionante desse estudo foi a facilidade com que o regime de fome prolongado foi tolerado"[24]. Outros descreveram a sensação de leve euforia[25], que contrasta claramente com a fome constante, fraqueza e frio sentidos pela maioria dos praticantes de dietas com poucas calorias, conforme meticulosamente detalhado no Experimento de Regime de Fome de Minnesota. Essas experiências refletem nossa própria experiência clínica na Clínica de Administração de Dietas Intensivas com centenas de pacientes.

Os médicos defendiam o jejum em meados de 1800[26]. Na medicina moderna, referências ao jejum podem ser encontradas até 1915[27], mas, depois disso, ele pareceu cair em desuso. Em 1951, dr. W. L. Bloom do Hospital Piedmont, em Atlanta, "redescobriu" o jejum como um tratamento para obesidade mórbida[28]. Posteriormente, houve outros, incluindo o dr. Duncan e o dr. Drenick, que descreveram suas experiências positivas no *Jornal da Associação Médica Americana*. Em um caso extremo, em 1973, os médicos monitoraram um jejum terapêutico de 382 dias. Originalmente pesando 207 quilos, ele terminou seu jejum com 82 quilos. Não foram observadas anormalidades eletrolíticas durante todo o período, e o paciente se sentiu bem o tempo todo[29].

---

22. Duncan, G. G. Intermittent fasts in the correction and control of intractable obesity [Jejuns intermitentes na correção e controle de obesidade intratável]. *Trans. Am. Clin. Climatol. Assoc.*, 1963, 74:121-9.
23. Duncan, D. G. et al. *Correction and control of intractable obesity. Practical application of Intermittent Periods of Total Fasting* [Correção e controle de obesidade intratável. Aplicação prática de períodos intermitentes de jejum total]. *JAMA*, 1962, 181(4):309-12.
24. Drenick, E. *Prolonged starvation as treatment for severe obesity* [Fome prolongada como tratamento para obesidade severa]. *JAMA*, 11 jan. 1964, 187:100-5.
25. Thomson, T. J. et al. Treatment of obesity by total fasting for up to 249 days [Tratamento da obesidade por jejum total por até 249 dias]. *Lancet.*, 5 nov. 1966, 2(7471):992-6.
26. Kerndt, P. R. et al. *Fasting: the history, pathophysiology and complications* [Jejum: história, fisiopatologia e complicações]. *West. J. Med.*, nov. 1982, 137(5):379-99.
27. Folin, O.; Denis, W. *On starvation and obesity, with special reference to acidosis* [Sobre a fome e a obesidade, com referência especial à acidose]. *J. Biol. Chem.*, 1915; 21:183-92.
28. Bloom, W. L. *Fasting as an introduction to the treatment of obesity* [O jejum como introdução ao tratamento da obesidade]. *Metabolism.*, maio 1959, 8(3):214-20.
29. Stewart, W. K.; Fleming, L. W. *Features of a successful therapeutic fast of 382 days' duration* [Características de um jejum terapêutico bem-sucedido de 382 dias de duração]. *Postgrad. Med. J.*, mar. 1973, 49(569):203-9.

Muitas diferenças podem ser observadas no jejum entre mulheres e homens. A glicose plasmática tende a cair mais rápido em mulheres[30], e a cetose se desenvolve mais rapidamente. Com o aumento do peso corporal, no entanto, a diferença entre os sexos desaparece[31]. Vale ressaltar que a taxa de perda de peso não difere substancialmente entre homens e mulheres[32]. A experiência pessoal com centenas de homens e mulheres não me convence de qualquer diferença substancial entre os sexos, no que diz respeito ao jejum.

Jejum intermitente e redução calórica

O aspecto crucial que diferencia o jejum de outras dietas é sua natureza intermitente. As dietas falham em virtude da sua constância. A característica definidora da vida na Terra é a homeostase. Qualquer estímulo constante eventualmente encontrará uma adaptação que resiste à alteração. A exposição persistente à redução de calorias resulta em adaptação (resistência); o corpo eventualmente responde com a redução do gasto de energia total, o que resulta na temida estabilização da perda de peso e na eventual recuperação do peso.

Um estudo de 2011 comparou uma estratégia de porções controladas com uma estratégia de jejum intermitente[33]. O grupo com porções controladas reduziu as calorias diárias em 25%. Por exemplo, se uma pessoa normalmente consumia 2 mil calorias por dia, ele(a) deveria reduzir a ingestão para 1.500 calorias por dia. Durante uma semana, ele(a) deveria receber um total de 10.500 calorias de dieta tipo mediterrânea, que é geralmente reconhecida como sendo saudável. O grupo de jejum intermitente recebeu 100% de suas calorias durante cinco dias da semana; porém, nos outros dois dias, receberam apenas 25%. Por exemplo, eles receberam 2 mil calorias durante cinco dias da semana, mas, nos outros dois dias, receberiam apenas 500 – uma estrutura muito semelhante à dieta 5:2 proposta pelo dr. Michael Mosley. Durante uma semana, eles receberiam 11 mil calorias, um pouco maior do que o grupo de porções controladas.

Em seis meses, a perda de peso foi semelhante entre os dois grupos (14,3 libras, ou 6,5 quilogramas) – mas, como sabemos, em curto prazo, todas as dietas funcionam. No entanto, o grupo de jejum intermitente exibiu níveis de insulina e resistência à

---

30. Merimee, T. J.; Tyson, J. E. *Stabilization of plasma glucose during fasting: Normal variation in two separate studies* [Estabilização da glicemia plasmática durante o jejum: variação normal em dois estudos separados]. *N. Engl. J. Med.*, 12 dez. 1974, 291(24):1275-8.
31. Bloom, W. L. *Fasting ketosis in obese men and women* [Cetose de jejum em homens e mulheres obesos]. *J. Lab. Clin. Med.*, abr. 1962, 59:605-12.
32. Forbes, G. B. *Weight loss during fasting: implications for the obese* [Perda de peso durante o jejum: implicações para os obesos]. *Am. J. Clin. Nutr.*, set. 1970, 23:1212-19.
33. Harvie, M. N. et al. *The effects of intermittent or continuous energy restriction on weight loss and metabolic disease risk markers* [Os efeitos da restrição de energia intermitente ou contínua sobre os marcadores de perda de peso e risco de doença metabólica]. *Int. J. Obes.* (Lond.), maio 2011, 35(5):714-27.

insulina significativamente menores. As dietas intermitentes produzem muito mais benefícios com a introdução de períodos de níveis de insulina muito baixos que ajudam a vencer a resistência. Estudos posteriores[34] confirmaram que a combinação de jejum intermitente com restrição calórica é eficaz na perda de peso. A gordura visceral mais perigosa parece ser removida preferencialmente. Fatores de risco importantes, incluindo colesterol LDL (lipoproteínas de baixa densidade), tamanho das lipoproteínas de baixa densidade e triglicerídeos, também melhoraram.

O contrário também é verdade. O aumento do tamanho das refeições ou da frequência contribui para a obesidade? Um recente estudo randomizado e controlado que comparou os dois demonstrou que apenas o grupo com aumento da frequência de alimentação apresentou aumento significativo da gordura intra-hepática. O fígado gorduroso é importante no desenvolvimento da resistência à insulina. O aumento da frequência das refeições apresenta um efeito em longo prazo muito mais prejudicial sobre o ganho de peso. No entanto, enquanto nos concentramos no que comer, praticamente ignoramos o aspecto crucial da frequência das refeições.

O ganho de peso não é um processo constante. O ganho de peso médio anual em norte-americanos é de aproximadamente 600 gramas, mas o aumento não é constante. O período de feriados do fim do ano produz impressionantes 60% desse ganho de peso anual em apenas seis semanas[35]. Ocorre uma pequena perda de peso depois dos feriados, que não é suficiente para compensar o ganho. Em outras palavras, o período de alimentação deve ser seguido pelo jejum. Quando removemos o jejum e mantemos todos os períodos de alimentação, ganhamos peso.

Esse é um segredo antigo. É o ciclo da vida. O jejum segue a alimentação. A alimentação segue o jejum. As dietas precisam ser *intermitentes*, não constantes. A comida é a celebração da vida. Todas as culturas do mundo celebram com grandes banquetes. Isso é normal e é bom. No entanto, a religião sempre nos lembra que devemos equilibrar nossos períodos de alimentação com períodos de jejum – "expiação", "penitência" ou "limpeza". Essas ideias são antigas e sobreviveram ao tempo. Você deve comer um monte de comida em seu aniversário? Com certeza. Você deve comer um monte de comida em um casamento? Com certeza. São momentos de celebração e satisfação. Mas também existe um momento para jejuar. Não podemos mudar esse ciclo da vida. Não podemos comer o tempo todo. Não podemos jejuar o tempo todo. Não vai funcionar. Não funciona.

---

34. Klempel, M. C. et al. *Intermittent fasting combined with calorie restriction is effective for weight loss and cardio-protection in obese women* [O jejum intermitente combinado com restrição calórica é eficaz para perda de peso e cardio-proteção em mulheres obesas]. *Nutr. J.*, 2012; 11:98. DOI: 10.1186/1475-2891-11-98. Acesso em: 8 abr. 2015. Koopman, K. E. et al. Hypercaloric diets with increased meal frequency, but not meal size, increase intrahepatic triglycerides: A randomized controlled trial [Dietas hipercalóricas com aumento da frequência das refeições, mas não tamanho das refeições, aumento dos triglicerídeos intra-hepáticos: Ensaio controlado randomizado]. *Hepatology*, ago. 2014, 60(2); 545-55.
35. Yanovski, J. A.; Yanovski, S. Z.; Sovik, K. N. et al. *A prospective study of holiday weight gain* [Um estudo prospectivo sobre o ganho de peso no feriado]. *N. Engl. J. Med.*, 23 mar. 2000, 342(12):861-7.

Eu consigo fazer?

Pessoas que nunca tentaram o jejum podem se sentir intimidadas por ele. No entanto, assim como tudo na vida, o jejum fica mais fácil com a prática. Vejamos. Muçulmanos devotos jejuam durante um mês do ano e devem jejuar dois dias por semana. Estima-se que haja 1,6 bilhões de muçulmanos no mundo. Estima-se que haja 14 milhões de mórmons que devam jejuar uma vez por mês. Estima-se que haja 350 milhões de budistas no mundo, muitos dos quais jejuam regularmente. Praticamente um terço de toda a população do mundo jejua rotineiramente durante toda sua vida. Não há dúvida de que ele pode ser feito. Além disso, é evidente que não existem efeitos colaterais negativos persistentes decorrentes do jejum regular. Pelo contrário. Parece apresentar benefícios extraordinários à saúde.

O jejum pode ser combinado com qualquer dieta imaginável. Não faz diferença se você não come carne, laticínios ou glúten. Você ainda pode jejuar. Comer carne orgânica de gado alimentado com pasto é saudável, mas pode ser proibitivamente caro. O jejum não tem custos escondidos, mas, em vez disso, faz com que você economize dinheiro. Comer somente refeições preparadas em casa com alimentos integrais também é saudável, sem dúvida, mas pode demandar um tempo que não temos em nossas vidas agitadas. O jejum não toma tempo; em vez disso, economiza tempo. Não precisamos de tempo para comprar, preparar a comida, comer e lavar a louça.

A vida fica mais simples porque você não precisa se preocupar com a próxima refeição. Conceitualmente, o jejum também é muito simples. Os elementos essenciais do jejum podem ser explicados em dois minutos. Não há perguntas como "podemos comer trigo integral?" ou "quantas calorias há numa fatia de pão?" ou "qual é quantidade de carboidratos nessa torta?" ou mesmo "abacates são saudáveis?". A ideia é que o jejum é algo que *podemos* fazer e que *devemos* fazer. Consulte o apêndice B para obter dicas práticas sobre como introduzir com sucesso o jejum em seu estilo de vida.

Portanto, isso responde as duas perguntas não feitas. *Faz mal à saúde?* A resposta é não. Estudos científicos concluem que o jejum traz benefícios significativos à saúde. O metabolismo aumenta, a energia aumenta e a glicemia diminui.

A única pergunta que falta é: *eu consigo fazer?* Eu ouço isso o tempo todo. Absolutamente, sem sombra de dúvida, sim. Na verdade, o jejum tem feito parte da cultura humana desde o surgimento da nossa espécie.

"Não coma"

Pergunte a uma criança como perder peso e é provável que ela responda: "Não coma." Essa sugestão é provavelmente a mais simples e a mais correta resposta. Em vez disso, inventamos todos os tipos de regras complicadas:

- Coma seis vezes por dia;
- Faça um grande café da manhã;
- Coma pouca gordura;
- Faça um diário das refeições;
- Conte suas calorias;
- Leia o rótulo dos alimentos;
- Evite comidas processadas;
- Evite comidas brancas – açúcar branco, farinha branca, arroz branco;
- Coma mais fibras;
- Coma mais frutas e vegetais;
- Cuide da sua microbiota;
- Coma comidas simples;
- Coma proteína em todas as refeições;
- Coma comida crua;
- Coma comida orgânica;
- Conte seus pontos do Vigilantes do Peso;
- Conte seus carboidratos;
- Faça mais exercícios;
- Faça exercícios de resistência e cardíacos;
- Meça seu metabolismo e coma menos do que ele.

A lista de regras complicadas é praticamente infinita, e continua crescendo. É um pouco irônico que, mesmo seguindo essa lista infinita, estamos mais obesos do que nunca. A simples verdade é que a perda de peso se resume à compreensão das causas hormonais da obesidade. A insulina é a principal responsável. A obesidade é um desequilíbrio hormonal, não calórico.

Não existe apenas uma, mas duas principais considerações a se fazer sobre as escolhas adequadas envolvendo nossa alimentação:

- O que comer;
- Quando comer.

Ao considerar a primeira pergunta, existem algumas orientações simples a serem seguidas. Diminuir o consumo de grãos e açúcares refinados, moderar o consumo de proteínas e aumentar o consumo de gorduras naturais. Maximizar o consumo de fatores protetores, como fibra e vinagre. Escolher apenas comidas naturais e não processadas.

Ao considerar a segunda pergunta, equilibrar períodos de muita insulina com períodos de pouca insulina: equilibrar períodos de alimentação com jejum. Comer continuamente é uma receita para o ganho de peso. O jejum intermitente é uma maneira muito eficaz de tratar da periodicidade da alimentação. No fim, a pergunta é: se não comermos, perderemos peso? Sim, claro. Então, não há dúvida sobre sua eficácia. Isso vai funcionar.

Existem outros fatores que afetam a insulina e a perda de peso, como a privação do sono e o estresse (efeito do cortisol). Se essas forem as causas da obesidade, devem ser tratadas diretamente, não com dieta, mas com técnicas adequadas de correção do sono, meditação, preces ou massoterapia.

Para cada um de nós, existem alguns fatores que são mais importantes que outros. Para alguns, os açúcares podem ser a principal causa da obesidade. Para outros, será a privação crônica do sono. Para outros ainda, será o consumo excessivo de grãos refinados ou o período das refeições. Reduzir o consumo de açúcar não será tão eficaz se o problema de base são distúrbios crônicos do sono. Da mesma forma, melhorar seus hábitos de sono não ajudará se o problema for o consumo excessivo de açúcar.

O que tentamos desenvolver aqui é uma estrutura para compreender a complexidade da obesidade humana. Um entendimento profundo e completo das causas da obesidade leva ao tratamento lógico e bem-sucedido. Surge uma nova esperança. Podemos voltar a sonhar novamente com um mundo onde a diabetes tipo 2 foi erradicada, onde a síndrome metabólica foi extinta. Um sonho com um amanhã mais magro e mais saudável.

Esse mundo. Essa visão. Esse sonho. Tudo começa hoje.

APÊNDICE A

Essas são apenas sugestões de refeições. Você não precisa seguir esse modelo específico.

Exemplo de plano de refeições de sete dias:
Protocolo de jejum de 24 horas
Abstenha-se totalmente dos lanchinhos.

	Segunda-feira	Terça-feira	Quarta-feira	Quinta-feira	Sexta-feira	Sábado	Domingo
Café da manhã	DIA DE JEJUM Água Café	Omelete Maçã verde	DIA DE JEJUM Água Café	Cereal de trigo integral (All-Bran) com leite Salada de frutas vermelhas	DIA DE JEJUM Água Café	2 ovos Salsicha/bacon Morangos	DIA DE JEJUM Água Café
Almoço	DIA DE JEJUM Água Chá verde 1 xícara de caldo de vegetais	Salada de rúcula com nozes, fatias de pera, queijo de cabra	DIA DE JEJUM Água Chá verde 1 xícara de caldo de vegetais	Frango desfiado com gengibre envolto em alface Legumes refogados	DIA DE JEJUM Água Chá verde 1 xícara de caldo de vegetais	Salada de lentilhas com espinafre	DIA DE JEJUM Água Chá verde 1 xícara de caldo de vegetais
Jantar	Frango grelhado com ervas finas Vagem refogada	Barriga de porco grelhada Couve-de-bruxelas refogada	Filé de pescada dourado na manteiga e óleo de coco	Frango indiano (ao curry) Couve-flor Salada verde	Bagre assado Brócolis sauté com alho e azeite	Carne vermelha picada, grelhada com pimentões Aspargo	Filé de frango grelhado Salada
Sobremesa	Salada de frutas vermelhas	Sem sobremesa	Sem sobremesa	Sem sobremesa	Frutas da estação	Sem sobremesa	Chocolate amargo

Exemplo de plano de refeições de sete dias:
Protocolo de jejum de 36 horas
Abstenha-se totalmente dos lanchinhos.

	Segunda-feira	Terça-feira	Quarta-feira	Quinta-feira	Sexta-feira	Sábado	Domingo
Café da manhã	DIA DE JEJUM Água Café	1 xícara de iogurte grego com ½ xícara de mirtilos e framboesas misturados, mais 1 colher de sopa de linhaça moída	DIA DE JEJUM Água Café	2 ovos Bacon Maçã	DIA DE JEJUM Água Café	Farelo de aveia de corte grosso com mix de frutas vermelhas e 1 colher (sopa) de farelo de linhaça	DIA DE JEJUM Água Café
Almoço	DIA DE JEJUM Água Chá verde 1 xícara de caldo de vegetais	Salada caesar com frango grelhado	DIA DE JEJUM Água Chá verde 1 xícara de caldo de vegetais	Frango desfiado com gengibre envolto em alface Legumes refogados	DIA DE JEJUM Água Chá verde 1 xícara de caldo de vegetais	Filé de costela bovina Vegetais grelhados com espinafre	DIA DE JEJUM Água Chá verde 1 xícara de caldo de vegetais
Jantar	DIA DE JEJUM Água Chá verde	Mix de legumes verdes sautés no azeite Salmão grelhado com molho de raiz-forte	DIA DE JEJUM Água Chá verde	Frango indiano (ao curry) Couve-flor Salada verde	DIA DE JEJUM Água Chá verde	Carne vermelha picada e grelhada com pimentões e Couve-de-bruxelas refogada	DIA DE JEJUM Água Chá verde
Sobremesa	Sem sobremesa	Manteiga de amendoim em palitos de salsão	Sem sobremesa	Chocolate amargo: 1 quadrado com concentração de 70% ou mais de cacau	Sem sobremesa	2 fatias de melancia	Sem sobremesa

APÊNDICE B
Jejum: um guia prático

O jejum é definido como o ato voluntário de privação de alimentos por um período específico de tempo. São permitidas bebidas não calóricas, como água e chá. Um jejum absoluto refere-se à privação de alimentos e bebidas. Isso pode ser feito para fins religiosos, como durante o Ramadã, na tradição muçulmana, mas geralmente não é recomendado para fins de saúde por causa da desidratação que o acompanha.

O jejum não tem um padrão de duração específico. Os jejuns podem variar de 12 horas a três meses ou mais. Você pode jejuar uma vez por semana ou uma vez por mês, ou uma vez por ano. O jejum intermitente envolve o jejum por períodos mais curtos, mas com alguma regularidade. Os jejuns mais curtos geralmente são realizados com mais frequência. Algumas pessoas preferem um jejum diário de 16 horas, o que significa que elas comem todas as suas refeições dentro de uma janela de 8 horas. Os jejuns mais longos são tipicamente de 24 a 36 horas, feitos de duas a três vezes por semana. O jejum prolongado pode variar de uma semana a um mês.

Durante um jejum de 24 horas, você jejua do jantar (ou almoço ou café da manhã) do primeiro dia até o jantar (ou almoço ou café da manhã) do dia seguinte. Em termos práticos, isso significa abandonar o café da manhã, almoço e lanches no dia de jejum e comer apenas uma única refeição (jantar ou almoço ou café da manhã). Essencialmente, você salta duas refeições enquanto você jejua das 19:00 às 19:00 do dia seguinte.

Durante um jejum de 36 horas, você jejua do jantar do primeiro dia até o café da manhã de dois dias depois. Isso significa pular o café da manhã, o almoço, o jantar e os lanches por um dia inteiro. Você estaria pulando três refeições ao jejuar das 7:00 do primeiro dia até as 7:00 de dois dias depois. (Veja o apêndice A para exemplos de planos de refeições e protocolos de jejum.)

Períodos de jejum mais longos produzem níveis mais baixos de insulina, maior perda de peso e redução do açúcar no sangue em diabéticos. Na Clínica de Administração de Dietas Intensivas, normalmente usamos jejuns de 24 ou 36 horas duas a três vezes por semana. Para casos graves de diabetes, os pacientes podem jejuar de uma a duas semanas, mas apenas sob supervisão médica. Você pode tomar um complexo multivitamínico se estiver preocupado com a deficiência de micronutrientes.

O que posso consumir em dias de jejum?

Todos os alimentos e bebidas calóricas são restringidas durante o jejum. No entanto, você deve se manter bem hidratado ao longo do processo. A água, tanto natural quanto com gás, é sempre uma boa escolha. Tente beber 2 litros de água diariamente. Uma boa dica é começar seu dia com 250 mililitros de água fria para assegurar uma hidratação adequada já no começo do dia. Adicionar uma lima ou limão espremidos dá um bom sabor à água. Ou, então, você pode acrescentar algumas rodelas de laranja ou pepino em uma jarra de água para uma infusão de sabor, e depois tomá-la ao longo do dia. Pode diluir o vinagre de sidra de maçã na água e depois, beber o que pode ajudar a controlar o açúcar no sangue. Contudo, são proibidos sabores artificiais ou edulcorantes. Ki-Suco, Clight ou Tang não devem ser adicionados à água.

Todos os tipos de chá são excelentes, incluindo chá verde, preto, *oolong* e de ervas. Os chás geralmente podem ser misturados para variar o sabor, e podem ser apreciados quentes ou frios. Você pode usar especiarias, como canela ou noz-moscada, para dar mais sabor ao seu chá. Acrescentar uma pequena quantidade de creme ou leite também é aceitável. Açúcar, edulcorantes ou sabores artificiais não são permitidos. O chá verde é uma escolha especialmente boa. Acredita-se que as catequinas no chá verde ajudem a suprimir o apetite.

O café, com cafeína ou descafeinado, também é permitido. Uma pequena quantidade de creme ou leite é aceitável, embora contenham algumas calorias. Especiarias como canela podem ser acrescidas, mas não edulcorantes, açúcar ou sabores artificiais. Nos dias quentes, o café gelado é uma ótima escolha. O café traz muitos benefícios para a saúde, conforme detalhado anteriormente.

O caldo de osso caseiro, feito de ossos de boi, porco, galinha ou de peixe, é uma boa escolha para os dias de jejum. O caldo de vegetais é uma alternativa bem adequada, embora o caldo de osso contenha mais nutrientes. Acrescentar uma boa pitada de sal marinho ao caldo irá ajudá-lo a ficar hidratado. Os outros líquidos como café, chá e água não contêm sódio, portanto, durante períodos de jejum mais longos, é possível que haja alguma carência de sal. Embora muitos tenham medo do sódio adicionado, existe um risco muito maior relacionado à sua ausência. Para jejuns mais curtos, como os de 24 e 36 horas, sua ausência provavelmente faz pouca diferença. Todos os vegetais, ervas ou especiarias são excelentes complementos para o caldo, mas não adicione cubos de caldo industrializados, que estão repletos de sabores artificiais e glutamato monossódico. Cuidado com os caldos e sopas enlatados: são imitações pobres dos tipos caseiros. (Veja no fim deste capítulo uma receita básica de caldo de osso.)

Tenha o cuidado de quebrar seu jejum com suavidade. O excesso de comida logo após o jejum pode levar a um desconforto estomacal. Embora não seja grave, pode ser muito desconfortável. Em vez disso, tente romper seu jejum com um punhado de nozes ou uma pequena salada para começar. Este problema tende a se corrigir sozinho.

Sinto fome quando jejuo. O que posso fazer?

Essa é provavelmente a preocupação número um de quem faz jejum. As pessoas acreditam que não suportarão a fome e serão incapazes de se controlar. A verdade é que a fome não é persistente; em vez disso, ela vem em ondas. Se você está sentindo fome, tenha calma, ela passará. Permanecer ocupado durante um dia de jejum é sempre útil. Um dia agitado no trabalho mantém sua mente longe da comida.

À medida que o corpo se acostuma ao jejum, ele começa a queimar suas reservas de gordura e sua fome será suprimida. Muitas pessoas observam que, com o jejum, o apetite não aumenta, mas sim começa a diminuir. Durante jejuns mais longos, muitas pessoas percebem que sua fome desaparece completamente no segundo ou terceiro dia.

Existem também produtos naturais que podem ajudar a suprimir a fome. Aqui estão os meus cinco principais supressores naturais de apetite:

- Água: Como mencionado anteriormente, comece o dia com um copo cheio de água fria. Permanecer hidratado ajuda a prevenir a fome. (Beber um copo de água antes de uma refeição também pode reduzir a fome.) Água mineral com gás pode ajudar com os roncos da barriga e eventuais cólicas;
- Chá verde: Repleto de antioxidantes e polifenóis, o chá verde é uma grande ajuda para quem faz dieta. Seus poderosos antioxidantes podem ajudar a estimular o metabolismo e a perda de peso;
- Canela: A canela tem demonstrado retardar o esvaziamento gástrico e pode ajudar a suprimir a fome[1]. Ela também pode ajudar a reduzir o açúcar no sangue e, portanto, é útil na perda de peso. A canela pode ser acrescida a todos os chás e cafés para uma deliciosa mudança de sabor;
- Café: Enquanto muitos acham que a cafeína suprime a fome, os estudos mostram que esse efeito está provavelmente relacionado a seus antioxidantes. Tanto o café normal como o descafeinado mostram maior supressão da fome do que a cafeína misturada à água. Dado seus benefícios para a saúde (ver capítulo 19), não há razão para limitar a ingestão de café. A cafeína presente no café também pode acelerar seu metabolismo, aumentando a queima de gordura;
- Sementes de chia: Sementes de chia são ricas em fibra solúvel e ácidos graxos ômega 3. Essas sementes absorvem a água e formam um gel quando molhadas em líquido por 30 minutos, o que pode ajudar na supressão do apetite. Elas podem ser comidas secas ou transformadas em um gel ou pudim.

Posso me exercitar durante o jejum?

Com certeza. Não há motivo para parar sua rotina de exercícios. Todos os tipos de exercícios, incluindo de resistência (levantamento de pesos) e cardio, são encorajados. Há uma percepção errônea, porém, comum de que é necessário comer antes de se exercitar para se ter "energia" no corpo. Isso não é verdade. O fígado nos fornece

---

1. Hiebowicz J et al. *Effect of cinnamon on post prandial blood glucose, gastric emptying and satiety in healthy subjects* [Efeito da canela sobre a glicemia pós-prandial, o esvaziamento gástrico e a saciedade em indivíduos saudáveis]. Am. J. Clin. Nutr. 2007 jun; 85(6):1552-6.
Greenberg JA, Goliebter A. *Coffee, hunger, and peptide YY* [Café, fome e peptídeo YY]. J. Am. Coll. Nutr.., 2012 jun;31(3):160-6.

energia via gliconeogênese. Durante períodos de jejum mais longos, os músculos são capazes de usar ácidos graxos diretamente para obter energia.

Uma vez que seus níveis de adrenalina estarão altos, o jejum é um momento ideal para se exercitar. O aumento do hormônio do crescimento que vem com o jejum também pode promover o crescimento muscular. Essas vantagens levaram muitos, especialmente aqueles ligados à prática da musculação, a ter um maior interesse em deliberadamente se exercitar fazendo jejum. Os diabéticos que tomam medicamentos, no entanto, devem tomar precauções especiais, porque podem ter níveis baixos de açúcar no sangue ao fazer exercícios durante o jejum. (Veja o item "E se eu tiver diabetes?", mais adiante neste apêndice, para algumas recomendações.)

O jejum me deixa cansado?

Em nossa experiência na Clínica de Administração de Dietas Intensivas, o contrário é que tem se mostrado verdadeiro. Muitas pessoas alegam que têm mais energia durante o jejum, provavelmente em razão do aumento da adrenalina. O metabolismo basal não cai durante o jejum, mas, sim, aumenta. Você verá que consegue realizar todas as atividades normais de sua rotina diária. A fadiga persistente não é uma parte normal do jejum. Se você sentir cansaço excessivo, deve parar de jejuar imediatamente e procurar aconselhamento médico.

O jejum vai me deixar confuso ou esquecido?

Não. Você não deve experimentar nenhuma diminuição na memória ou na capacidade de concentração. Pelo contrário, os antigos gregos acreditavam que o jejum melhorava significativamente as habilidades cognitivas, ajudando os grandes pensadores a obter mais clareza e acuidade mental. Em longo prazo, o jejum pode realmente ajudar a melhorar a memória. Há uma teoria de que o jejum ativa uma forma de limpeza celular chamada autofagia, que pode ajudar a evitar a perda de memória associada à idade.

Eu fico tonto quando jejuo. O que posso fazer?

Provavelmente você está ficando desidratado. Para prevenir isso, basta sal e água. Certifique-se de beber bastante líquido. No entanto, a baixa ingestão de sal nos dias em jejum pode causar tonturas. O sal marinho extra em caldos ou na água mineral geralmente ajuda a aliviar a tontura.

Outra possibilidade é que sua pressão arterial é muito baixa especialmente se você está tomando medicamentos para hipertensão arterial. Fale com seu médico sobre como ajustar seus medicamentos.

Eu tenho cãibras. O que posso fazer?

Baixos níveis de magnésio, particularmente comuns em diabéticos, podem causar cãibras musculares. Você pode tomar um suplemento de magnésio, que pode ser comprado sem receita médica. Você também pode tomar banhos de sais de Epsom (sulfato de magnésio), que são sais de magnésio. Adicione um copo desses sais em uma banheira quente e fique imerso por meia hora. O magnésio será absorvido pela sua pele.

Eu tenho dores de cabeça quando jejuo. O que posso fazer?

Como mencionado anteriormente, tente aumentar a ingestão de sal. As dores de cabeça são muito comuns nas primeiras vezes que você tenta fazer o jejum. Acredita-se que elas são causadas pela transição de uma dieta de sal relativamente alta para uma ingestão de sal muito baixa nos dias de jejum. As dores de cabeça geralmente são temporárias e, ao se acostumar com o jejum, esse problema normalmente se resolve sozinho. Enquanto isso, consuma um pouco de sal em caldos ou na água mineral.

Meu estômago está sempre fazendo barulho. O que posso fazer?

Tente beber mais água mineral.

Desde que comecei a jejuar, venho tendo constipação. O que posso fazer?

Aumentar a ingestão de fibras, frutas e vegetais durante o período de não jejum pode ajudar com a constipação. O Metamucil também pode ser ingerido para aumentar a massa de fibras e fezes. Se esse problema persistir, peça ao seu médico que ele considere prescrever um laxante.

Sinto azia. O que posso fazer?

Evite fazer grandes refeições. Você pode achar que tende a comer demais assim que encerra um jejum, mas tente comer apenas normalmente. A melhor forma de quebrar um jejum é lentamente. Evite deitar-se imediatamente após uma refeição e tente ficar em posição vertical durante pelo menos meia hora após as refeições. Colocar blocos de madeira debaixo da cabeceira da cama para elevá-la pode ajudar com os sintomas noturnos. Se nenhuma dessas opções funcionar, consulte seu médico.

Tomo medicamentos com alimentos. O que posso fazer durante o jejum?

Certos medicamentos podem causar problemas se você estiver de estômago vazio. A aspirina pode causar irritação estomacal ou mesmo úlceras. Os suplementos de ferro podem suscitar náuseas e vômitos. Metformina, usada para diabetes, pode causar náuseas ou diarreia. Por favor, informe-se com seu médico se você precisa ou não continuar a usar esses medicamentos. Além disso, você pode tentar tomar seus medicamentos com uma pequena porção de folhas verdes.

A pressão sanguínea, às vezes, pode tornar-se baixa durante um jejum. Se você tomar medicação para pressão arterial, você pode achar que sua pressão sanguínea se torna muito baixa, o que pode causar sensação de incômodo. Consulte seu médico sobre o ajuste de seus medicamentos.

E se eu tiver diabetes?

Exige um cuidado especial caso você seja diabético ou esteja tomando medicamentos para diabetes. (Certos medicamentos, como a metformina, são usados para outras condições, como a síndrome do ovário policístico.) Acompanhe de perto seus níveis de açúcares no sangue e ajuste seus medicamentos de acordo. O acompanhamento de perto do seu médico é obrigatório. Caso não seja possível, não faça jejum.

O jejum reduz o açúcar no sangue. Se você está tomando medicamentos para diabetes, ou especialmente insulina, seu açúcar no sangue pode tornar-se extremamente baixo, o que pode ser uma situação de risco real de vida. Você deve tomar um pouco de açúcar ou suco para elevar seus açúcares de volta ao normal, mesmo que isso signifique que você tenha de parar seu jejum naquele dia. O acompanhamento de perto dos seus níveis de açúcares no sangue é obrigatório.

É esperado um nível baixo de açúcar no sangue durante o jejum, então sua dose de medicação para diabetes ou de insulina pode ser reduzida. Se você tem baixos níveis de açúcar no sangue, isso significa que você está excessivamente medicado, não que o processo de jejum não esteja funcionando. No Programa de Administração de Dietas Intensivas, muitas vezes, reduzimos os medicamentos antes de iniciar um jejum em antecipação aos níveis mais baixos de açúcar no sangue. Uma vez que a resposta ao açúcar no sangue é imprevisível, é essencial um rigoroso monitoramento com um médico.

Monitoramento

Um acompanhamento de perto é essencial para todos os pacientes, especialmente para os diabéticos. Você também deve monitorar sua pressão arterial regularmente, de preferência semanalmente. Certifique-se de discutir o funcionamento de sua rotina sanguínea, incluindo a medição de eletrólitos, com seu médico. Se você se sentir mal por qualquer motivo, pare seu jejum imediatamente e procure orientação médica. Além disso, os diabéticos devem monitorar seus açúcares no sangue, no mínimo, duas vezes por dia e registrar essa informação.

Em particular, náuseas persistentes, vômitos, tonturas, fadiga, açúcares sanguíneos altos ou baixos ou letargia não são normais com jejum intermitente ou contínuo. A fome e a constipação são sintomas normais e podem ser controlados.

Dicas de jejum intermitente

- Beba água: Comece cada manhã com um copo de 250 mililitros de água;
- Mantenha-se ocupado: Isso vai manter seus pensamentos distantes da comida. Muitas vezes, escolher um dia agitado no trabalho ajuda o jejum;
- Beba café: O café é um inibidor de apetite suave. O chá verde, o chá preto e o caldo de osso também podem ajudar;
- Surfe nas ondas: A fome vem em ondas; ela não é contínua. Quando ela chega, beba lentamente um copo de água ou uma xícara de café quente. Muitas vezes, quando terminar de beber, sua fome já terá passado;
- Não diga a todo mundo que você está em jejum: A maioria das pessoas vai tentar desanimá-lo, uma vez que não compreendem os benefícios. Um grupo de apoio bem unido é benéfico, mas dizer a todos que você conhece não é uma boa ideia;
- Dê a si mesmo o prazo de um mês: Leva algum tempo para que seu corpo se acostume com o jejum. As primeiras vezes que você jejua podem ser difíceis, então esteja preparado. Não se desencoraje. Vai ficando mais fácil;
- Siga uma dieta nutritiva nos dias em que não jejuar: O jejum intermitente não é uma desculpa para comer o que quiser. Durante os dias que não sejam de jejum, mantenha uma dieta nutritiva, com baixa concentração de açúcares e carboidratos refinados;
- Não se empolgue demais no jejum: Depois de terminar o período de jejum, finja que nada aconteceu. Coma normalmente, como se você nunca tivesse jejuado.

A última e mais importante dica é encaixar o jejum em sua vida! Não se limite socialmente porque você está jejuando. Organize seu horário de jejum para que ele se encaixe no seu estilo de vida. Haverá momentos em que será impossível jejuar: férias, feriados, casamentos. Não tente forçar o jejum nessas celebrações. Essas ocasiões são momentos para relaxar e desfrutar. Posteriormente, no entanto, você pode simplesmente aumentar seu jejum para compensar, ou apenas retome sua agenda regular de jejum. Ajuste seu horário de jejum para que ele faça sentido com seu estilo de vida.

O que esperar

A quantidade de peso perdida varia enormemente de pessoa para pessoa. Quanto mais tempo você lutou com a obesidade, mais difícil vai achar que é perder peso. Certos medicamentos podem dificultar esse processo. Você deve simplesmente persistir e ser paciente.

Provavelmente você experimentará em algum momento um patamar de perda de peso. Mudar seu regime de jejum ou sua dieta, ou ambos, pode ajudar. Alguns pacientes aumentam o jejum de períodos de 24 horas para 36 horas, ou tentam um jejum de 48 horas. Alguns podem tentar comer apenas uma vez por dia, todos os dias. Outros podem tentar um jejum contínuo durante uma semana inteira. Alterar o protocolo de jejum é, muitas vezes, aquilo que falta para se romper um período de estagnação no processo de perda de peso.

O jejum não é diferente de qualquer outra habilidade na vida. A prática e o apoio são essenciais para o seu bom desempenho. Embora esteja presente na cultura humana desde sempre, muitas pessoas na América do Norte nunca jejuaram em suas vidas. Portanto, o jejum foi temido e rejeitado pelas principais autoridades nutricionais, que o taxaram de difícil e perigoso. A verdade, de fato, é radicalmente diferente.

Receita de caldo de osso

Legumes
Ossos de frango, boi, porco ou espinhas de peixes
1 colher (sopa) de vinagre
Sal marinho, para dar gosto
Pimenta, para dar gosto
Raiz de gengibre, para dar gosto

Modo de fazer

- Adicione água até cobrir os ingredientes.
- Ferva por duas a três horas, até ficar com o aspecto de caldo de sua preferência.
- Coe e retire a gordura.

APÊNDICE C
Meditação e higiene do sono para reduzir os níveis cortisol

Conforme discutido em detalhes no capítulo 8, o cortisol aumenta os níveis de insulina e é uma notável forma de ganhar peso. Portanto, reduzir seus níveis de cortisol é parte integrante do esforço total de perda de peso. Reduzir os níveis de estresse, praticar meditação e dormir bem são todos métodos eficazes para obter níveis mais baixos de cortisol. Veja aqui algumas dicas úteis.

Redução de estresse

Se o estresse excessivo e a resposta do cortisol causam obesidade, então o tratamento é reduzir o estresse, mas isso é algo mais fácil de dizer do que fazer. Evitar situações estressantes é importante, mas nem sempre é possível. As demandas do trabalho e da família não vão simplesmente desaparecer. Por sorte, existem alguns métodos testados, ao longo do tempo, para promover o alívio do estresse que podem nos ajudar a lidar com essas situações.

É uma crença errônea, porém difundida, a ideia de que sentar-se na frente da televisão e não fazer nada ajuda a aliviar o estresse. Na verdade, não é possível aliviar o estresse não fazendo nada. Este deve ser um processo ativo. A meditação, o *tai chi chuan*, a ioga, a prática religiosa e a massagem são boas escolhas.

O exercício regular é uma excelente maneira de aliviar o estresse e reduzir os níveis de cortisol. A intenção original da resposta de "lutar ou fugir" era mobilizar o corpo para o esforço físico. O exercício pode ainda liberar endorfinas e melhorar o humor. Esse benefício excede em muito a redução calórica relativamente modesta alcançada ao se exercitar.

A conectividade social é outro grande fator de alívio de estresse. Todo mundo lembra o quão difícil era ser escolhido para integrar um grupo no Ensino Médio; isso não é diferente em qualquer outra idade. Ser parte de um grupo ou comunidade é parte de nossa natureza humana. Para alguns, a religião e as igrejas podem proporcionar esse sentimento de integração. O poder do toque humano também não pode ser subestimado. A massagem pode ser benéfica por esse motivo.

Meditação consciente

Pela meditação consciente, podemos nos tornar mais conscientes dos nossos pensamentos. O objetivo da meditação é nos distanciarmos um pouco de nossos pensamentos e, como observadores, tomar consciência deles. Nessa perspectiva, podemos prestar uma atenção precisa e sem julgamento aos detalhes de nossas experiências. A meditação consciente alivia o estresse, ajudando-nos a praticar nosso "estar presente". Isso também implica lembrar-nos de experiências agradáveis do nosso passado, quando conseguimos vencer uma luta e alcançar o sucesso pessoal. Existem muitas formas de meditação, mas todas têm os mesmos objetivos gerais. (*Tai Chi Chuan* e ioga são formas de meditação em movimento com longas tradições.)

Nós não temos a intenção de nos livrarmos de nossos pensamentos, apenas de nos tornarmos conscientes deles. Nós não estamos tentando mudar a nós mesmos, mas, em vez disso, queremos tomar consciência de nós mesmos como somos e observar objetivamente nossos pensamentos, bons ou ruins.

A meditação pode nos ajudar a trabalhar esses pensamentos, o que nos permite lidar com o estresse muito mais efetivamente. A meditação consciente pode ser particularmente útil ao que se refere aos nossos sentimentos de fome e ânsias por alimentos. A meditação leva, em geral, apenas 20 a 30 minutos e pode ser feita a qualquer momento. Cultive o hábito de acordar de manhã, tomar um copo de água fria e meditar.

Três aspectos básicos estão envolvidos na meditação consciente: corpo, respiração e pensamentos.

Corpo

Primeiro, você deseja se conectar ao seu corpo. Encontre um local tranquilo, no qual você não será perturbado nos 20 minutos seguintes. Sente-se, seja no chão, sobre uma almofada ou em uma cadeira. Cruze as pernas se estiver sentado no chão ou em uma almofada. Se estiver sentado em uma cadeira, certifique-se de que seus pés estão posicionados confortavelmente no chão, ou sobre um travesseiro, se seus pés não alcançam o chão abaixo. É importante que você se sinta confortável e relaxado na posição que escolher.

Descanse as mãos nas coxas, as palmas voltadas para baixo. Olhe para o chão a cerca de dois metros à sua frente e foque na ponta de seu nariz; em seguida, feche gentilmente os olhos. Sinta seu peito se abrindo e suas costas ficando fortes.

Comece sua meditação sentado nessa posição. Por alguns minutos, concentre-se em como você sente o seu corpo e o ambiente. Se seus pensamentos se afastarem do seu corpo, leve-os de volta a ele e ao ambiente. Faça isso durante a sua meditação toda vez que sua mente se afastar.

Uma vez que você começou a relaxar, comece a se concentrar suavemente em sua respiração. Inspire pelo nariz enquanto conta até seis e expire lentamente pela boca contando mais uma vez até seis. Preste atenção em como sua respiração parece entrar e sair do seu corpo.

Pensamentos

Enquanto estiver sentado, você pode ser bombardeado por pensamentos. Preste atenção nesses pensamentos. Se eles fizerem com que você experimente quaisquer emoções negativas, tente pensar em um momento em que você experimentou desafios semelhantes e lembre-se de como se sentiu ao superar esses desafios. Trabalhe com esses pensamentos até que seu corpo comece a se sentir mais leve.

Se você notar que está se perdendo em uma confusão de pensamentos até quase se esquecer de onde está, leve seus pensamentos de volta à sua respiração.

Higiene do sono

Existem várias chaves para uma boa higiene do sono, e nenhuma delas envolve o uso de medicamentos. (Medicamentos perturbam a arquitetura normal do sono, o padrão de sono REM e não REM.) Maneiras simples, mas efetivas, de melhorar o sono incluem o seguinte:

- Dormir em completa escuridão;
- Dormir com roupas largas;
- Manter horários regulares de sono;
- Tentar dormir de sete a nove horas todas as noites;
- Ver a luz do sol assim que acorda;
- Manter seu quarto levemente resfriado;
- Não ter uma TV no seu quarto.

ÍNDICE REMISSIVO

A

ácido 37, 170, 171, 172, 178, 183, 209, 214, 215, 222, 223
açúcar 14, 20, 23, 24, 25, 27, 36, 48, 71, 73, 74, 75, 78, 79, 80, 81, 83, 84, 85, 89, 94, 96, 97, 100, 101, 102, 108, 109, 113, 115, 119, 120, 122, 126, 128, 132, 133, 139, 140, 141, 145, 146, 147, 148, 149, 150, 151, 152, 153, 155, 156, 157, 158, 159, 160, 161, 167, 168, 169, 171, 174, 175, 181, 182, 183, 187, 200, 201, 202, 203, 204, 205, 206, 207, 208, 209, 210, 215, 216, 224, 225, 230, 231, 235, 236, 237, 238, 240
açucarados 21, 122, 123, 124, 145, 177, 201, 206, 208
açúcares 21, 25, 36, 37, 73, 74, 78, 79, 90, 94, 97, 115, 120, 125, 128, 140, 141, 142, 147, 148, 153, 154, 158, 160, 164, 167, 171, 173, 177, 183, 203, 204, 207, 208, 211, 216, 223, 230, 231, 240, 241
adiposo 36, 66, 83, 224
adoçante 149, 150, 155, 158, 203
adolescentes 57, 135, 136, 149, 159
adrenalina 85, 123, 220, 222, 225, 238
adultos 19, 26, 27, 28, 37, 53, 66, 78, 92, 93, 114, 116, 124, 127, 132, 135, 137, 141, 146, 154, 156, 157, 158, 167, 171, 181, 201, 206, 207, 215, 224
água 71, 120, 125, 134, 139, 140, 145, 159, 161, 165, 170, 171, 173, 207, 208, 209, 210, 211, 213, 215, 216, 219, 221, 226, 235, 236, 237, 238, 239, 241, 242, 244
álcool 8, 18, 106, 107, 208, 209
alcoolismo 8, 18
alho 204, 233
alimentos 20, 21, 23, 24, 25, 27, 29, 30, 35, 36, 37, 40, 41, 47, 48, 54, 55, 56, 58, 59, 62, 69, 72, 73, 74, 76, 77, 82, 86, 94, 95, 98, 99, 100, 110, 112, 113, 114, 115, 119, 120, 123, 124, 125, 128, 129, 130, 131, 132, 133, 134, 137, 139, 140, 142, 145, 146, 147, 148, 149, 150, 155, 156, 157, 159, 160, 161, 162, 163, 165, 166, 167, 168, 169, 170, 171, 172, 173, 174, 175, 176, 177, 178, 180, 181, 183, 184, 185, 188, 192, 195, 200, 201, 202, 203, 204, 206, 207, 208, 209, 212, 213, 215, 216, 217, 218, 219, 220, 221, 224, 225, 229, 230, 235, 239, 244
ambiente 27, 28, 31, 47, 54, 64, 111, 132, 192, 244
ameixa 204
América do Norte 11, 25, 30, 132, 133, 146, 157, 179, 242
América do Sul 25, 156, 157, 213
amido 101, 130, 131, 142, 164, 165, 166, 171, 203
amiláceas 20
amiláceos 21, 24, 142, 165, 177
amilopectina B 164
aminoácidos 37, 73, 89, 105, 173, 176, 177, 212, 220
animais 13, 20, 30, 31, 136, 155, 164, 178, 180, 182, 184, 185, 188, 189, 190, 192, 211, 212, 218, 224
antibióticos 22, 105, 106, 107, 170, 180
anti-inflamatórios 189, 213
antioxidantes 125, 204, 207, 209, 211, 213, 214, 237
arroz 45, 55, 100, 102, 132, 147, 153, 163, 170, 171, 203, 206, 214, 216, 230
arterial 25, 42, 70, 90, 97, 104, 108, 135, 200, 202, 204, 205, 214, 221, 226, 238, 240
asma 87

aspartame 155, 158, 159, 160
atividade física 13, 20, 37, 38, 42, 46, 51, 52, 53, 54, 57, 60, 63, 70, 129, 134, 138, 141, 200, 202
Atkins 5, 12, 94, 95, 96, 97, 99, 100, 161, 173, 174, 181, 199, 201, 216
aveia 124, 161, 165, 207, 215, 234
azeite 36, 112, 167, 172, 177, 194, 214, 233, 234

B

barbecue 204
batata-doce 101, 102
batatas 19, 21, 24, 41, 98, 119, 142, 147, 164, 170, 171, 216
bebê 31, 60, 111, 112, 136, 190
beterraba 149, 157, 213
biológico 9, 57, 63, 104, 105, 107
biológicos 28, 104, 105
biscoitos 98, 99, 113, 121, 122, 123, 128, 140, 149, 170, 192, 204, 207, 212
bovina 106, 180, 186, 214, 234
brócolis 19, 120, 121, 131, 161, 201, 213

C

cabelo 42, 90, 91
café 74, 113, 121, 122, 123, 124, 125, 126, 137, 155, 206, 207, 208, 209, 210, 211, 218, 226, 235, 236, 237, 241
cafeína 106, 209, 210, 211, 236, 237
cálcio 21, 121, 205, 212, 222
Califórnia 127, 138
calor 19, 37, 38, 39, 42, 62, 64, 65, 104, 207, 210, 214
calorias 5, 9, 11, 12, 14, 17, 18, 19, 20, 21, 22, 23, 24, 25, 27, 28, 29, 33, 35, 36, 37, 38, 39, 40, 41, 42, 43, 44, 45, 46, 47, 48, 49, 51, 53, 54, 55, 56, 57, 59, 60, 61, 62, 63, 64, 65, 69, 71, 72, 75, 79, 80, 84, 85, 86, 91, 94, 95, 96, 98, 99, 101, 103, 109, 120, 122, 123, 124, 125, 128, 134, 135, 138, 139, 140, 141, 146, 147, 149, 151, 153, 155, 156, 157, 158, 159, 160, 168, 171, 176, 179, 183, 185, 186, 188, 190, 194, 195, 199, 200, 201, 202, 213, 216, 225, 226, 227, 229, 230, 236

calórica 11, 14, 35, 36, 37, 38, 40, 41, 42, 43, 44, 45, 46, 47, 48, 49, 50, 55, 59, 61, 62, 63, 64, 69, 72, 79, 80, 85, 95, 109, 123, 137, 139, 141, 159, 165, 166, 167, 171, 179, 183, 185, 194, 195, 219, 221, 222, 224, 225, 226, 227, 228, 243
cana 25, 149, 157, 203
câncer 22, 46, 87, 104, 153, 155, 166, 196, 202, 210, 211
carboidratos 5, 8, 9, 12, 14, 20, 21, 23, 24, 25, 26, 27, 37, 41, 46, 51, 59, 69, 70, 73, 82, 87, 89, 91, 94, 95, 96, 97, 98, 99, 100, 101, 102, 103, 111, 113, 114, 116, 122, 125, 126, 129, 130, 131, 132, 133, 140, 147, 148, 153, 161, 162, 163, 164, 165, 167, 168, 169, 170, 171, 172, 173, 174, 176, 177, 179, 181, 183, 184, 188, 194, 195, 200, 201, 202, 206, 207, 211, 212, 213, 214, 215, 216, 219, 225, 229, 230, 241
cardíaca 13, 14, 39, 41, 42, 63, 132, 135, 166, 172, 185, 186, 187, 188, 189, 190, 191, 192, 193, 194, 196, 200, 202, 205, 210
cardíacas 22, 23, 24, 26, 46, 51, 104, 126, 185, 186, 187, 189, 190, 191, 192, 208
cardíaco 22, 41, 51, 54, 58, 70, 166, 185, 186
cardiovascular 45, 58, 86, 90, 167, 172, 187, 189, 191, 193, 194, 195, 200, 201, 202, 205, 208, 214
cardiovasculares 58, 70, 86, 135, 158, 185, 193, 195, 196, 205, 208
carne 12, 13, 17, 23, 25, 41, 69, 84, 96, 98, 100, 129, 176, 177, 179, 180, 181, 183, 184, 188, 189, 192, 200, 213, 214, 229
caseína 177
células 36, 65, 66, 72, 73, 78, 84, 89, 111, 148, 151, 175, 186, 187, 211, 224
cenoura 213
cérebro 39, 42, 48, 65, 66, 74, 75, 86, 110, 111, 148, 159, 175, 187, 199, 219, 220, 223, 224, 225
cerveja 21, 209
chá 119, 170, 171, 188, 204, 206, 207, 208, 209, 210, 211, 226, 235, 236, 237, 241
chia 115, 213, 215, 237
China 100, 101, 146, 147
chocolate 98, 119, 128, 161, 204, 205, 206, 207, 208

Índice remissivo | 249

científica 17, 59, 66, 123, 156, 199
científico 9, 21, 23, 95
cientistas 13, 45, 95, 128, 153
Cingapura 209, 211
circulatório 39
Coca-Cola 145, 146, 148, 156
colesterol 12, 13, 23, 25, 90, 96, 97, 104, 185, 186, 187, 188, 190, 191, 192, 193, 195, 202, 207, 214, 219, 224, 228
cólon 39, 164, 165, 166
Colorado 127
comer 5, 11, 12, 13, 19, 20, 21, 24, 25, 27, 29, 30, 31, 35, 36, 38, 40, 45, 47, 48, 49, 55, 59, 60, 61, 63, 71, 74, 75, 77, 86, 95, 98, 102, 112, 113, 114, 115, 116, 119, 121, 122, 123, 124, 125, 128, 135, 139, 147, 159, 160, 161, 162, 163, 167, 178, 180, 181, 182, 183, 184, 187, 188, 194, 199, 200, 201, 206, 208, 216, 217, 218, 219, 223, 228, 229, 230, 235, 237, 239, 241, 242
comida 5, 29, 30, 42, 47, 48, 53, 60, 98, 100, 101, 115, 119, 120, 122, 128, 129, 138, 149, 168, 184, 200, 203, 205, 207, 212, 217, 219, 220, 222, 223, 224, 225, 228, 229, 230, 236, 237, 241
coração 23, 36, 39, 42, 44, 63, 119, 135, 186, 187, 188, 189, 190, 191, 192, 194, 205
corpo 29, 35, 36, 37, 38, 39, 40, 42, 43, 44, 47, 48, 50, 55, 57, 58, 61, 62, 63, 64, 65, 66, 71, 72, 73, 74, 75, 80, 82, 84, 85, 86, 87, 88, 91, 104, 106, 108, 109, 110, 111, 112, 115, 123, 124, 136, 148, 151, 152, 167, 173, 176, 182, 187, 199, 200, 217, 219, 220, 221, 222, 223, 224, 225, 227, 237, 241, 243, 244, 245
córtex 48, 87
cortisol 5, 14, 72, 87, 88, 89, 90, 91, 92, 93, 111, 123, 172, 202, 231, 243
criança 21, 28, 29, 70, 106, 136, 229

D

descafeinada 209
dextrose 203
diabesidade 5, 119, 126
diabetes 7, 8, 9, 11, 12, 13, 14, 45, 50, 70, 73, 78, 79, 80, 81, 82, 83, 84, 89, 90, 92, 93, 95, 96, 98, 103, 104, 108, 109, 115, 125, 126, 132, 134, 135, 136, 137, 145, 146, 147, 149, 151, 152, 153, 154, 157, 158, 159, 163, 164, 167, 168, 169, 170, 171, 175, 177, 181, 183, 191, 199, 202, 205, 208, 209, 211, 215, 231, 235, 238, 240
diabetes tipo 2 7, 8, 9, 11, 12, 13, 14, 45, 78, 79, 80, 81, 82, 83, 92, 93, 98, 109, 125, 126, 132, 134, 135, 146, 154, 168, 169, 170, 171, 175, 177, 181, 205, 209, 211, 215, 231
diabéticos 78, 80, 83, 84, 95, 108, 146, 147, 155, 171, 172, 175, 209, 235, 238, 239, 240
diet 20, 38, 40, 97, 98, 99, 115, 122, 138, 155, 156, 158, 159, 167, 180, 181, 185, 187, 201, 207
dieta 8, 9, 11, 12, 13, 14, 20, 21, 22, 23, 24, 25, 26, 27, 30, 31, 38, 40, 41, 43, 44, 45, 46, 47, 49, 51, 55, 57, 58, 59, 61, 62, 63, 64, 65, 70, 76, 81, 82, 94, 95, 96, 97, 98, 99, 100, 101, 102, 104, 109, 110, 114, 115, 116, 120, 121, 122, 125, 128, 129, 132, 134, 138, 139, 145, 147, 149, 153, 154, 155, 160, 161, 164, 165, 166, 167, 168, 169, 170, 172, 173, 174, 180, 181, 183, 185, 186, 187, 188, 189, 190, 191, 193, 195, 196, 199, 200, 201, 203, 204, 205, 207, 208, 212, 213, 214, 215, 216, 217, 218, 219, 221, 225, 227, 229, 231, 237, 239, 241, 242
dietas 7, 9, 12, 13, 14, 20, 21, 23, 25, 27, 38, 40, 43, 46, 56, 59, 61, 64, 65, 85, 94, 95, 96, 97, 98, 99, 100, 147, 153, 166, 167, 168, 172, 173, 174, 177, 179, 180, 183, 184, 188, 190, 195, 199, 200, 201, 202, 203, 206, 212, 213, 214, 216, 221, 226, 227, 228
dietética 9, 24, 26, 45, 46, 94, 95, 97, 98, 99, 100, 111, 158, 165, 167, 169, 170, 172, 182, 183, 190, 191, 193, 195, 202, 209
dietéticos 5, 83, 93, 96, 99, 155, 156, 157, 158, 159, 160, 169, 186, 193, 194
digestão 55, 72, 87, 167, 172
Dinamarca 28, 193
dinheiro 39, 40, 58, 74, 119, 121, 124, 131, 132, 141, 229

dissacarídeos 148
doces 21, 28, 112, 120, 124, 128, 145, 153, 155, 159, 160, 180, 201, 204, 205, 207
doença 7, 8, 9, 11, 12, 13, 14, 17, 18, 19, 22, 23, 66, 70, 73, 84, 87, 90, 91, 103, 104, 106, 108, 126, 131, 135, 147, 164, 166, 167, 172, 174, 180, 183, 185, 186, 187, 188, 189, 190, 191, 192, 193, 194, 195, 196, 199, 200, 201, 202, 205, 208, 210, 214, 218, 224, 227
doenças 7
dormir 55, 111, 116, 170, 171, 243, 245
drogas 49, 82, 106, 107, 112
Duncan 225, 226

E

edulcorantes 147, 155, 156, 157, 158, 159, 160, 183, 236
energético 35, 40, 43, 54, 61, 62, 63, 64, 65, 73, 75, 85, 98, 115, 124, 135, 221, 225
energia 17, 19, 30, 35, 36, 37, 38, 39, 40, 42, 43, 44, 47, 48, 53, 54, 55, 57, 58, 61, 62, 63, 64, 65, 72, 73, 74, 75, 87, 88, 95, 98, 112, 114, 115, 122, 123, 124, 125, 141, 148, 151, 152, 159, 165, 178, 211, 217, 218, 220, 221, 222, 223, 224, 225, 227, 229, 237, 238
enzimas 82, 170, 210, 211
epidemia 5, 9, 11, 14, 15, 17, 19, 20, 22, 29, 38, 45, 53, 54, 119, 120, 128, 131, 132, 133, 150, 154, 157, 158, 161, 191
epidemias 9, 10, 96, 157
espinafre 98, 131, 188, 213, 233, 234
Estados Unidos 22, 24, 26, 37, 38, 52, 53, 100, 114, 127, 130, 141, 145, 147, 154, 155, 156, 185, 194, 219
estômago 37, 73, 82, 98, 165, 166, 168, 175, 176, 178, 179, 239
estresse 14, 18, 43, 58, 87, 88, 91, 92, 93, 202, 231, 243, 244
exercício 5, 13, 28, 31, 35, 39, 41, 51, 52, 53, 54, 55, 56, 57, 58, 61, 69, 85, 102, 111, 129, 134, 137, 138, 139, 140, 211, 243
exercícios 14, 19, 21, 35, 45, 51, 52, 54, 55, 56, 58, 77, 91, 92, 111, 129, 137, 138, 141, 230, 237, 238

F

farináceas 20
farinha 122, 131, 132, 133, 161, 163, 164, 169, 171, 206, 207, 212, 216, 230
fast-food 27, 28, 62, 96, 128, 133, 170, 216
feijão 55, 164
ferro 21, 53, 70, 240
fezes 37, 38, 49, 165, 239
fibra 5, 70, 73, 161, 162, 163, 164, 165, 166, 167, 168, 169, 170, 171, 182, 188, 203, 204, 205, 212, 213, 215, 230, 237
fibra 166, 167, 168, 169, 170
fígado 37, 38, 39, 73, 74, 75, 81, 89, 104, 111, 123, 148, 151, 152, 153, 165, 175, 180, 187, 203, 210, 220, 228, 237
físicos 19, 35, 45, 48, 88, 91, 129, 138
flavanóis 204
fome 21, 29, 30, 35, 36, 40, 41, 42, 43, 44, 46, 47, 48, 61, 63, 66, 71, 72, 74, 75, 85, 93, 95, 114, 115, 122, 123, 124, 125, 163, 167, 179, 182, 183, 185, 206, 208, 217, 218, 220, 222, 223, 224, 225, 226, 236, 237, 241, 244
frango 45, 173, 181, 233, 234, 242
frio 41, 42, 43, 48, 63, 64, 65, 104, 171, 214, 226
frutas 25, 45, 119, 124, 125, 130, 131, 134, 139, 140, 148, 149, 150, 161, 165, 183, 203, 204, 207, 208, 215, 230, 233, 234, 239
frutose 5, 14, 27, 120, 130, 131, 145, 148, 149, 150, 151, 152, 153, 156, 203

G

gêmeos 29
genética 26, 27, 28, 29, 30, 31, 59, 127
glândula 72, 91, 111
glicêmico 47, 82, 83, 98, 148, 149, 150, 151, 153, 156, 161, 162, 165, 169, 170, 171, 172, 174, 177, 213, 216
glicocorticoides 87, 89
glicogênio 73, 74, 75, 88, 148, 151, 152, 220, 224
gliconeogênese 74, 87, 89, 115, 148, 220, 224, 238
glicose 8, 36, 72, 73, 74, 79, 80, 81, 82, 83, 84, 87, 88, 89, 92, 98, 104, 105, 108, 123,

Índice remissivo | 251

148, 149, 150, 151, 152, 153, 157, 158, 159, 161, 163, 164, 165, 168, 171, 172, 174, 175, 176, 177, 178, 195, 203, 205, 211, 220, 223, 224, 227
glucomanano 215
gordos 12, 17, 19, 20, 28, 30, 31, 45, 61, 63, 137
gordura 9, 11, 12, 13, 14, 17, 19, 23, 24, 25, 26, 27, 29, 30, 35, 36, 38, 39, 42, 43, 44, 45, 46, 47, 48, 49, 50, 51, 55, 56, 57, 58, 59, 62, 63, 65, 66, 71, 72, 73, 74, 75, 76, 83, 85, 86, 88, 89, 90, 91, 93, 95, 96, 97, 98, 99, 104, 110, 114, 115, 121, 128, 129, 132, 134, 138, 139, 145, 151, 152, 161, 162, 167, 168, 173, 174, 176, 177, 180, 181, 183, 185, 186, 187, 188, 189, 190, 191, 192, 193, 194, 195, 196, 199, 200, 201, 202, 206, 211, 213, 214, 215, 216, 220, 221, 222, 223, 224, 225, 228, 230, 237, 242
gorduras 12, 14, 20, 21, 23, 24, 25, 37, 47, 73, 98, 121, 138, 140, 151, 164, 167, 168, 169, 173, 174, 177, 179, 183, 184, 185, 186, 187, 188, 189, 190, 191, 192, 193, 194, 201, 205, 214, 215, 216, 221, 230
governo 45, 130, 131, 142
granola 206, 207
grãos 14, 24, 25, 45, 94, 121, 132, 134, 163, 164, 173, 180, 183, 202, 210, 212, 213, 215, 216, 230, 231
grelina 47, 63, 71, 85, 93

H

hepática 49, 54, 111, 165, 210, 224, 228
hepático 39
herbicidas 160
homem 7, 20, 22, 23, 41, 54, 60, 94, 105, 108, 222, 223
homens 19, 20, 38, 41, 42, 43, 52, 54, 56, 87, 88, 89, 91, 100, 108, 109, 115, 147, 166, 167, 170, 178, 179, 180, 181, 194, 207, 221, 222, 225, 227
hormonais 20, 30, 35, 36, 37, 47, 72, 75, 85, 111, 112, 136, 158, 165, 176, 200, 225, 230
hormonal 14, 20, 31, 36, 39, 47, 48, 65, 71, 72, 75, 76, 85, 86, 91, 133, 136, 158, 176, 182, 183, 202, 230
hormônio 36, 47, 66, 71, 72, 74, 79, 85, 86, 87, 88, 104, 105, 111, 123, 175, 202, 220, 221, 222, 224, 225, 238
hormônios 30, 36, 39, 47, 48, 63, 66, 71, 72, 73, 82, 85, 86, 87, 92, 93, 98, 99, 106, 111, 112, 123, 168, 172, 175, 177, 178, 200, 221
humana 14, 17, 25, 28, 38, 40, 41, 66, 71, 96, 100, 128, 136, 149, 163, 169, 173, 183, 188, 189, 192, 218, 224, 229, 231, 242, 243
humanos 13, 14, 28, 29, 30, 31, 60, 62, 65, 66, 89, 122, 136, 147, 151, 156, 164, 166, 171, 175, 176, 183, 184, 189, 201, 211, 218, 220, 223, 224

I

infantil 5, 14, 27, 53, 57, 58, 70, 116, 133, 134, 135, 136, 137, 138, 139, 140, 141, 142, 154
ingestão 8, 20, 23, 25, 35, 36, 37, 38, 39, 40, 41, 42, 43, 44, 45, 46, 51, 53, 55, 57, 59, 61, 62, 63, 64, 65, 70, 72, 74, 75, 79, 80, 82, 85, 86, 96, 101, 102, 109, 114, 115, 123, 125, 133, 137, 138, 139, 140, 141, 145, 146, 150, 153, 155, 156, 158, 159, 160, 165, 166, 167, 168, 169, 170, 171, 172, 173, 175, 176, 179, 181, 185, 187, 188, 190, 191, 193, 194, 195, 201, 215, 216, 219, 224, 225, 227, 237, 238, 239
Inglaterra 38, 106, 140
inhame 101, 215
insulina 5, 8, 9, 11, 14, 31, 36, 37, 72, 73, 74, 75, 76, 77, 78, 79, 80, 81, 82, 83, 84, 85, 86, 87, 88, 89, 91, 92, 93, 94, 95, 98, 100, 101, 102, 103, 104, 105, 107, 108, 109, 110, 111, 112, 113, 114, 116, 126, 133, 136, 137, 140, 141, 147, 149, 150, 151, 152, 153, 158, 159, 160, 161, 163, 164, 165, 167, 168, 169, 170, 171, 172, 173, 174, 175, 176, 177, 178, 179, 180, 181, 182, 183, 195, 199, 200, 201, 202, 203, 204, 205, 206, 208, 209, 212, 214, 215, 216, 217, 218, 220, 221, 225, 228, 230, 231, 235, 240, 243

intestino 36, 37, 39, 73, 82, 164, 165, 166, 176, 180, 212
ioga 91, 243, 244
iogurte 181, 207, 234

J

Japão 100, 101, 147, 157, 193
jejum 8, 14, 22, 74, 75, 76, 77, 86, 87, 95, 110, 113, 114, 115, 123, 152, 171, 184, 202, 205, 208, 218, 219, 220, 221, 222, 223, 224, 225, 226, 227, 228, 229, 230, 233, 234, 235, 236, 237, 238, 239, 240, 241, 242

K

Kitava 101, 102

L

laranja 125, 163, 190, 209, 211, 236
laticínios 129, 176, 177, 179, 180, 188, 192, 195, 200, 213, 215, 229
Laticínios 69, 176, 180, 215
leguminosas 134, 164
leite 12, 21, 120, 121, 134, 140, 176, 177, 178, 180, 181, 189, 195, 201, 203, 204, 205, 208, 212, 233, 236
leptina 36, 48, 65, 66, 71, 85, 86, 93
lignanas 209
limão 209, 211, 236
lipase 36
lipoproteína 36, 192, 214
low carb 94, 95, 96, 97, 99, 100
lúpus 87

M

maçã 206
macarrão 24, 25, 41, 113, 129, 130, 132
maconha 106
macronutrientes 14, 21, 23, 37, 55, 59, 100, 112, 173, 174, 175, 183, 188, 214
magnésio 205, 209, 212, 222, 239
magreza 31, 61, 95, 122
malte 203, 216
mandioca 101
manteiga 25, 169, 180, 181, 189, 190, 192, 194, 214, 233

maple 203
margarina 186, 188, 189, 190, 192, 194
masculino 30
massa corporal 11, 26, 27, 29, 45, 51, 53, 54, 62, 88, 90, 91, 93, 101, 102, 135, 167
massa magra 59, 224
medicamento 49, 50, 79, 83, 84, 105
medicina 7, 8, 11, 12, 13, 17, 22, 51, 90, 98, 99, 104, 120, 138, 218, 219, 226
médico 7, 8, 12, 14, 22, 43, 46, 51, 84, 94, 95, 131, 218, 219, 238, 239, 240
meditação 91, 202, 231, 243, 244
mel 170, 203, 204
metabólica 35, 36, 41, 46, 48, 54, 55, 61, 62, 63, 72, 77, 89, 104, 115, 124, 137, 158, 220, 222, 227, 231
metabólico 37, 39, 97, 98
metabolismo 43, 44, 48, 54, 60, 61, 62, 63, 64, 66, 71, 73, 75, 85, 86, 87, 89, 98, 124, 182, 188, 205, 208, 211, 217, 220, 221, 222, 223, 224, 225, 229, 230, 237, 238
metabolizar 55, 95, 151
milho 27, 102, 119, 120, 130, 131, 132, 148, 149, 150, 162, 163, 188, 189, 203, 215
moléculas 72, 73, 104
mortalidade 58, 135, 164, 187, 193, 194, 210
mulheres 14, 19, 20, 38, 45, 46, 52, 56, 76, 90, 91, 97, 100, 123, 136, 146, 147, 157, 158, 159, 166, 169, 172, 179, 180, 181, 193, 194, 195, 208, 225, 227, 228
muscular 55, 89, 111, 165, 177, 220, 222, 223, 224, 225, 238
músculos 17, 39, 46, 74, 81, 87, 111, 148, 180, 238

N

narcóticos 106
National Geographic 30
néctar de agave 156, 157, 203
nefrologista 11
nicotina 106
norte-Americanos 24, 25, 45, 125, 166
nozes 167, 183, 189, 205, 215, 233, 236
nutricionais 11, 24, 25, 49, 58, 95, 100, 113, 119, 125, 134, 139, 141, 147, 166, 167, 173, 185, 189, 213, 242

Índice remissivo | 253

nutrientes 37, 82, 124, 147, 149, 163, 167, 169, 173, 176, 178, 188, 212, 223, 236

O

obesidade 2, 5, 7, 9, 10, 11, 12, 13, 14, 17, 19, 20, 21, 23, 24, 26, 27, 28, 29, 30, 31, 35, 36, 37, 38, 40, 45, 46, 48, 49, 51, 52, 53, 54, 55, 56, 57, 58, 59, 60, 61, 62, 63, 64, 65, 66, 67, 69, 70, 71, 72, 75, 76, 77, 78, 80, 85, 86, 88, 89, 90, 91, 92, 94, 95, 96, 97, 99, 100, 101, 102, 103, 104, 105, 108, 109, 110, 112, 113, 114, 116, 119, 120, 123, 124, 125, 126, 127, 128, 129, 131, 132, 133, 134, 135, 136, 137, 138, 139, 140, 141, 142, 145, 146, 147, 149, 150, 151, 153, 154, 157, 158, 159, 160, 161, 163, 164, 165, 166, 167, 168, 169, 172, 177, 181, 182, 183, 191, 194, 195, 199, 200, 201, 202, 205, 208, 212, 215, 222, 226, 228, 230, 231, 241, 243
O Código da Obesidade 7, 9, 14
Okinawa 102
óleo 49, 120, 129, 189, 190, 192, 214, 216, 233
ômega 3 173, 189, 213, 215, 237
orgânica 120, 229, 230
órgãos 54, 55, 74, 75, 151, 180, 190
óssea 39, 222
ossos 17, 39, 180, 222, 236
ovos 25, 124, 169, 173, 178, 183, 207, 208, 213, 233, 234

P

pâncreas 36, 39, 73, 78, 80, 84, 176
pão 25, 30, 41, 96, 98, 113, 120, 123, 124, 125, 128, 130, 132, 148, 155, 161, 177, 181, 188, 207, 215, 229
Papua Nova 101
parassimpático 39
paratireoide 39, 111, 112
peixe 30, 98, 121, 167, 179, 180, 236
penicilina 105
pepino 171, 209, 213, 236
peso 9, 11, 12, 13, 14, 17, 18, 19, 20, 21, 23, 26, 28, 29, 30, 31, 35, 36, 37, 38, 39, 40, 41, 43, 44, 45, 46, 47, 48, 49, 50, 51, 52, 53, 55, 56, 57, 59, 60, 61, 62, 63, 64, 65, 66, 69, 70, 71, 72, 75, 76, 77, 78, 79, 80, 81, 82, 83, 84, 85, 86, 87, 88, 89, 90, 91, 92, 93, 94, 95, 96, 97, 98, 99, 100, 103, 109, 110, 111, 114, 115, 121, 122, 123, 124, 125, 129, 134, 135, 136, 137, 138, 139, 140, 141, 142, 146, 147, 153, 155, 157, 159, 160, 161, 162, 165, 167, 170, 171, 172, 173, 174, 176, 178, 179, 180, 181, 182, 183, 194, 195, 196, 199, 200, 201, 202, 205, 206, 208, 209, 211, 212, 213, 215, 216, 217, 221, 224, 225, 226, 227, 228, 229, 230, 231, 235, 237, 241, 242, 243
pesticidas 136, 160
pistache 205
pobreza 14, 127, 128, 129, 130, 132
polifenóis 204, 211, 214, 237
política 131, 145
proteína 14, 23, 25, 59, 66, 73, 95, 97, 120, 121, 161, 162, 164, 168, 170, 174, 176, 177, 178, 179, 181, 182, 183, 184, 187, 201, 207, 213, 214, 223, 224, 230
proteínas 21, 23, 37, 39, 42, 47, 55, 73, 76, 87, 95, 98, 115, 121, 129, 164, 168, 169, 172, 173, 174, 175, 176, 177, 178, 179, 180, 181, 182, 183, 188, 195, 201, 213, 214, 216, 220, 230
psicológico 41, 47, 88, 92
psoríase 87
puberdade 19
pulmões 39

Q

queijo 98, 130, 177, 180, 181, 195, 233
quinoa 114, 213, 216

R

Reino Unido 52, 59, 79, 81, 100, 101, 105, 147
renal 7, 11, 12, 39, 54, 174, 200
reumatoide 87
rins 174, 180

S

sacarose 146, 147, 148, 149, 150, 153, 155, 159, 176, 187, 203

sangue 8, 14, 17, 23, 31, 36, 42, 66, 71, 72, 73, 74, 78, 79, 80, 81, 82, 83, 84, 85, 88, 89, 90, 94, 97, 98, 100, 108, 109, 115, 123, 124, 126, 136, 147, 148, 149, 150, 164, 171, 172, 174, 175, 178, 180, 182, 185, 186, 187, 190, 191, 205, 215, 218, 219, 223, 235, 236, 237, 238, 240

saúde 8, 11, 12, 14, 22, 25, 31, 45, 46, 49, 51, 59, 69, 90, 96, 102, 116, 119, 120, 121, 124, 131, 132, 135, 139, 145, 147, 149, 150, 155, 156, 157, 168, 169, 170, 173, 185, 189, 192, 194, 195, 205, 206, 209, 211, 212, 214, 215, 218, 220, 222, 229, 235, 236, 237

sementes 115, 165, 183, 204, 213, 215, 237

síndrome 77, 90, 104, 126, 137, 158, 181, 208, 231, 240

sobrealimentação 5, 55, 59, 60, 62, 98, 128

soja 131, 171, 192, 213

sono 14, 69, 88, 91, 92, 93, 111, 113, 202, 218, 231, 243, 245

sucralose 155, 158, 159, 160, 176

sulfonilureia 79, 80, 81, 82

T

tabagismo 13, 70, 153, 200, 202

temperatura 36, 41, 54, 63, 64, 65, 85, 132, 192, 214

termogênico 35, 54, 55, 62, 95, 115

Texas 127, 157

tireoide 36, 72, 85, 111, 112

tireoidiano 39

tribo 30

triglicerídeo 36

trigo 102, 119, 130, 131, 162, 163, 164, 165, 200, 216, 229, 233

Trigo 163, 212

U

unhas 42

urina 83, 84

V

vegetais 45, 102, 121, 125, 130, 131, 132, 140, 163, 165, 168, 177, 183, 186, 188, 189, 190, 191, 192, 194, 211, 212, 213, 214, 215, 216, 230, 233, 234, 236, 239

Vegetais 101, 234

vegetal 125, 129, 190, 192

vídeogames 53, 133, 27

vinagre 170, 171, 172, 183, 212, 215, 216, 218, 230, 236, 242

vinho 170, 208, 209

vírus 106, 107

vitaminas 21, 49, 121, 125, 164, 167, 205, 207, 212, 213, 215

W

whey protein 100, 177

X

xarope 27, 130, 131, 148, 149, 150, 203

Y

YouTube 7